AF211846

ОЧИЩЕНИЕ
ОРГАНИЗМА

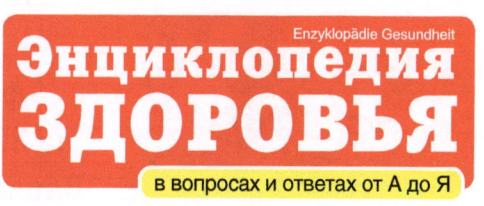

Enzyklopädie Gesundheit
ЭНЦИКЛОПЕДИЯ ЗДОРОВЬЯ
в вопросах и ответах от А до Я

ОЧИЩЕНИЕ
ОРГАНИЗМА

Лучшие рецепты читателей
с комментариями специалистов

© Profit Medien GmbH

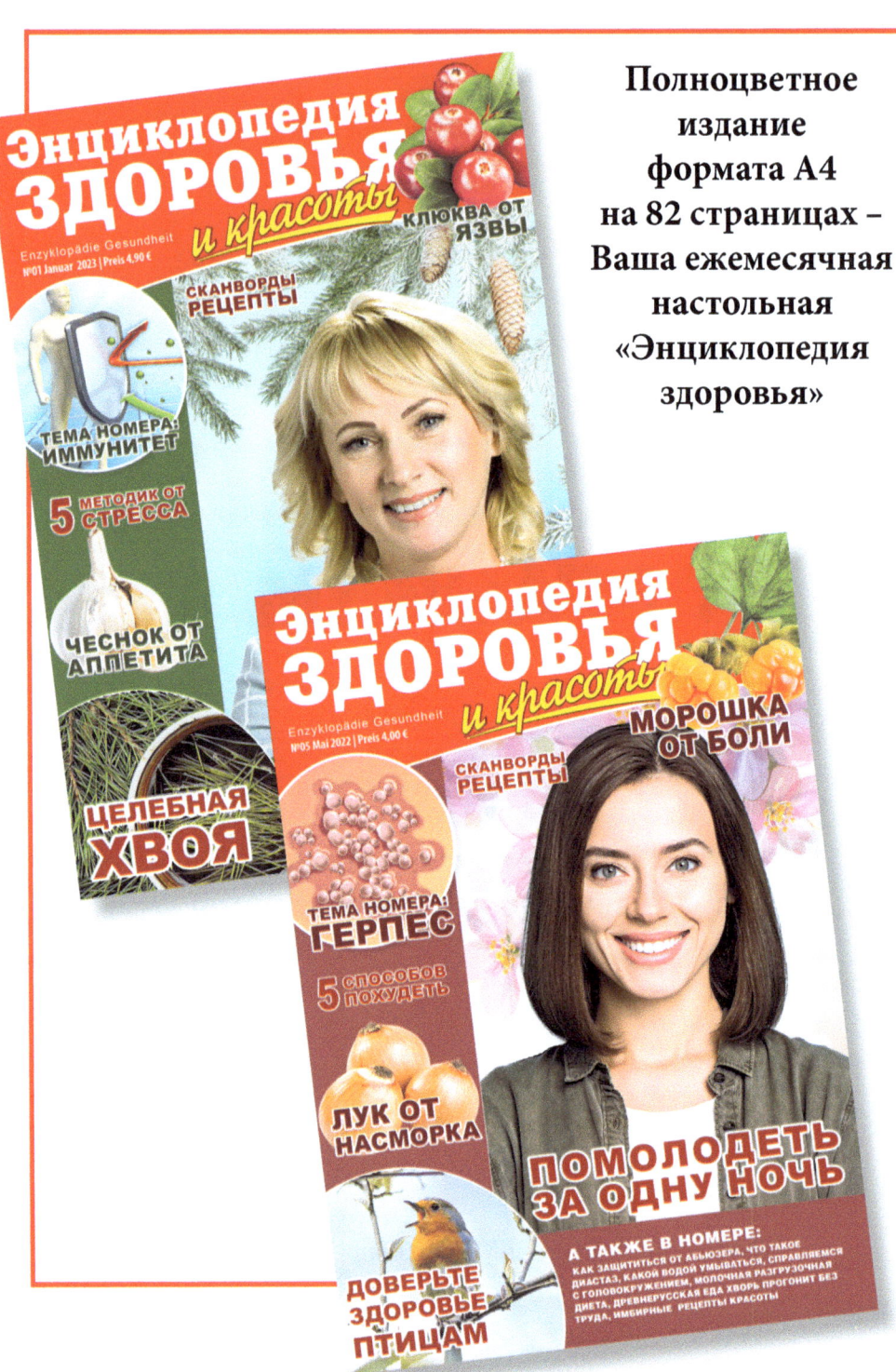

Полноцветное издание формата А4 на 82 страницах – Ваша ежемесячная настольная «Энциклопедия здоровья»

ЭНЦИКЛОПЕДИЯ ЗДОРОВЬЯ и красоты

Enzyklopädie Gesundheit
№01 Januar 2023 | Preis 4,90 €

КЛЮКВА ОТ ЯЗВЫ

СКАНВОРДЫ РЕЦЕПТЫ

ТЕМА НОМЕРА: ИММУНИТЕТ

5 МЕТОДИК ОТ СТРЕССА

ЧЕСНОК ОТ АППЕТИТА

ЦЕЛЕБНАЯ ХВОЯ

ЭНЦИКЛОПЕДИЯ ЗДОРОВЬЯ и красоты

Enzyklopädie Gesundheit
№05 Mai 2022 | Preis 4,00 €

МОРОШКА ОТ БОЛИ

СКАНВОРДЫ РЕЦЕПТЫ

ТЕМА НОМЕРА: ГЕРПЕС

5 СПОСОБОВ ПОХУДЕТЬ

ЛУК ОТ НАСМОРКА

ПОМОЛОДЕТЬ ЗА ОДНУ НОЧЬ

А ТАКЖЕ В НОМЕРЕ:
КАК ЗАЩИТИТЬСЯ ОТ АБЬЮЗЕРА, ЧТО ТАКОЕ ДИАСТАЗ, КАКОЙ ВОДОЙ УМЫВАТЬСЯ, СПРАВЛЯЕМСЯ С ГОЛОВОКРУЖЕНИЕМ, МОЛОЧНАЯ РАЗГРУЗОЧНАЯ ДИЕТА, ДРЕВНЕРУССКАЯ ЕДА ХВОРЬ ПРОГОНИТ БЕЗ ТРУДА, ИМБИРНЫЕ РЕЦЕПТЫ КРАСОТЫ

ДОВЕРЬТЕ ЗДОРОВЬЕ ПТИЦАМ

Энциклопедия здоровья

Все о профилактике и лечении болезней – от А до Я, на каждую букву алфавита.

Фитотерапия, гомеопатия, народная и традиционная медицина. Как отличить ветрянку, семейная йога, онемение мизинцев, какой тонометр лучше и как распознать тромбофлебит – ответы на все возможные вопросы вы найдете в нашей «Энциклопедии».

- В каждом выпуске – календарь здоровья на предстоящий месяц и лунный календарь. Как влияют климатические факторы на организм человека? Какие заболевания наиболее часты в этом месяце?

- «Секреты Афродиты» – все о красоте, советы косметологов и специалистов. Средства от выпадения волос, яблочный пилинг, травяные компрессы для ресниц – «Энциклопедия» поможет вам стать еще красивее!

- Кулинарные рецепты и описание полезных свойств продуктов. Как испечь хлеб дома, чем полезен салат из проростков и как правильно заваривать японский чай – подскажет «Энциклопедия».

- Также в каждом номере – 10 кроссвордов и сканвордов.

Подписка на журнал по телефону +49 (0) 341 68 70 60

Глава 1.

Здоровье через очищение

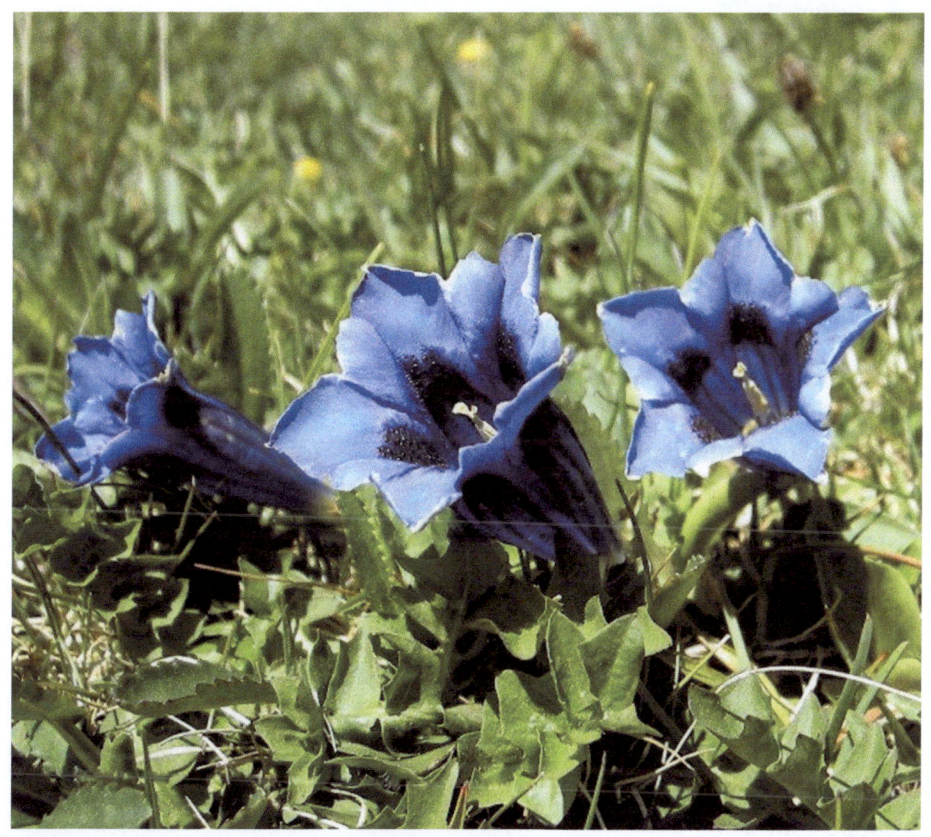

Без очищения нет исцеления!

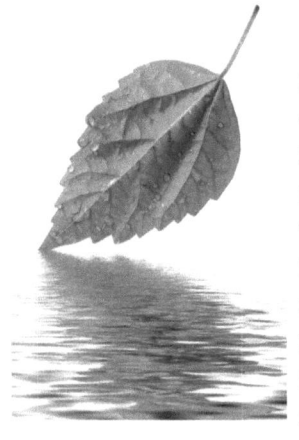

В последние годы не только альтернативная медицина, но и официальная наука все больше склоняется к точке зрения, что старение организма и большинство хронических заболеваний являются следствием загрязнения органов, клеток и межклеточного пространства. Чем глубже и необратимее накопление токсических веществ, балласта, тем серьезнее болезни. С этих позиций онкология, когда нарушаются все процессы управления в организме — крайняя степень проявления загрязнения внутренней среды.

Но накопление загрязнений может происходить не только на уровне физическом, но и на более высоком — эмоциональном или ментальном. Накопление негативных эмоций: гнева, страха и т.п. ведет не только к душевному дискомфорту, но и зачастую служит пусковым механизмом развития психосоматических заболеваний.

▶ **Очищение организма, сознания, эмоций может значительно затормозить старение и предотвратить, а порой и избавить вовсе от ряда серьезных заболеваний.**

Тема очищения слишком необъятна, чтобы отразить все ее аспекты в одном выпуске. Но мы в каждом нашем тематическом номере, обсуждая ту или иную группу заболеваний, старались обязательно коснуться вопросов очищения. На страницах данного выпуска мы постараемся большей частью осветить те вопросы этой обширной темы, которые не затрагивались ранее или освещались недостаточно. В то же время вы сможете найти здесь материал, посвященный наиболее важным, традиционным вопросам очищения, без которых выпуск получился бы неполноценным. Конечно же, на первый план, как обычно, на наших страницах выступают народные методы очищения — старинные и современные.

Очищение водой

Что может быть естественнее, чем очищение водой. Каждое утро мы начинаем с водных процедур и каждый вечер заканчиваем ими свой день, очищаясь от негатива, накопленного за день. Это нам дает простое умывание. Но наш организм требует также постоянного умывания и внутри себя, каждая клеточка нуждается в этом. Поэтому вопрос потребления воды был и остается важнейшим в теме очищения организма.

▶ **Помните, что 265 мл воды, проходящие через почки, выводят из организма 1 г вредных веществ. Пейте чистую воду небольшими порциями через 2-3 часа после еды и заканчивайте это делать за 30 минут до следующего приема пищи.**

Достаточное потребление чистой воды (1,5-2 л ежедневно) считается обязательным условием поддержания чистоты организма. Как часто мы не выполняем это элементарное, но необходимейшее требование! И сегодня это мнение не только целителей, но и официальной медицины.

Какую воду лучше пить, когда и как — наш разговор об этом.

Протиевая вода от старения

«...В своем письме хочу напомнить людям о том, что есть очень простой, безопасный и, что немаловажно в наше время, бесплатный способ поддерживать свой организм в прекрасном самочувствии и форме. Заключается этот способ в талой воде, или ее еще называют по-научному протиевой водой. Я регулярно пью талую воду с тех пор, как узнала от одной знакомой, тогда кандидата медицинских наук, что вода эта обладает незаурядными, удивительными свойствами, продлевает молодость, замедляя процессы старения, избавляет от головных болей, гипертонии и даже тучности. За эти годы, как я пью талую воду, я ни разу не усомнилась в ее пользе, ее превосходных качествах. Как ни странно, изготовить протиевую воду в домашних условиях отнюдь не сложно. Вам понадобятся только эмалированная кастрюля и холодильник. И, конечно, обычная водопроводная вода. Итак, что нужно делать?

Налейте в кастрюлю холодной воды из-под крана, лучше пропущенной через фильтр, и поставьте ее в морозилку. Через 4-5 часов воду можно вынуть. Вы заметите, что стенки кастрюли и поверхность воды в ней уже прихвачены тонким слоем льда. Этот лед практически целиком состоит из тяжелой, не нужной вам воды. Она замерзает при температуре +3,8°, то есть первый лед образуется как раз из нее. Теперь перелейте оставшуюся воду в другую кастрюлю и поставьте ее в морозилку, а плохой лед выбросите. Вода же в кастрюле должна замерзнуть при-

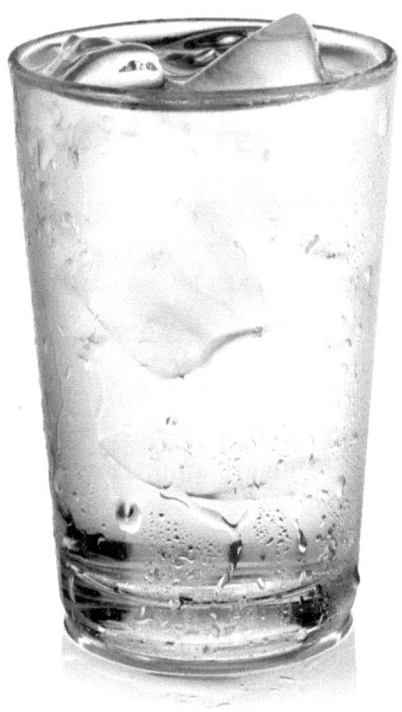

мерно на 2/3 объема. В процессе замерзания с ней произойдет еще одна метаморфоза. Дело в том, что примеси задерживают переход воды из жидкого состояния в твердое. Они «отвлекают на себя» те ее молекулы, что связаны с ними химически. Поэтому сначала в лед превращается вода, не занятая в химических связях с молекулами примесей, а остальная замерзает во вторую очередь.

Но вам вовсе незачем ждать до конца. Как только заледенело 2/3 кастрюли, вынимайте ее из морозильника и выливайте в раковину незамерзшую воду. Она содержит в концентрированном виде всю химическую грязь, которой насыщена водопроводная вода. А лед в кастрюле целиком состоит из протиевой воды. Она примерно на 70-80% очищена от вредных примесей и содержит исключительно протий «в роли» водорода. Теперь оттайте ее естественным путем — структурная решетка при этом сохранится. И вы получите именно то, что нужно — чистую воду с безукоризненной кристаллической структурой. Можете пить ее просто так и готовить на ней целебные отвары и настои.

За день выпивайте хотя бы 2-3 стакана протиевой воды. Первый стакан утром натощак за час до еды, остальные за час до обеда и ужина. Хранить противую воду надо в холодильнике.

Внимание! Нельзя ставить кастрюлю со льдом на огонь ради ускорения процесса оттаивания. Так вы необратимо нарушите кристаллическую решетку, в чем и состоит весь смысл изготовления противой воды».

Столярова А.А., г. Смоленск

«Правильная» вода лучше лекарства

«...Никогда не думал, что просто водой можно вылечить почки от камней. Только прочитал я как-то про противую воду. Оказалось, что для чистки почек нужна вода, содержащая исключительно легкий изотоп водорода с двадцатигранной структурной решеткой. Она называется противой водой, и только ее должен пить страдающий камнями в почках, и только на противой воде нужно готовить травяные настои и отвары для дробления и рассасывания камней.

Эту воду я готовил сам в домашних условиях. С тех пор, как я стал употреблять противую воду, я забыл, что такое почки. У меня всегда находили камушки и песок, а через год применения противой воды их не нашли. Я читал об этом чуде, но не верил, пока не убедился на себе. Советую всем проверить эту чудо-воду на своих почках — не пожалеете! Так что обыкновенная вода, но правильно приготовленная тоже может выступать лекарством».

Данилов И.А., г. Казань

КОММЕНТАРИЙ СПЕЦИАЛИСТА

Метод приготовления противой воды предложен российским инженером-гидротехником Алексеем Лабзой. Целебные свойства противой воды уже изучены и подтверждены на практике многими натуропатами. Противая вода снимает сердечные боли, способствует рассасыванию тромбов коронарных сосудов, прекращает сильные кровотечения при геморрое, облегчает общее состояние при варикозе, значительно снижает содержание холестерина в крови, предотвращает или хотя бы замедляет накопление избыточного веса.

▶ *Природные источники противой воды — родники, а также свежие фрукты и овощи.*

Вода кремниевая, молодильная...

«...Как-то посмотрела я фильм про воду, как она необходима и какие чудеса может творить, если ее приготовить специально. Например, можно использовать кремниевую воду. Этот рецепт мне показался самым простым и приемлемым, и я стала регулярно настаивать воду на кремнии. Эта вода повышает защитные силы, регулирует обмен веществ, замедляет старение организма, является профилактикой возникновения многих заболеваний, а также способствует их излечению. Прошел год, второй, с тех пор, как я начала готовить себе кремниевую воду, и вдруг отметила, что давненько не посещала врачей — надобности не возникало. А ведь раньше просто не вылезала из поликлиники — в огороде работать времени не оставалось. Когда я все же собралась к врачу, чтобы сдать, как обычно, контрольные анализы, то врач сначала подумала, что анализы перепутали, потому что даже холестерин вошел в норму. Она не поверила, когда я сказала, что это все просто от кремниевой воды. Что поделаешь — врачи ужасные скептики! Но я только поулыбалась про себя, а воду пить продолжаю.

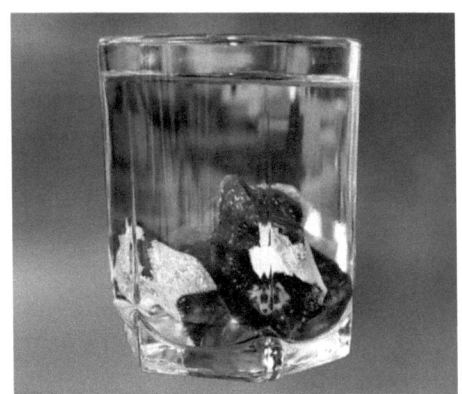

А если применять кремниевую воду наружно, то происходит омоложение кожи, улучшается цвет лица и рук, исчезают морщины, улучшается состояние волос.

Пить кремниевую воду можно без ограничений — исходя из общего состояния, самочувствия, наличия тех или иных заболеваний.

Обычно потребляют в день по 1-3 стакана кремниевой воды комнатной температуры. Воду лучше пить небольшими глотками.

Приготовление кремниевой воды

Лучше всего кремний настаивать в стеклянной банке или в эмалированной посуде. Обычно в домашних условиях кремний настаивают в трехлитровой банке при комнатной температуре. В эту банку кладут камешки кремния, вливают воду из водопроводного крана в городе (лучше ее перед этим профильтровать через обычный домашний фильтр) или из других источников в сельской местности. Банку ставят в место, защищенное от прямых солнечных лучей, и покрывают обычной марлевой салфеткой, чтобы обеспечить свободный газообмен. Для приготовления пищи и чая, а также настоев лекарственных растений воду настаивают 2-3 дня».

Григорьева Н.П.,
г. Санкт-Петербург

КОММЕНТАРИЙ СПЕЦИАЛИСТА

Целебные свойства кремниевой воды многообразны. Вот основные аспекты ее воздействия на организм:
- Способствует образованию в организме аминокислот, ферментов и гормонов.
- Повышает иммунитет. Является профилактикой рака.
- Укрепляет сосудистую стенку, очищает ее от склеротических бляшек.
- Способствует восстановлению нормальной микрофлоры кишечника.
- Улучшает работу почек, печени и желчного пузыря, благодаря нормальному оттоку желчи. Растворяет и выводит камни и песок из почек, печени, желчного и мочевого пузыря.
- Способствует быстрому заживлению порезов, ожогов, трофических язв.
- Снижает уровень сахара в крови, а также массу тела у предрасположенных к полноте больных сахарным диабетом.
- Снижает уровень холестерина в крови и является профилактикой атеросклероза.
- Нормализует артериальное давление.
- Нормализует обмен веществ.
- Снимает усталость.
- Помогает при лечении аллергических высыпаний на коже, при диатезе, фурункулезе, дерматите, раздражениях на коже.
- При умывании кремниевая вода способствует улучшению состояния кожи, уменьшению морщин, устранению угрей, прыщей, неровностей.
- Ополаскивание волос и втирание кремниевой воды в кожу головы способствует улучшению их состояния.
- Исследования показали, что в воде кремний подавляет бактерии, вызывающие брожение и гниение, осаждает тяжелые металлы, нейтрализует хлор, адсорбирует радионуклиды.

Бросить курить поможет вода

«...Пришло время, когда становится хорошим тоном жить без спиртного, наркотиков и никотина — чувство самосохранения просыпается. Научиться и втянуться было легко и просто, а вот избавиться от этих пагубных привычек очень трудно и не каждому по силам. Хочу предложить желающим бросить курить один способ, потрясающий по своей доступности и простоте. Вам поможет бросить курить... вода, да не простая, а живая, заряженная, активированная природным натуральным камнем — кремнем (не путать с кремешками в зажигалках!).

Соберитесь с духом, примите решение, назначьте себе день, начиная с которого вы перестанете отравлять себя никотином. Подготовьтесь — сделайте себе запас кремниевой воды. Активируйте (зарядите) воду в 3-5-литровой банке кусочком кремня (50-100 г) не менее 7 дней. Этот кусок кремня можно использовать многократно (много лет) для насыщения новых и новых порций воды. Воду можно брать любую, которую вы привыкли пить — родниковую, минеральную (без газа), водопроводную, кипяченую.

Накануне назначенного дня накуритесь «досыта», а все оставшиеся сигареты уничтожьте — порвите, растопчите. Уберите с глаз все то, что связано с этой вредной привычкой — зажигалки, пепельницы, спички и т.д.

Утро начните с того, что вместо обычной сигареты выпейте кремниевой воды столько, сколько захотите. Завтрак, обед и ужин не отменяются, но все третьи блюда (чай, кофе, компоты и прочее) замените кремниевой водой. И так каждый раз: вместо сигареты — стакан (или больше, если хочется) воды, активированной кремнем.

Если вы выдержите без сигарет весь первый день, то это уже полпути к успеху. Кремниевую воду носите с собой в любой удобной посуде и пейте столько, сколько душе угодно, на доброе здоровье.

Как правило, кому-то хватит недели, может быть, две, чтоб стать не курящим».

Семенова С.Н., г. Вольск

КОММЕНТАРИЙ СПЕЦИАЛИСТА

Этот метод не так примитивен, как кажется на первый взгляд. Очищение организма значительно облегчает процесс отвыкания от курения.

А кремниевая вода способствует скорейшему очищению всего организма. Организм становится более чувствителен ко всем ядам, в том числе и никотину, наступает его отторжение.

Серебряная вода в каждом доме

«...Мы вышли из воды, жизнь для нас — это вода, а вода — жизнь. Все так просто и в то же время все достаточно сложно. Ведь сейчас чистая пресная вода — настоящий дефицит. Из крана пить нельзя, из залива, озера, речки пить опасно для здоровья. Подземно-почвенные воды отравлены, леса вырубаются, болота осушаются, заповедники исчезают, родники истощаются... Приходится бурить на сотни метров, вода дорожает, становится товаром.

Еще из русских народных сказок известно, что есть «мертвая» вода — дождевая, из снега и льда, и есть «живая» вода — вытекающая из подземных источников с разной степенью минерализации и лечебных свойств, без всякой химии. Но чистую воду можно получить в домашних условиях. Кто-то готовит для питья кремниевую воду, кто-то доверяет только протиевой, а я выбрала для себя серебряную. В осенне-зимний период употребление серебряной воды помогает организму противостоять простудным аденовирусам, парагриппозным и гриппозным вирусам. А в летний период усиливает стойкость организма к кишечным бактериальным инфекциям без развития дисбактериоза.

Взрослым рекомендуется принимать по 1/2 стакана серебряной воды 2 раза в день, детям — по 1/3 стакана 2 раза в день.

Как приготовить серебряную воду дома

Для приготовления серебряной воды я рекомендую покупать очищенную воду с содержанием естественных солей натрия, калия, кальция, магния на уровне 100-500 мг/дм^3. Если вы используете воду из крана, то необходимо дать ей отстояться в течение 4 часов, так как она содержит много хлора.

Чтобы получить воду с большей концентрацией ионов серебра, используют ионаторы. Можно сделать ионатор в домашних условиях. Мне муж такой сделал несколько лет назад, и до сих пор мы им пользуемся.

Возьмите обычную батарейку (лучше, если она будет прямоугольной). На клеммах батареи шилом или толстой иглой проделайте дырочки. Затем к пластинке со знаком «+» прикрепите любое изделие из серебра, а к пластинке со знаком «-» — ручку от чайной ложки. Вот и все: элементарный ионатор готов.

Чтобы прибор заработал, опустите серебряное изделие и ручку от чайной ложки в воду. От постоянного тока жидкость быстро обогатится ионами серебра. Как только вы увидите, что серебряное изделие покрылось белесым облачком, достаньте прибор из воды. Серебряная вода готова. После того как вода постоит 3 часа, ее можно использовать.

Для того чтобы получить жидкость слабой концентрации, нужно держать ионатор полминуты в трехлитровой банке с водой. Если вы продержите прибор 3 минуты, получится раствор средней концентрации. Чтобы получилась сильно ионизированная вода, нужно взять 1 л воды и воздействовать на нее прибором около 5 минут.

Такую жидкость рекомендуется использовать только для наружного применения. Например, для полоскания горла при ангине, для закапывания носа при гриппе, а также при кожных заболеваниях. Во время использования прибора серебряное изделие темнеет. Его можно легко очистить зубной пастой или порошком».

Уткина В.Д., г. Севастополь

КОММЕНТАРИЙ СПЕЦИАЛИСТА

ИЗ ИСТОРИИ:

Известно, что за 2500 лет до Рождества Христова египетские воины использовали серебро для лечения боевых ран — накладывали на них очень тонкие серебряные пластины, и раны быстро заживали. Персидский царь Кир, по свидетельству Геродота, во время длительных походов хранил воду только в серебряных бочках. Таким образом ему удалось избежать множества заболеваний, распространенных в то время.

Регулярное потребление питьевой серебряной воды восполняет недостаток серебра в организме, повышает его устойчивость к простуде, ангине, бронхиту, гриппу и ОРЗ. При желудочно-кишечных расстройствах способствует восстановлению микрофлоры органов пищеварения. При проблемной, сухой, чувствительной коже косметологи рекомендуют ежедневное умывание серебряной водой. А если обратиться к знатокам народной медицины, то при некоторых кожных заболеваниях и аллергиях они также посоветуют принимать серебряные ванны.

Многочисленными опытами подтверждено, что при одинаковой концентрации способность раствора серебра убивать болезнетворные микробы в 1750 раз превышает действие карболовой кислоты и во много раз действие хлора. Минимальной концентрации серебра в воде (0,01 мг/л) достаточно для уничтожения более 260 разновидностей патогенных микробов, вирусов и грибков. Для сравнения: обычный антибиотик убивает около 6 видов микробов.

▶ *В период, когда организму не хватает витаминов или вы сильно подвержены смене погодных условий, для поддержки организма необходимо принимать серебряную воду слабой концентрации. Ее можно получить, опустив серебряное изделие в кипяченую воду на несколько часов или воздействуя на нее полминуты ионатором.*

Очищение печени травами

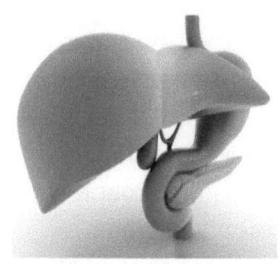

Очищение организма невозможно себе представить без очищения главного участника всех процессов дезинтоксикации — печени. Безусловно, прежде чем чистить печень, следует побеспокоиться о своем кишечнике, но отдельно этой теме мы не будем посвящать раздел в нашем выпуске, упомяну лишь, что очищение кишечника возможно производить в зависимости от серьезности проблемы (насколько упорные запоры) — очищающими клизмами, известными послабляющими травами (крушина, сенна и др.) или просто усиленным употреблением сорбентов и клетчатки в чистом виде или в составе продуктов питания (овощей). Это серьезное требование, поскольку в случае попытки очищать печень без соответствующей предварительной подготовки кишечника можно получить серьезные проблемы.

❗ **Что касается собственно очищения печени, то коснемся только отдельных мягких методик — с помощью трав и напитков.** Но даже перед этими процедурами обязательно согласуйте свои действия с врачом, чтобы не нанести себе вред.

Термин «очищение» не является медицинским, однако подразумевается, что очищение органа улучшает его работу и освобождает от застойных явлений в нем.

В отношении печени существует несколько групп трав и препаратов для восстановления ее функции. Это желчегонные средства и гепатопротекторы (восстановители печени). **Желчегонные средства** принято делить на **холеретики и холекинетики**. Холеретики — это средства, которые способствуют увеличению синтеза желчных кислот, очищению клеток печени от токсинов и улучшению состава самой желчи. А холекинетики приводят к изгнанию желчи, повышая тонус гладкой мускулатуры желчного пузыря и желчевыводящих путей.

Большое значение имеет то, какие желчегонные препараты применять в каждом конкретном случае.

Если в желчном пузыре имеются камни, а также при дискинезии желчевыводящих путей по гипертоническому типу, должны применяться холеретики, тогда как холекинетики могут усилить болевой синдром и спровоцировать приступ печеночной колики.

И наоборот: при атонии желчного пузыря на фоне хронического некалькулезного холецистита, при атонической дискинезии желчевыводящих путей больше показаны именно холекинетики. Наличие в желчном пузыре камней, функциональное состояние пузыря и желчевыводящих путей лучше всего определять при помощи метода ультразвуковой диагностики (УЗИ), а средства из трав подбирать с помощью врача.

Выраженным холекинетическим эффектом обладают кукурузные рыльца, пижма обыкновенная. Холеретиками являются береза, мята. У бессмертника песчаного, барбариса амурского, володушки действие смешанное. И только после очищения можно обратиться к гепатопротекторам.

Кому показано очищение печени?

В первую очередь следует очищать печень тем, кто принимает или принимал много медикаментов. Ведь печень играет роль фильтра в нашем организме, и нужно следить, чтобы этот фильтр не загрязнился. Во-вторых, очищение печени необходимо проводить тем, у кого в медицинский карточке значится диагноз «дискинезия желчевыводящих путей», после перенесенных гепатитов, а также при наличии других заболеваний печени. И, наконец, очищение нужно проводить после обильного приема пищи, после тяжелой пищи, особенно после праздничных застолий. Существуют также глисты, которые живут в печеночных протоках — плоские сосальщики вроде описторхов, тогда нужно подключить еще и глистогонные средства.

Длительность очищения может быть различной. Например, после тяжелой и грубой пищи достаточно уделить очищению печени 1-2 дня, а при хронических заболеваниях — гораздо больше.

▶ **Считается, что каждому здоровому человеку нужно чистить печень хотя бы 1 раз в месяц в течение 3-4 дней. И, конечно же, все посты, а особенно Великий пост, приходящийся на весну, являются наилучшим временем для проведения этой процедуры.**

Авиценна считал, что одной из причин возникновения онкологических заболеваний является «черная» желчь; говоря современным языком — это продукты окисления билирубиновых кислот, образующиеся в печени.

Повилика — древнее средство для печени

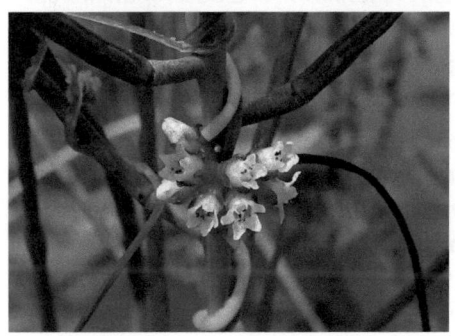

«...Мягкого очищения печени можно добиться при помощи лекарственных растений, не применяя жестких тюбажей с оливковым маслом, как это часто рекомендуют. Я всегда опасалась такого жесткого воздействия на печень, а почистить печень очень хотелось. Когда я узнала, что это можно сделать щадящим путем с помощью травы повилики, то стала регулярно очищать свою печень этим методом. Теперь печень редко напоминает о себе, а ведь я 20 лет отработала на вредном производстве, и печень моя практически все время напоминала мне об этом, а теперь очистилась.

Рецепт этот еще в древности использовали: я читала, что повилику рекомендовал сам Авиценна для очищения печени. Опыт народной медицины мне лично внушает доверие. Теперь этим способом я обязательно заставляю проводить очищение всю свою семью. Зато и печень у всех моих родных здоровая.

Настойка из повилики. На 1 часть повилики берут 10 частей водки или спирта, настаивают 2 недели в темном месте и принимают по 10 капель 3 раза в день до еды. Авиценна советовал подслащивать повилику медом и добавлять немного соли».

Гвоздева Р.М., г. Рязань

КОММЕНТАРИЙ СПЕЦИАЛИСТА

Одним из лучших лекарственных растений для очищения печени Авиценна действительно считал **повилику европейскую**. В своем «Каноне врачебной науки» он писал, что повилика препятствует образованию «черной» желчи в организме, а это означает, что повилику следует применять при наличии опухолевого процесса в организме. Повилика — это бесхлорофилловое ядовитое растение-паразит, которое питается соками других растений. Например, она может расти на крапиве, спорыше, дурнишнике, кукурузе, лебеде, обвивать кусты малины. Удав — так в народе нередко называют повилику. Особенно ценна та повилика, которая питается соками лекарственных растений. Повилика встречается в средней и южной полосе России, и многие из нас знакомы с ней как с упорным сорняком на дачных участках. Появляется она во второй половине лета и привлекает внимание своим необычайным видом. Ее стебель, толщиной в шелковую нить, обвивает многие из растущих рядом растений, а бутоны цветов напоминают красивые декоративные пуговицы.

▶ *Повилика применяется только в народной медицине. Она раскрывает печеночные протоки, оказывает легкое мочегонное, слабительное, седативное, противоопухолевое, болеутоляющее действие. Особенно полезна при опухолях в желудке и печени. В таких случаях ее принимают в течение 6 месяцев. Для лечебных целей из нее удобнее приготовить настойку 1:10.*

Чищу печень горечавкой

«...Кто не знает русскую поговорку «одно лечишь — другое калечишь»? Ведь так, на самом деле, чаще всего и бывает. А первой при лечении других заболеваний с помощью всевозможных лекарств страдает печень. Поэтому я уже давно пришла к выводу, что при лечении любого заболевания необходимо одновременно лечить,

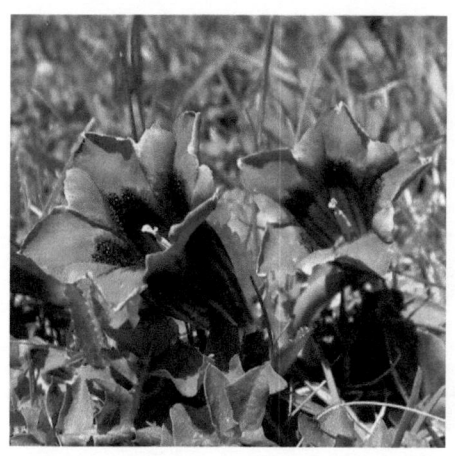

то есть очищать, печень. Этот орган нужно беречь и щадить, относиться к нему с любовью, ведь именно печень отвечает за все обменные процессы в нашем организме. Всем известно, что нарушение обменных процессов приводит к различным заболеваниям: ожирению, желчно- и мочекаменной болезни, заболеваниям суставов и многим другим недугам. Эффективным растением для очищения печени является горечавка.

Применять горечавку можно в виде порошка. Сухую траву пропускают через мясорубку и принимают по 0,1-0,3 г порошка (на кончике ножа), запивая водой, за 20-30 минут до еды.

Можно из горечавки готовить настой и отвар по общим правилам приготовления. Например, для приготовления настоя столовую ложку травы горечавки залейте стаканом крутого кипятка, настаивайте примерно час, процедите; принимайте по 1-2 ст. ложки 2-3 раза в день за 15-20 минут до еды.

Хорошо дома иметь настойку горечавки (10 г сырья настаивают на 90-100 мл водки в течение 2 недель, процеживают) и принимать по 10 капель 3 раза в день до еды.

Считаю, что горечавка должна быть в травяной аптечке в каждом доме».

Казакова К.Л., г. Пермь

КОММЕНТАРИЙ СПЕЦИАЛИСТА

Фармакологические свойства горечавки, прежде всего, определяются наличием в ней горьких веществ — гликозидов, оказывающих положительное воздействие на работу желудочно-кишечного тракта и возбуждающих аппетит. Гликозиды также оказывают спазмолитическое действие.

▶ *Очищению способствуют свойства горечавки усиливать желчеотделение, а также способность выводить глистов и токсические вещества. Горечавка или другие горечи — непременный компонент очищения.*

Целебная «рябинка»

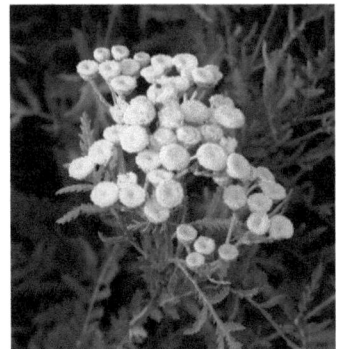

«...В первом классе мой сын заболел желтухой. Естественно, мы прошли длительный курс лечения, но врачи сказали, что проблемы с печенью останутся у моего ребенка на всю жизнь и надо соблюдать специальную диету. Пока ребенок маленький, питание еще можно контролировать, но что делать, когда он подрастет? Да и не хотелось мне лишать его радости от вкусной еды, и стала я искать средства привести его печень в нормальное состояние. На глаза мне попался вот такой рецепт: 2-3 кустика пижмы, ее в народе еще рябинкой называют из-за сходства листиков, положить в пол-литровую банку и залить кипятком. Укутать и настоять не менее 2 часов, я часто настаивала и с вечера до утра. Пил мой ребенок по 3 ч. ложки настоя за полчаса до еды.

Лекарство горькое, поэтому приходилось уговаривать, я даже стала пить настой вместе с сыном. В итоге не только печень сыну выправила, но и от собственного гастрита избавилась. Советую всем людям, переболевшим гепатитом, опробовать курс лечения настоем пижмы. Просто, недорого, а результат вполне реальный. Сыну моему уже 19 лет, и, слава Богу, на печень он никогда больше не жаловался».

Грибко О.В., г. Киев

КОММЕНТАРИЙ СПЕЦИАЛИСТА

Пижма — хорошее желчегонное средство. Причем это очень важно, она употребляется при гипотоничном «ленивом» желчном пузыре. И от многих паразитов пижма очистит, а чистая печень — залог чистоты во всем организме.

▶ *Желчегонные средства стоят на первом месте среди средств по очищению печени, ведь очень много проблем с печенью и желчным пузырем возникает в результате того, что желчь застаивается, густеет. Если наладить отток желчи, то печень автоматически очищается от застоя и вырабатывает новую, свежую желчь.*

Защитите себя от паразитов

«...К сожалению, даже соблюдая правила личной гигиены, мы не всегда можем предотвратить попадание паразитов в наш организм. Есть глисты, которые селятся непосредственно в печени и желчных протоках, одним из наиболее часто встречающихся в печени паразитов является описторх. Этими глистами заражаются, если едят недостаточно прожаренную рыбу. Я не знала, что суши, столь популярные в наше время, могут стать источником печеночных глистов. Мне это потом объяснил врач, когда я обратилась с жалобами на печень. А ведь часто и жалоб-то нет, только потом появляются камни в печени, а начало образованию этих камней зачастую дают именно глисты, их отмершие тела. От печеночных сосальщиков в народе всегда избавлялись с помощью отвара коры осины. Я этим средством избавила от глистов свою печень, а теперь чищу ее им на всякий случай регулярно 2 раза в год.

● **Рецепт отвара коры осины:** 50 г измельченной коры осины залить 500 мл холодной воды, довести до кипения, кипятить на медленном огне 10 минут, укутать, настоять 2-3 часа, пока не остынет.

Принимать на голодный желудок по 1-2 глотка 4-5 раз в день. Параллельно принимать отвар солянки холмовой.

● **Настойка коры осины:** настоять 2 недели 50 г коры осины на 0,5 л водки, иногда встряхивая. Отжать, принимать 1 ст. ложку настойки, разведенную в небольшом количестве воды, 3-4 раза в день до еды.

● А еще провожу очищение от других глистов с помощью такого рецепта: кора дуба, кора крушины, полынь горькая, пижма — всех поровну измельчить, смешать.

Внимание: *когда будете смешивать траву, старайтесь смешивать очень аккуратно или закройте лицо маской или мокрой тряпочкой, так как пыль полыни может вызвать аллергию.*

1 ч. ложку сбора вечером залить 0,5 л кипятка в термосе, утром процедить и натощак за 30 минут до еды выпить 0,5 стакана настоя (доза взрослого человека). Это приведет к гибели большого количества кишечных паразитов, а также червей в легких, поджелудочной железе, лямблий в печени. Пить настой 3 дня, остальное вылить и варить новый настой. Курс — месяц.

Теперь печень меня не беспокоит, а я не беспокоюсь, что у меня могут быть глисты, потому что провожу профилактическую чистку от них регулярно».

Боброва Е.И., г. Вологда

КОММЕНТАРИЙ СПЕЦИАЛИСТА

Глистов очень много разновидностей, даже среди тех, что обитают в желудочно-кишечном тракте, и чтобы избавиться от большей части из них, следует использовать несколько рецептов, потому как одни из них чувствительны к одним травам, а другие — к другим. Так, рецепты, указанные в письме, не работают против ленточных червей типа цепня, а это одни из самых крупных паразитов кишечника и тоже могут попадать к нам с недостаточно термически обработанной рыбой. Зато этих глистов можно выгнать тыквенными семечками в сочетании со слабительным по следующему рецепту.

▶ *Очень важно, чтобы на семечках оставалась тонкая оболочка, которой характерен зеленоватый оттенок. Самыми эффективными являются сырые, только что очищенные тыквенные семечки.*

Итак, чтобы приготовить это средство, необходимо взять очищенные семена тыквы и засыпать их в посуду, где они тщательно растираются. 300 г семян в ступке смешать с 50-100 г меда. Детям в возрасте 3-4 лет назначают 75 г семян, 5-7 лет — 100 г, 8-10 лет — 150 г, 10-15 лет — 200-250 г. Во время растирания в посуду постоянно необходимо доливать воду в количестве от 10 до 15 капель за раз. Если говорить более точно, то для всей массы потребуется около 4 ст. ложек воды. Принимаются тыквенные семена утром на голодный желудок на протяжении 60 минут по 1 ч. ложке, съесть надо всю получившуюся кашицу. Спустя 3 часа выпить солевое слабительное (магнезию), через 30 минут сделать прочищающую клизму.

При очищении и за день накануне диета — растительная! Питье не менее 1,5 л в день.

А от яиц гельминтов помогают грибы лисички, о чем речь пойдет ниже, а также гвоздика пряная. Для этого порошок гвоздики принимайте по 1/5 ч. ложки 3 раза в день перед едой. 2-й день: принимайте по 1/4 ч. ложки 3 раза в день перед едой.

Дни 3, 4, 5, 6, 7, 8, 9, 10-й: принимайте по 1/3 ч. ложки 3 раза в день до еды. После 10-го дня: принимайте по 1 ч. ложке 1 раз в неделю.

Суставы скажут «спасибо»

«...Наш организм с годами зашлаковывается. Откладываются соли в суставах, в сосудах появляются бляшки. Образуются камни в почках и желчном пузыре. Если ничего не предпринимать, то болезни будут прогрессировать. Обязательно следует периодически очищать организм от шлаков. Из лекарственных растений для расшлаковывания и выведения солей наиболее эффективен птичий горец (спорыш), который в начале лета можно использовать и в салатах, а сушеный — в первых блюдах. Второе место следовало бы отдать корневищам пырея ползучего (сушеные и измельченные) — в кофе по 10 г в день. Затем следуют листья и ягоды брусники, листья ее «родственницы» — толокнянки, арбуз (особенно его корки, которые, нарезав и высушив, добавляют в компоты, чаи). Из овощей также полезна тыква, морковь, петрушка и сельдерей. И все-таки главное — массаж, гимнастика, отказ от соли. Кто хочет активного долголетия, обязательно должен заниматься собой, ну а суставы вам только «спасибо» скажут».

Соколов К.П., г. Киров

КОММЕНТАРИЙ СПЕЦИАЛИСТА

Недаром в китайской медицине считается, что суставы следует лечить через печень и желчный пузырь. Состояние суставов напрямую зависит от состояния обмена веществ в организме — и холестеринового, и солевого.

 Поэтому важно понять, что при болезнях суставов необходимо работать со всеми видами обмена, чистить весь организм.

Казачий рецепт от болей в суставах

«...К своим почти 60 годам я нажила много болячек, но особенно меня донимали боли в суставах. Но я научилась справляться с этой болью и теперь смело могу сказать: помочь больным суставам вполне в наших силах. И вы не отчаивайтесь, есть хорошее лекарство от этой болезни!

Надо взять по 30 г можжевеловых ягод, веточек донского (казачьего) можжевельника и корня аира болотного. Все это истолочь и разделить на 6 равных частей.

1 часть (15 г) засыпать в чайник, залить 4 чашками кипятка и настоять на водяной бане полчаса. Потом не спеша выпить 3 чашки этого настоя и лечь спать. Боль должна утихнуть. Если появится обильный пот — не бойтесь: ничего страшного, так и должно быть. Утром надо выпить четвертую чашку горячего настоя и вернуться в постель. Пропотеете — можете вставать. Боли совсем не будет. Дальше лекарство принимайте так же, пока весь сбор не кончится. Это и будет один курс лечения, повторяйте его не реже, чем 3 раза в год, и боли в суставах оставят вас надолго».

Устинова М.,
г. Ростов-на-Дону

КОММЕНТАРИЙ СПЕЦИАЛИСТА

Можжевельник хорошо выводит соли из организма. Но если есть заболевания почек, надо быть осторожным, лучше проконсультироваться с врачом!

Очищение грибами

Грибы — еще одно интересное природное средство очищения организма. Даже просто поедание грибов в любом виде послужит вам очищающим средством в силу богатства их клетчаткой. Гриб трутовик — прекрасное средство очищения печени и кишечника, которое испокон веков использовали в Сибири, а дождевик очистит от тяжелых металлов и радиации. Многим знаком с детства чайный гриб — вкусный и полезный напиток. Когда-то почти в каждой семье жил чайный гриб. Сейчас во многих семьях можно встретить индийский морской рис, тибетский молочный гриб, калиновый гриб. Эти грибы, ведущие паразитирующий образ жизни и имеющие странное название «зооглея», очень богаты различными ферментами, растворяют и выводят соли из нашего организма. Это прекрасные очистители для суставов и сосудов. А гриб лисичка очистит вас от гельминтов (включая их цисты) и от лямблий. Кроме всего они способны синтезировать множество витаминов и полезных органических кислот.

Вкусный и здоровый напиток

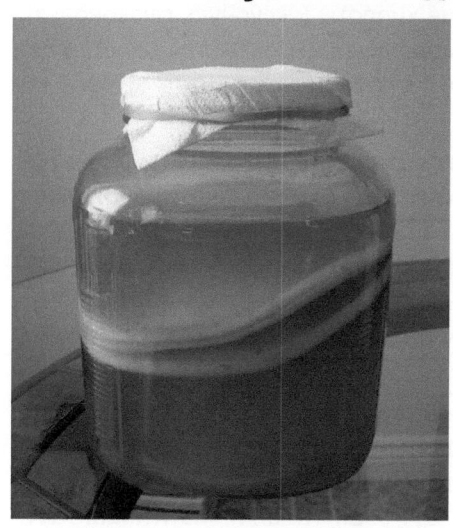

«...Дорогие друзья, пейте чайный гриб, чтобы предотвратить и избавиться от болячек, от неприятных ощущений внутри и снаружи организма человека. Даже такие вредные привычки, как табакокурение, алкоголизм и наркомания, отступают, если быть внимательными при правильном употреблении и применении настоя чайного гриба! В свое время я объездил весь бывший СССР, побывал даже в Арктике, на Дальнем Востоке, Кавказе, работал в Монголии, и все мои командировки сопровождались чарующим напитком чайного гриба! Я читал, что он прошел все необходимые медицинские клинические испытания и заслуживает постоянной прописки у людей, желающих быть здоровыми. А ухаживать за ним и готовить вкусный и полезный напиток, напоминающий квас, очень просто.

Способ приготовления чайного кваса

1. чистая кипяченая вода комнатной температуры
2. чай не крепко заваренный или травы по схеме
3. сахарный песок или мед
4. сухофрукты: курага-изюм-урюк-инжир.

Также необходим свободный доступ чистого воздуха. Старайтесь не допускать прямого солнечного света и низкой температуры воздуха. Промывать гриб нужно 1 раз в неделю.

При нарушении здоровья и для его сохранения выпивайте ежедневно 3-4 раза в день за 1 час до приема пищи 250 мл настоя, детям до 16 лет — 50-100 мл. После чего хорошо полежать в спокойном состоянии на правом боку в течение часа. Этот чудодейственный настой чайного гриба способствует выведению из организма ядов и мочевой кислоты, а это залог здоровья и активного долголетия».

*Ергин Алексей Николаевич,
Московская обл., г. Талдом*

Чайный гриб содержит органические кислоты (уксусную, глюконовую, щавелевую, лимонную, яблочную, молочную, пировиноградную), ферменты (каталазу, амилазу, протеазу), способные очищать от солей и отложений в суставах и сосудах.

▶ *Настой чайного гриба улучшает обменные процессы и является биостимулятором, так как в его состав входят легко усвояемые сахара. В нем также присутствует кофеин, дубильные и антибиотические вещества, поэтому он помогает восстанавливать пищеварение, снимая воспаления и уничтожая патогенную микрофлору, способствует восстановлению полезной микрофлоры, выводит шлаки и токсины.*

В состав чайного гриба входят очень важные вещества, и они не просто полезны, а жизненно необходимы для организма человека. Он содержит калий, кальций, медь, марганец, фосфор. Напиток чайного гриба содержит такие витамины, как С, В, Д, Р. Так что он и чистит, и питает.

Чайный гриб — воспоминание детства

«...Хочется на страницах вашего журнала поговорить обо всем нам известном чайном грибе, поделиться старинными эффективными рецептами, которые неоднократно проверены временем и до сих пор помогают многим справляться с болезнями, приобретать здоровье и душевное равновесие.

Чайный гриб живет в наших детских воспоминаниях, он раньше пользовался повсеместно большой популярностью и был напитком, который вызывал приятные вкусовые ощущения, что-то вроде газировки, да и заменял нам в глубинке эту самую газировку, ведь далеко не везде она продавалась. Зато в отличие от современных газированных напитков чайный гриб обладает также большими незаменимыми целебными свойствами. Целебные свойства чайного гриба проверены временем, его использовали для лечения, поддержания и восстановления здоровья. Это продукт натурального происхождения, его настой богат ценными веществами. Зачем покупать в магазине дорогие препараты для очищения, когда напиток чайного гриба прекрасно очищает наш организм от скопившихся за годы токсинов и шлаков, к тому же он способствует укреплению защитной системы организма, повышает работоспособность человека и убивает все вредные для человека вирусы и микробы.

• **Мигрень** пройдет после приема 2-3 стаканов в день настоя чайного гриба.

• **Атеросклероз, гипертония** — настой при таких заболеваниях не только очищает кровь от жиров, снижает содержание холестерина в крови, но и разжижает кровь. Прием 2-3 стаканов в день успешно снимает повышенное артериальное давление. Но не забудьте: реакция организма у людей на 7-8-суточный напиток может быть различной в зависимости от кислотности ЖКТ. У людей с пониженной кислотностью желудочного сока самочувствие, как правило, быстро улучшается, а при продолжительном приеме может и вовсе нормализоваться.

При повышенной кислотности иногда возникает изжога или тошнота. В таком случае необходимо пить настой 3-5-суточный в теплом виде, 7-суточный настой разводить минеральной водой «Ессентуки» №4, 17, «Боржоми», «Славянская».

Сангаджиева Г.А., Татарстан

КОММЕНТАРИЙ СПЕЦИАЛИСТА

Чайный гриб очень богат минеральными веществами.

Калий — внутриклеточный элемент, от уровня которого зависят активность ряда ферментов, передача нервных импульсов, уровень артериального давления, фильтрация мочи. Он обеспечивает деятельность мышц, прежде всего сердечной, и способствует выведению жидкости из организма.

Кальций — необходим для укрепления костей и поддержания нормального состава крови, нормализует обмен жидкости в организме, участвует в передаче нервно-мышечного возбуждения, в образовании ацетилхолина.

Фосфор — важнейший элемент, который входит в состав белков, жиров, нуклеиновых кислот, костной ткани, необходим для образования и сращивания костей, процессов кроветворения. Фосфорные соединения являются аккумуляторами энергии, регуляторами жизнеобеспечения организма, активаторами умственной и физической деятельности человека.

Магний — входит в состав костной и зубной ткани, предотвращает спазмы. Участвует в процессах углеводного и фосфорного обмена, относится к регуляторам деятельности нервной системы.

Медь — необходима человеку для правильного течения обмена веществ, особенно тканевого дыхания, кроветворения, деятельности центральной нервной системы. Медь стимулирует выработку гормонов гипофиза. Недостаток меди вызывает сложные заболевания, нарушения обмена веществ, нервно-психические сдвиги.

Марганец — входит в состав ферментативных систем и принимает участие в окислительно-восстановительных процессах, активно влияет на обмен белков.

Органические кислоты и ферменты чистят кровь и сосуды, выводят соли. Отступает атеросклероз, а восстановление минерального баланса противостоит гипертонии. К тому же это еще и круглогодичный источник витаминов.

Морской рис помог моим суставам

«...Многие знают о целебных свойствах индийского морского риса. И я слышала, а вот самой попробовать не доводилось. Но все бывает в первый раз. Проблема у меня была в отложении солей, что весьма актуально для людей старшего возраста. Для приготовления целебного настоя нужно 1 ст. ложку рисового гриба залить 0,5 л холодной отстоянной воды, добавить 1 ст. ложку сахара, 10-15 изюминок без косточек или 3-4 дольки сухого абрикоса, 1 ч. ложку кваса или кусочек подсушенного серого хлеба. Все вместе поместить в стеклянную банку, накрыть марлей и поставить в светлое прохладное место (не на солнце). Настоять 48 часов, процедить и поставить в холодильник. Принимать по 100 мл в день за 8-10 минут до еды. Можно пить и по желанию.

Вряд ли можно найти лучшее средство для растворения солей в суставах. В моем случае результаты превзошли все ожидания — боль постепенно ушла и возобновлялась все реже и реже, к суставам начала возвращаться подвижность. Прогресс в лечении замечался день ото дня, и я уже смогла работать на дачном участке самостоятельно, а то все время кого-нибудь приходилось просить помогать по хозяйству, ведь сама с трудом управлялась. И мне уже в тот год удалось своих близких порадовать неплохим урожаем и ягод, и овощей. Спасибо рисовому грибу!»

Громова М.Л., г. Москва

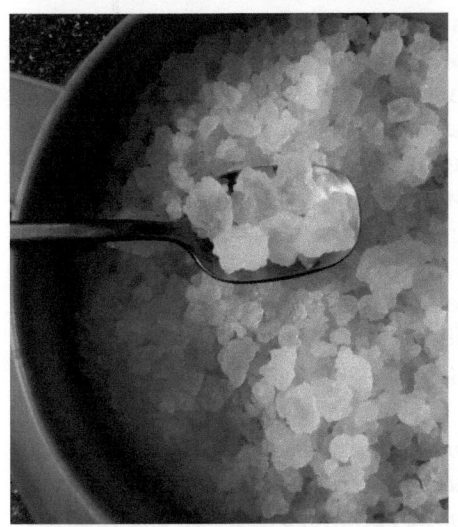

Индийский морской рис — прекрасное средство для выведения солей из суставов. Кислоты, входящие в его состав, растворяют соли и выводят из организма. Кроме того, он понижает кровяное давление, лечит атеросклероз, головную боль нервного характера, способствует восстановлению обмена веществ, применяется при болях в сердце, желчных путях, язве желудка и кишечника, замедляет развитие раковых клеток. Он способен очистить слизистую оболочку, убыстрить процесс заживления кожи, благотворно влияет при радикулитах.

Противопоказан морской гриб людям, страдающим язвенной болезнью желудка и 12-перстной кишки. Также нельзя использовать настой морского риса при обострениях (открытые язвы и т д).

Тибетскому целителю многое под силу

«...У меня было много проблем — и с сосудами, и с суставами, и с кожей. Особенно меня мучила аллергия, которая проявлялась кожной сыпью на самые разные факторы — и еду, и запахи. Так продолжалось, пока я не завела у себя дома молочный гриб. Этому тибетскому целителю многое под силу, и он успешно подлечил все мои болячки. Ничего удивительного, просто оказалось, что большинство моих проблем со здоровьем требовали просто почистить организм. Молочный гриб не заметно для меня справился с этой задачей. У меня не только давление нормализовалось, но и суставы перестали болеть, и кожа очистилась. Такое кардинальное изменение в своем самочувствии я отметила спустя уже полгода, как начала регулярно пить этот гриб. Это и вкусный кефир, и полезное средство. Советую всем!»

Николаева И.И., г. Иваново

Среди людей, всерьез заботящихся о своем здоровье, в последнее время стал очень популярным настой **тибетского молочного гриба**. Он обладает поистине волшебными целебными свойствами. Молочный гриб был выведен народностями Тибета и долгое время оставался тайной их медицины. В Европу он был привезен из Индии польским профессором, который в течение 5 лет жил и лечился в этой стране. Он был болен раком желудка и печени и излечился с помощью молочного гриба, а уезжая, профессор получил его в дар. К середине XIX века молочный гриб появился в России, и повсеместно стали открываться кефирные лечебницы. Истории о чудесных исцелениях и необычайных свойствах грибного кефира как эликсира, продлевающего жизнь, передавались из уст в уста.

> *Гриб полезен при многих заболеваниях. Он лечит аллергию, восстанавливает микрофлору кишечника, прекрасно чистит сосуды и суставы, с ним худеют. Применение грибного кефира способствует рассасыванию доброкачественных опухолей: фибром, миом, полипов, аденомы простаты и т.д., наличие которых в организме уже само по себе говорит о его сильной зашлакованности, справиться с которой как раз и помогает данный кисломолочный напиток.*

Очищение от антибиотиков

«...Любые антибиотики оказывают негативное действие на организм — снимая воспаление, они полностью разрушают флору кишечника. Я испытала это на себе: переболела тяжелым воспалением легких, когда пришлось пройти серьезный курс антибиотиков. На помощь мне пришел тогда молочный гриб. Очень он меня выручил. Позже я прочитала, что грибной кефир не имеет себе равных по восстановлению желудочно-кишечного тракта и крови. За считанные дни он выводит отработавшие антибиотики и «латает» поврежденный ими организм.

Лучше всего принимать грибной кефир во время курса лечения антибиотиками, то есть запивать им таблетки или пить по полстакана после каждой инъекции, что я и делала. Сестра носила мне напиток из гриба в больницу каждый день. Таким образом сглаживаются побочные действия лекарств.

Необходимо пить грибной кефир ежедневно в количестве не менее 0,5 л, детям — 0,2 л.

Благодаря целебному кефиру я практически не почувствова-ла побочного действия антибиотиков, даже слабости сильной не было, когда выписывалась из больницы».

Крылова Е.Г., г. Смоленск

КОММЕНТАРИЙ СПЕЦИАЛИСТА

После перенесенных тяжелых инфекционных заболеваний грибной кефир усиленно выгоняет отработавшие антибиотики из организма и защищает кишечную флору от гибели полезных бактерий.

▶ *Прием грибного кефира не только нормализует кишечную микрофлору, но и способствует лечению желудочно-кишечных заболеваний, в том числе колита, язвы желудка и двенадцатиперстной кишки, а также заболеваний печени и желчного пузыря. При диабете тибетский настой снижает сахар в крови и способствует нормализации обмена веществ.*

Чажный чай — лекарство вне сезона

«...Целебный гриб чага известен достаточно широкому кругу людей, но все равно его постоянно путают то с березовым грибом, то с обычным трутовиком-копытнем. Во всем мире чага и препараты из нее становятся все популярнее, иностранцы знают чагу как ценнейший продукт для укрепления здоровья. Особым спросом в мире пользуется именно чага из России: считается, что целебные свойства чага приобретает в суровом континентальном климате с морозными зимами.

У нас в России чагу называют по-разному: трутовик скошен-

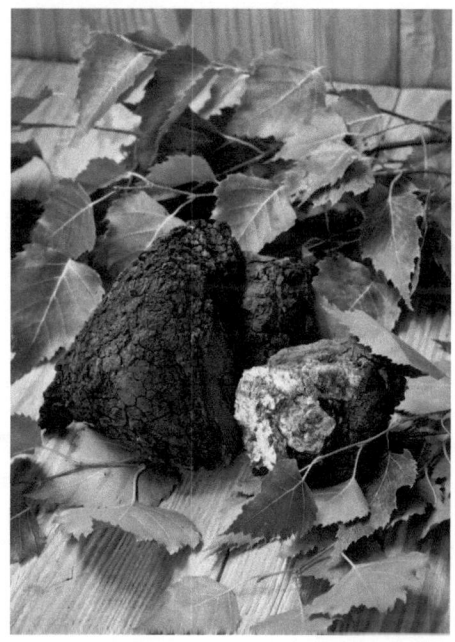

ный, черный березовый гриб, а сибиряки называют ее шульта. Трутовики, как я недавно узнал, для древних славян были самым первым лекарством. В селах Сибири и Дальнего Востока чагу и другие трутовики часто пили и пьют вместо чая. Возможно, что это по одной простой причине — они были всесезонные. И летом, и зимой можно было отыскать на стволах деревьев и чагу, и бетулину (березовый трутовик), и траметес, и ложный трут. Именно трутовики поддерживали северные народы в долгую зиму микроэлементами, витаминами, целебными веществами, восстанавливали силы, помогали справиться с болезнями и просто очищали организм.

Крестьяне в березовом краю чагу использовали очень активно — и как напиток, и как лекарство, и как купание (в чаге купали золотушных детей), промывали настоем чаги глаза, гнойные язвы. Перебродивший «чажный квас» пили при запорах и геморроидальных коликах.

Рецепты чажного чая

№1. Свежесрезанный гриб вымыть и натереть на терке. Чтобы измельчить сухое сырье, нужно предварительно замочить его на 4 часа для размягчения, поскольку в сухом виде гриб чага очень твердый. 1 часть гриба залить 5 частями кипяченой воды, настоять 2 дня в темном месте. Затем настой процедить и пить по 3 стакана в сутки за 30 минут до еды в несколько приемов.

№2. Смешать по 1 ст. ложке порошка чаги, ламинарии, лапчатки и залить 1 л воды, температурой не больше 45°. Настоять 4 часа. Процедить. Для вкуса добавляется мед и мята. Пить как чай в течение двух месяцев.

№3. Засыпать в термос измельченный гриб, травы, залить 1:5 кипятком и выдержать в течение 6-10 часов. Пить как чай, добавляя по вкусу мед».

Зорин Б.Ю., Екатеринбург

КОММЕНТАРИЙ СПЕЦИАЛИСТА

В народной медицине отвар и настой чаги используют для профилактики онкологических заболеваний, а также как общеукрепляющее и противовоспалительное средство при заболеваниях желудочно-кишечного тракта.

 Чага прекрасно очищает ЖКТ, печень, кровь, повышает защитные реакции организма, активизирует обмен веществ в мозговой

ткани, действует противовоспалительно при внутреннем и местном применении, задерживает рост некоторых опухолей. Отвар гриба снижает артериальное и венозное давление, урежает пульс, снижает уровень сахара в крови.

В случае лечения или профилактики опухолей лучше использовать настои чаги, используя для них воду не горячее 45-50°С, чтобы максимально сохранить активные противоопухолевые вещества. Чага не оказывает побочного действия и может быть рекомендована не только как лечебно-профилактический препарат, но и как добавка в пищевые продукты. Настои или отвары чаги можно использовать для клизм, вводить 50-60 мл 2 раза в день при опухолях в малом тазе.

 Необходимо исключить в дни лечения чагой прием пенициллина и глюкозы.

Худеем с трутовиком

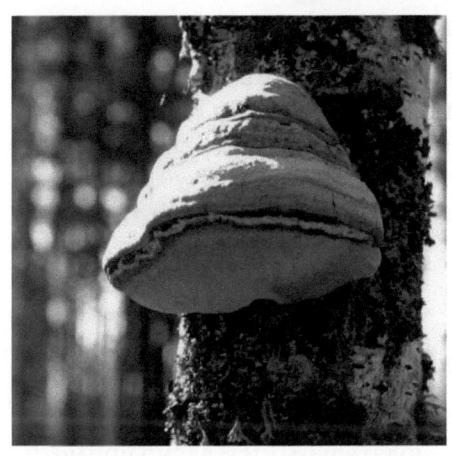

«...Трутовик лиственничный — это суперуникальный гриб, известный с древних времен именно как лекарство. Трутовик был царем всех лекарственных снадобий 1600 лет! Я знаю, что в Сибири трутовики использовали в каждой семье — и лекарство, и профилактика. Известны четыре направления применения трутовика. Первое — выводить токсины и канцерогены из организма. Второе — способность восстанавливать печень и ее нормальную работу, тем самым приводить вес человека в норму. Также замечено снижение уровня сахара в крови. Третье — лечить легочные заболевания от плеврита до туберкулеза и злокачественных опухолей легких и бронхов. Четвертое — запоры и дисбактериоз.

Дело в том, что грибы имеют очень серьезный ферментный аппарат. То есть вещества, которые способствуют нормальному обмену веществ и заставляют организм работать как часы. Среди трутовиков не бывает ядовитых, читала, что помочь похудеть способен практически любой трутовик, но известность в народе приобрел пока лиственничный. У всех трутовиков есть свойство активного пылесоса. Измельченный в порошок трутовик можно применять по типу активированного угля. Эти грибы адсорбируют на себя все. Они вытягивают токсины, вредные вещества. А также они активизируют работу печени и желудочно-кишечного тракта. И в принципе при помощи вот такой «трутовиковой диеты» можно очень здорово похудеть.

2 ч. ложки измельченного трутовика залить 200 мл кипятка и держать на водяной бане 15 минут. Пить небольшими глотками в течение дня. Если добавить мяту, ромашку, лист смороды, зверобой, то получается приятный целебный напиток, который можно пить как чай. Такой напиток я всегда использую, когда мне нужно похудеть. Он и аппетит снижает, и жировой обмен налаживает».

Иванова П.Р., г. Северодвинск

КОММЕНТАРИЙ СПЕЦИАЛИСТА

Трутовик лиственничный особым образом действует на печень. Он способен очищать ее даже при жировом гепатозе, что служит первым шагом на пути к снижению веса. А его свойство снижать аппетит облегчает сам процесс похудения. Клетчатка обеспечивает регулярный стул и способствует восстановлению флоры кишечника. Можно для этих целей применять и порошок трутовика или вытяжку.

Лисички избавят от глистов и лямблий

«...Кто любит собирать грибы, заметил, что лисички редко бывают червивыми. А все потому, что содержат специальное вещество от червяков, которое разрушает даже яйца глистов. Это вещество получило название хиноманноза. Это теперь ученые стали изучать целебные свойства грибов, а раньше в народе никто не знал, в чем секрет, но наши предки были наблюдательными и давно приметили это свойство у лисичек и всегда использовали его для выведения глистов вместе с другими травными средствами. Но не только люди разглядели силу лисичек, многие животные в лесу тоже лечатся ими от глистов, так инстинкт им подсказывает. Чем же мы хуже? Бе-

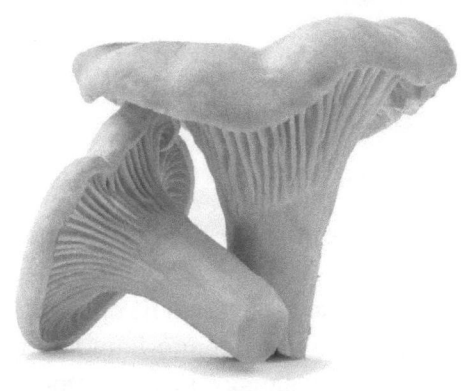

Съедайте по 3-4 чистых молоденьких гриба 2 раза в день в течение 10 дней. Для приготовления настойки высушите лисички при температуре до 40°С и смелите в порошок, 4-5 ч. ложек которого залейте стаканом водки и настаивайте в течение 10 дней, регулярно взбалтывая. Не процеживайте, перед приемом взбалтывайте. Готовую настойку пейте вечером перед сном по 2 ч. ложки, курс лечения — 2 месяца.

рите и пользуйтесь дарами природы. А я расскажу, как употреблять лисички, чтобы червяк, который «нас ест», был нам не страшен.

Лисички необходимо либо съедать сырыми, поскольку вещество хиноманноза разрушается от высоких температур, либо готовить из грибного порошка настойку.

Но помните, что лисички особенно активны против яиц глистов, поэтому их прием следует сочетать с приемом пижмы, полыни, тыквенных семечек и других известных противоглистных средств».

Комаров И.И., Томская область

КОММЕНТАРИЙ СПЕЦИАЛИСТА

Если вас замучили глисты, вам придут на помощь грибы лисички. При этом важно сохранить действующее противопаразитарное вещество — хиноманнозу. Оно разлагается при температуре 40°С. Поэтому рекомендуется поедание сырых лисичек или настойка. Но настойку тоже лучше делать на водке, разведенной водой до 20°, чтобы не разрушить полезные грибные полисахариды. Но можно и сушить грибы при температуре ниже указанной, а потом принимать их в виде порошка по 1 ч. ложке 3 раза в день 10-14 дней.

И помните, что с употреблением сырых грибов стоит быть предельно осторожными: если вы не очень хорошо знаете грибы, то лучше не рисковать, ведь бывают и ложные лисички. У них не такой благородный вид, они обычно бледного цвета. Знаток отличит их без труда, а новичок может и ошибиться. Такая ошибка может стоить вам дорого.

Очищение от радионуклидов и тяжелых металлов

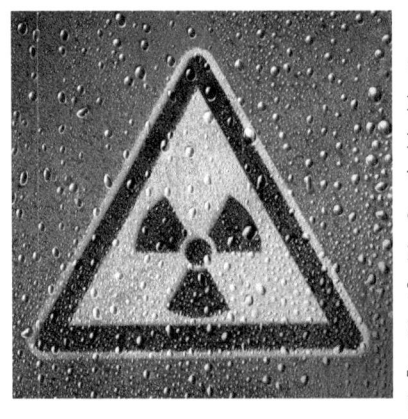

Тяжелые металлы и радионуклиды (радиоактивные вещества, способные к распаду) плохо выводятся из организма. Они оказывают нервно-паралитическое действие, влияют на активность ферментов, ухудшают деятельность пищеварительной системы, разрушают антиоксидантную систему организма, защищающую его от старения. Некоторые думают: откуда у нас радиация?! А тем не менее современная экология настолько засорена, что получить эти токсины совсем не сложно. Особенно это относится к местам, задетым печально известной Чернобыльской аварией. Защита от лучевых поражений и выведение радионуклидов — болезненный вопрос последних лет.

Но есть и защита от этой беды. Существуют продукты и природные средства для этого. Даже внимательное отношение к питанию может вам помочь. Тем, кто проживает в районах повышенной радиации, полезно воспользоваться нижеприведенными рекомендациями.

• Людям, получившим какую-то дозу облучения, нужно употреблять как можно больше продуктов, содержащих грубую клетчатку, которая, вступая с токсинами в химические соединения, адсорбируя их на себя, способна образовывать новые, менее токсичные вещества, которые потом легко выводятся из организма.

• Вводите в свой рацион миндаль, кукурузу, чечевицу, яблоки, овес, гречу, ячмень, фасоль, тыкву, капусту, неочищенный рис, морковь, редьку.

• В загрязненных районах с овощей и фруктов перед употреблением нужно снимать верхний слой глубиной 0,5 см, а с капусты — не менее 3 листов, так как большая часть тяжелых металлов и пестицидов скапливается в верхнем слое плодов. Однако в овощах эти вещества накапливаются и в сердцевине.

- Очень полезны продукты, содержащие повышенное содержание калия, который препятствует всасыванию радиоактивного цезия-137. К ним относятся: свекла, курага, урюк, орехи, неочищенный картофель. Всасывание других радионуклидов ослабляют гранаты, изюм, черная смородина, клюква, орехи, чеснок, лук, свекла, петрушка, а также кальмары и морская капуста.

- Из напитков рекомендуются отвары чернослива, крапивы, соки с красящими пигментами, красное натуральное вино. При абсолютно здоровой печени можно в небольших количествах употреблять спирт или водку. Из соков намного полезнее свежеприготовленные соки с мякотью. Они хорошо адсорбируют различные вещества и способствуют ускоренному выведению радионуклидов.

- Столь же необходимы молочные продукты: творог, сливки, сметана, масло. В них содержится много кальция, который уменьшает накопление радиоактивного стронция. Творог в сотни раз чище молока, поскольку радиоактивные элементы остаются в сыворотке. В масле вредные элементы отсутствуют полностью.

- Из мясных продуктов меньше всего накапливают радионуклиды свинина и птица, а наибольшую опасность представляет говядина, накапливающая больше радионуклидов. Лучше мясные продукты ограничить или совсем исключить, заменив рыбой и творогом. Во всяком случае, следует отказаться от жареного мяса, так как при жарке радионуклиды остаются в пище. Отваривая мясо, нужно обязательно сливать первый бульон. Метионин, содержащийся в молочных продуктах, мясе и рыбе, необходим для выведения радионуклидов.

- Наибольшей способностью к поглощению радиоактивных элементов обладают чеснок, лук, творог, ягоды калины и крыжовника. Антирадиационное действие оказывают растительное масло, творог, препараты кальция, спирт.

Кофе, холодец, кости, костный жир, говядина, вишня, слива, абрикосы, вареные яйца (стронций, содержащийся в скорлупе, переходит при варке в белок) — продукты, опасные для здоровья в условиях повышенной радиации.

Голод против радиационных повреждений

«...Мы с сестрой волею судьбы оказались в зоне поражения от Чернобыльской аварии. Понятно, что хорошим это не кончилось — лучевая болезнь была неотвратимой. Но нам повезло, нас положили в больницу на не очень популярный тогда в таких случаях метод лечения — лечение голоданием. Мы тоже были удивлены, что при таком ослаблении организма рекомендуют голод. Но оказалось, что голод активизирует все защитные функции организма, обновление клеток, выведение токсинов и радионуклидов. Хорошим дополнением к нашему лечению стал прием очень эффективного сорбента «Зостерина». Принимали его 3 раза в день по 1 порошку. Он прекрасно чистит кровь и не очень активно выводит полезные вещества из кишечника, а дает им усвоиться. Такое лечение дало очень хорошие результаты — мы поправились намного быстрее тех, кто отказался от этого метода.

Сейчас мы живем далеко от того района, но продолжаем периодически принимать курс «Зосте-

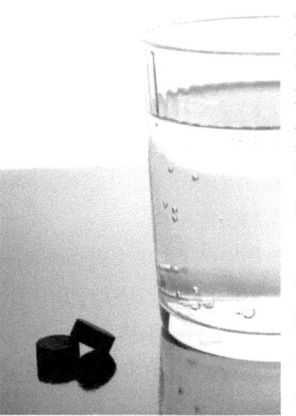

рина» или любого другого сорбента каждый месяц по 10 дней. Хорошим сорбентом выступает вообще любая клетчатка.

Можно также перед едой по рекомендации врача принимать активированный уголь (1-4 таблетки). Его можно даже приготовить в домашних условиях: скорлупу грецкого ореха разбить, измельчить как можно сильнее, высыпать в кастрюлю и поставить на слабый огонь (без воды). Держать кастрюлю на огне 15 минут, перемешивая скорлупу. Затем снять и остудить. Перед использованием уголь надо измельчить до порошкообразного состояния, просеять через сито, затем смешать с водой (она должна стать черной). Пить эту воду каждые 15 минут по 2 ст. ложки, доведя объем выпитой жидкости до 400 мл. Параллельно с питьем воды нужно делать клизмы, используя от чайной до столовой ложки угля на 1 л воды.

Эти рекомендации спасли нас с сестрой, но только нужно их выполнять тщательно и регулярно».

Тихомирова Н.И., г. Саратов

Хорошие результаты дало голодание при лечении больных с тяжелой стадией острой лучевой болезни, пострадавших при аварии на Чернобыльской АЭС. Периодическое голодание способствует восстановлению защитных функций клеток, органов и систем против радиационных повреждений. Это чрезвычайно важно для тех, кто проживает в условиях постоянного радиоактивного облучения.

▶ *При голодании совершенствуются механизмы выведения из организма всех тех веществ, которые мешают его нормальному функционированию: не только радионуклидов, но и нитритов, пестицидов, тяжелых металлов и других ядов и шлаков.*

Наиболее эффективным отечественным препаратом, удаляющим из организма тяжелые металлы, является **«Зостерин»**. Он был получен Р. Оводовой из зостеры — морской травы. Препарат активно притягивает, удерживает, а затем выводит (даже из костной ткани) ионы тяжелых металлов и другие промышленные токсины. Аналогичное действие оказывает и препарат **«Бефунгин»**, приготовленный на основе березового гриба чага.

❗ Активированный уголь действует грубовато — он лишает организм всех полезных витаминов и минералов, не давая им усваиваться, поэтому прием угля должен быть курсами по 10 дней максимум, потом сорбент нужно менять.

Очищение яичной скорлупой

«...Мои дети оказались в момент чернобыльской аварии в зоне, которая пострадала. Они гостили у бабушки. Я, конечно, была очень расстроена случившимся и просто не знала за что хвататься, чтобы восстановить их здоровье. Сама лучевая болезнь у них не развилась, потому что поражение было несильным, но иммунная система дала сбой, и кровь была на грани. Врач сказала, что надо выводить радионуклиды и работать с иммунитетом. А как их выводить? Химических препаратов назначили достаточно, но хотелось каких-то природных средств. Вторая их бабушка жила в сельской местности в Подмосковье. Как услышала она о несчастье, так и сказала, что пусть приезжают к ней на лето — она их натуральными средствами быстро восстановит. У нее свое хозяйство — курочки, козочки. Поделилась она тогда своим секретом, рецепт она знала, как яичной скорлупой после радиации организм чистят, только яички для этого должны быть свои, а курочки правильно кормленные, тогда состав скорлупы такой, что она и почистит, и необходимыми минералами насытит. Козье молочко парное тоже целебной силой обладает — иммунитет быстро восстановит. Ухватилась я за этот шанс и отправила детей на все лето к бабушке. Вернулись они совсем другими — румяными да свежими. Кровь на анализ сдали — придраться не к чему. Организм полностью оправился, даже болели зимой немного. Пишу для всех рецепт очищающего средства из яичной скорлупы:

Скорлупу вымыть, высушить и растереть в ступке (электрокофемолку не использовать!). Принимать по 2-6 г во время завтрака. Запивают порошок водой, обязательно добавляя в нее сок лимона или лимонную кислоту для лучшего усвоения кишечником».

Кровоносова Р.С., г. Москва

КОММЕНТАРИЙ СПЕЦИАЛИСТА

Ученые Венгрии исследовали свойства **яичной скорлупы**. Такая скорлупа является прекрасным поставщиком кальция в той форме, которая легко усваивается организмом, и содержит другие важнейшие микроэлементы, необходимые для нормального протекания биохимических процессов. Особенно ценно наличие в скорлупе кремния и молибдена, которых в нашей пище не хватает.

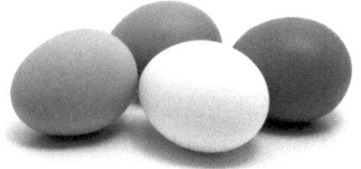

> *По результатам исследований скорлупа хорошо выводит радионуклиды и препятствует накоплению в костном мозге стронция-90, но использоваться должны только яйца от домашних курочек.*

В западных странах порошок из яичной скорлупы продается практически в каждой аптеке. Хранить скорлупу следует во флаконе из темного стекла, закрывая ватной пробкой, чтобы обеспечить доступ воздуха, иначе скорлупа «задохнется». Скорлупа обладает еще многими неизученными свойствами: так, в китайской народной медицине ею лечат туберкулез, ежедневно принимая по 0,5 г (на кончике ножа) порошка из толченой скорлупы яиц 1-2-дневной свежести, взятых от здоровой курицы.

Семя льна выводит радиацию

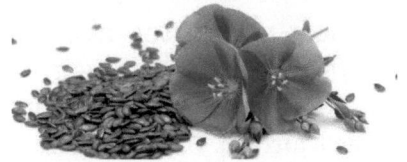

«...Семя льна очень часто употребляется в народной медицине, я пользуюсь им как обволакивающим средством при проблемах с кишечником и желудком. Но тут узнал, что это еще и эффективное средство очищения, которое выводит не только токсины, но и радионуклиды. У меня жена 20 лет отработала рентгенологом. Я всегда переживал, что у нее такая вредная работа, узнавал разные методы, которые могут ликвидировать последствия. Теперь еще и это средство знаю. Жена очень следит за своим здоровьем, и это помогает ей сохранять его даже в таких вредных условиях. Рецепт приготовления семени льна обычный: залить 3 л кипятка 1 стакан семян, варить 2 часа и остудить до температуры 40 °C. Пить как можно больше (1-1,5 л в сутки) в течение 2-3 недель, начиная с 12 часов дня. Такой курс достаточен, но нужно его повторять раз в квартал, чтобы не накапливать токсические вещества и радионуклиды, а регулярно выводить их».

Гаврилов М.Т., г. Казань

КОММЕНТАРИЙ СПЕЦИАЛИСТА

Семя льна эффективно чистит организм (в том числе и от излишков холестерина, тяжелых металлов, радионуклидов). Благодаря чему семена льна используются для очищения кишечника. Послабляющее их действие объясняется высоким содержанием жира, а также большим количеством грубой клетчатки, которая к тому же прекрасно адсорбирует на себя все вредные вещества в кишечнике и затем выводит их из организма. Жир облегчает продвижение каловых масс по кишечнику. Пищевые волокна обеспечивают комплексное действие. Они впитывают влагу, в результате чего каловые массы начинают давить на стенки кишечника, вызывая их рефлекторное сокращение. Кроме того, клетчатка является оптимальной подпиткой для кишечной микрофлоры — правильный ее баланс способствует нормальной дефекации.

Слизи, присутствующие в отварах семян льна, обволакивают стенки ЖКТ, поэтому семена можно использовать даже при проблемах с органами пищеварения.

Чага защитит и очистит

«...Мой муж служил на атомной подводной лодке. Хоть и говорят, что работа безопасная в плане радиации, но воздействие все равно имеется. В результате происходит в организме накопление радионуклидов — сильнейших окислителей, которые могут натворить много бед. Прекрасной защитой от этих соединений послужил ему гриб чага, столь известный своими чудодейственными свойствами.

Оказалось, что это одно из лучших средств очищения от радионуклидов. Этот гриб легко можно купить сейчас в аптеке. Взять 1 ст. ложку порошка гриба на 1 стакан горячей воды. Настаивать полчаса, добавив щепотку соды. Принимать в течение дня 3 раза в перерывах между едой. Заодно и суставы почистите, поскольку чага эффективно удаляет отложение солей».

Данилова Е.И., г. Мурманск

Травы против лучевого поражения

«...В наше время нахвататься радиации достаточно легко, ведь она без запаха и цвета. Вот и я получил где-то дозу, даже не знаю сейчас и на что думать, а только развилось малокровие, правда, в легкой степени. На помощь пришли травы. Я стал собирать рецепты на эту тему и пил все, что умные люди советовали. Много рецептов народной медицины испробовал и свою ситуацию со здоровьем поправил. Почти год упорно лечился отварами да настоями и результата достиг. Даю для всех эти рецепты.

• Настой травы или всего растения горца птичьего используют при гипохромной анемии и как средство, восстанавливающее обмен веществ. 2-3 ст. ложки сырья залить 0,5 л кипятка и настаивать 2 часа, пить по 1/2-1/3 стакана теплого настоя 3-4 раза в день до еды. Можно добавлять мед.

• Из цветущего растения земляники лесной, используя траву и корневища, готовят чай и пьют при белокровии и малокровии. 3 ст. ложки сырья залить 0,5 л кипятка и настаивать 1-2 часа, пить по 2/3-1 стакану теплого настоя 3-4 раза в день и более, просто как чай. Это ароматный и полезный напиток.

• Траву барвинка розового или малого в виде настоя, настойки или порошка принимают внутрь при проведении комплексной терапии при остром лейкозе. Даю 3 рецепта.

Рецепт 1: 2 ст. ложки травы на 0,5 л кипятка заварить и пить (можно с медом) по 1/2-2/3 стакана в теплом виде 3-4 раза в день до еды.

Рецепт 2: принимать 25%-ную на 40-70°-ном спирте настойку по 10-20 капель, разведя в 1 ст. лож-ке кипяченой воды 3-4 раза в день до еды.

Рецепт 3: порошок принимать 3-5 раз в день по 2-3 г до еды, запивая теплой кипяченой водой.

Выбирайте для себя средство и лечитесь!»

Николаев А.А., г. Волхов

Сок капусты — активный антирадиант

«...Порой за лекарством даже от самых страшных болезней далеко ходить не надо. Столько растений от разных недугов лежит у нас в холодильнике или растет в огороде. К таким универсальным средствам относится и всем знакомая капуста. Помогает она и от последствий радиоактивного облучения. Это самый доступный природный антирадиант — сок из листьев и кочерыжки капусты белокочанной. Его рекомендуется пить по 5-6 стаканов в день (лучше до еды) людям, подвергшимся радиоактивному облучению. Мой друг, работавший в зоне чернобыльской аварии, только этим средством и спасался. До сих пор живет и на здоровье не жалуется».

Журко П. Р., г. Санкт-Петербург

КОММЕНТАРИЙ СПЕЦИАЛИСТА

Регулярное употребление капусты обеспечивает защиту от радиации и электромагнитных излучений, а также служит профилактикой опухолевых заболеваний, способствует выведению токсинов и вредных химических веществ.

Но стоит воздержаться от употребления капусты тем, кто страдает повышенной кислотностью желудочного сока. Кроме того, могут возникать такие неприятные явления, как метеоризм, вздутие кишечника или понос.

Поэтому необходимо до начала лечения капустным соком посоветоваться с врачом и очистить кишечник. Для этого в течение 2-3 недель нужно ежедневно пить морковный или морковно-шпинатный сок, в этот же период рекомендуются регулярные клизмы.

Очищение дыханием и движением

Дыхание и движение — это естественные проявления нашей жизни, и они также несут на себе функцию очищения. Легкие вообще относятся к органам очищения. Определенными техниками дыхания можно активизировать их очистительную функцию, а также задействовать управляющие отделы нашей центральной нервной системы. Именно поэтому дыхание можно отнести к очистительным техникам. Кроме того, дыхательные упражнения способствуют правильному току энергии в энергетических каналах, пронизывающих наше тело.

▶ **Дыхание активизирует энергетическое очищение, что, безусловно, ведет к очищению всех органов и систем. В первую очередь с процессом дыхания связан состав крови, способность ее обогащать кислородом органы. Длинное дыхание, задержка вдоха, присутствующие практически в каждой дыхательной технике, способствуют наилучшему газообмену во всех тканях.**

Не менее полезна и эффективна в плане процессов очищения и любая двигательная активность. Движение — это сложный процесс, при котором усиливается кровоток, повышается активность практически всех органов выделения, включая очищение кожи за счет потения. Именно поэтому после физической активности обязательно нужно принимать душ, чтобы вышедшие на поверхность кожи токсины не всосались обратно.

Дыхательных техник очищения и рекомендаций по двигательной активности великое множество, мы приведем лишь несколько наиболее простых в выполнении.

Очищаемся «пыхтением»

«...У меня возраст и физическое состояние таковы, что не позволяют переносить больших физических нагрузок, поэтому я выбрала дыхательную практику, часто применяемую в йога-упражнениях — пыхтящее дыхание. Техника выполнения этого упражнения не-

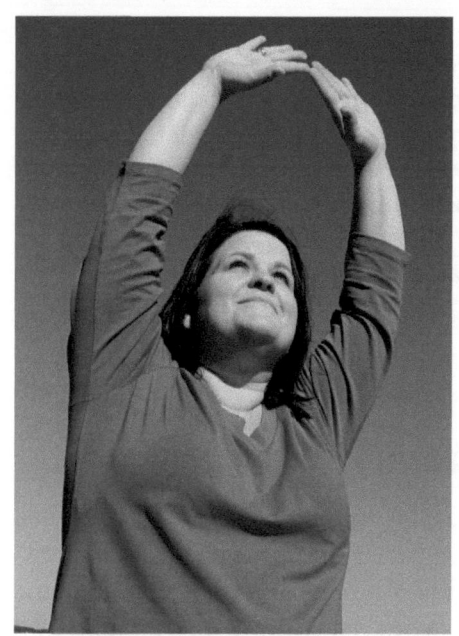

говорите «фууу..», и сделайте прерывистый выдох, напрягая межреберные мышцы, мышцы живота и диафрагму. Воздух между сжатых губ должен выходить струей, с усилием, преодолевая препятствие. Длительность сеанса дыхания рекомендуется наращивать постепенно, начиная по вашему состоянию с 3-5 минут, доведя сеанс до 15-20 минут. Выполнять упражнение достаточно 1-2 раза в день.

Это упражнение активно выводит все токсины, помогает даже справиться с начинающейся простудой и гриппом. В таких случаях его следует выполнять не менее 5 раз в день.

Во время эпидемий гриппа пыхтение может играть и профилактическую роль. Это незаменимое средство при любых отравлениях. При регулярном использовании этого дыхательного упражнения вы очень скоро почувствуете значительное улучшение общего состояния организма и даже сбросите жир на животе».

Кривошеева Т.И.,
г. Северодвинск

сложная, а эффект я почувствовала сразу. Сначала опишу, как выполнять это дыхание.

Исходная позиция для дыхания — стоя, широко расставив ноги. Дыхание осуществляется через нос, как при полном дыхании йогов, вдох и выдох выполняются резко. Вдохните глубоко, до предела наполнив легкие воздухом. Теперь начинайте выдыхать, сопровождая свой выдох пыхтением. Для этого сожмите губы так, как будто вы

КОММЕНТАРИЙ СПЕЦИАЛИСТА

Группа очистительных упражнений, к которым относится и «пыхтение» — это часть техники Пранаяма, которая позволяет не только эффективно дышать, но и найти путь к долголетию и здоровью. Простота техники позволяет освоить ее каждому и, выполняя регулярно, значительно поддержать свое здоровье.

> *По мнению йогов, упражнение дыхания с «пыхтением» помогает очистить кровь от токсичных веществ, избавиться от многих хронических заболеваний, от головной боли, ускорить выздоровление при простудных заболеваниях, укрепить сердце, сосуды, улучшить насыщение кислородом и питательными веществами все органы, включая головной мозг, и очистить их от отработанных веществ. Поможет это упражнение также укрепить пресс и очиститься от жировых отложений. Окрепнет ваша иммунная система.*

Его применяют как финальное упражнение в конце любого цикла упражнений по системе йогов.

Ха-дыхание восстанавливает организм

«...Это дыхание показала мне моя массажистка, когда случилось так, что я долго болела, долго лежала и надо было восстанавливать свой организм, а главное — очистить от тех токсинов, что накопились за время лечения: антибиотиков, лекарств и собственных шлаков. Техника выполнения этого очистительного упражнения удивительно проста. Его можно выполнять равно как в положении стоя, так и в положении лежа. Это мне очень подходило в моем состоянии тогда.

Вот как выполняется дыхание лежа.

Сделайте глубокий вдох, как при полном дыхании йогов, подняв руки за голову и потянувшись. Нахождение в такой позе продолжают до тех пор, пока руки не коснутся поверхности пола за головой. Затем следует задержать дыхание на несколько секунд и быстро подтянуть колени к животу. После этого колени ног надо обхватить руками, помогая подтянуть их к животу, при этом одновременно выдыхая и издавая звук «ха-а-а». Этот звук произносится без участия голоса, а только за счет воздуха, выходящего из горла сильной струей. После короткой паузы начинайте свободно вдыхать, поднимая руки над головой, одновременно опуская ноги на пол. А через две-три секунды свободно выдохните через нос, а руки положите на пол вдоль туловища. После этого полностью расслабьтесь.

Я выполняла это упражнение, прямо лежа в кровати. Потом смогла делать и стоя. Техника похожая. Встаньте прямо, расставив ноги в стороны. Вдохните максимально глубоко. Во время вдоха поднимайте руки вперед-вверх до вертикального положения. Затем задержите дыхание на несколько секунд, а потом резко выдохните, как и в варианте лежа, наклоняясь так же резко вперед, одновременно опуская руки вниз и выдыхая через рот, издавая при этом звук «ха», как было описано выше. Вдыхайте свободно через нос, снова выпрямляясь и поднимая руки над головой. Окончив поднимать руки, выдохните через нос и опустите руки вниз.

Эффект при занятиях лежа такой же, как и в случае выполнения стоя».

Егорова М.Р., г. Зеленоград

КОММЕНТАРИЙ СПЕЦИАЛИСТА

Ха-дыхание — плод тысячелетней практики йога-терапии. Йоги считают, что это упражнение способствует очищению крови и дыхательных путей. Оно мобилизует силы организма и даже может согреть при ознобе. В момент такого дыхания происходит накачивание и концентрация энергии и тепла в центре нашего тела. Йоги утверждают, что помогает это упражнение и в психотерапевтических целях.

Циркуляторное дыхание очищает энергетическое поле

«...Существует очень интересное по своим эффектам циркуляторное дыхание. Это мощный активизатор всех процессов очищения, мобилизации и выравнивания энергии в нашем теле. Я часто пользуюсь этим дыханием и стараюсь выполнять его ежедневно, тогда происходит процесс накопления и закрепления результата. Дыхание используется для того, чтобы обеспечить доступ к закрытым, заблокированным участкам поля человека и исправить искажения. Основные характеристики техники такого дыхания:

— между вдохом и выдохом нет паузы;

— выдох естественный, без напряжения;

— вдох и выдох необходимо делать через нос, иногда допускается дыхание через рот.

В результате частого циркуляторного дыхания (60-80 раз в минуту) происходит нагнетание энергии в поле человека и усиление ее циркуляции. В местах, где поле заблокировано, вы будете ощущать боль и распирание. В легких возникает дефицит воздуха, поскольку он циркулирует в районе носоглотки. Это важная особенность циркуляторного дыхания. Вы гоняете воздух в носоглотке за счет резких нюхательных движений и пассивного выдоха: активный вдох, пассивный выдох. Появляется испарина, открываются поры кожи. Этот признак указывает на то, что вы правильно дышите.

Я прибегаю к этому дыханию всякий раз, когда себя почувствую неважно, и оно безотказно помогает мне, ведь любое заболевание связано с нарушениями энергетического равновесия поля человека, стоит его поправить — и болезнь отступает».

Давыдов И.П., г. Казань

КОММЕНТАРИЙ СПЕЦИАЛИСТА

При таком способе дыхания активизируется симпатический отдел вегетативной нервной системы, который усиливает обменные процессы в организме. Повышается содержание красных кровяных телец, гормонов в крови, утилизируется сахар из крови, останавливаются воспалительные процессы и аллергические реакций, потому что вырабатываются кортикостероиды надпочечников, которые обладают мощным противовоспалительным действием. В крови накапливается углекислота, что обеспечивает легкое поступление кислорода в ткани — это основа всех дыхательных упражнений. Циркуляторное дыхание — это мощный способ очищения и самоисцеления.

Дыхание с улыбкой защитит от стресса

«...Мы улыбаемся при встрече с прекрасным, когда видим нечто совершенное, например прекрасный цветок, когда у нас все хорошо и ничего не болит. Улыбка несет энергию, которая способна сгармонизировать любой процесс в нашем организме, работу любого органа. Это энергия совершенства и здоровья. Я узнала об этом, когда познакомилась со спиральной гимнастикой, где улыбка стоит на первом плане. Улыбка — основа нашего внутреннего состояния, и я поняла, что она способна творить чудеса.

Одной из техник применения улыбки является техника «очищающего дыхания улыбки». Процесс дыхания сам по себе — акт совершенный, дарующий жизнь, а потому уже содержит в себе улыбку. Когда же мы окрашиваем вдох и выдох, а также паузы между ними состоянием улыбки, то получаем мощный оздоровительный энергетический поток, который можно направить в любой орган, ведь при вдохе в наш организм попадают не только физические составляющие воздуха, но и метафизические, которые способны проникать в каждую клетку нашего организма.

Я ощутила чудодейственную силу улыбки буквально с первого занятия. Меня поразило то состояние, которое посетило меня после него. Это были покой и умиротворение, внутренняя гармония. Я уже не помнила, когда пребывала в таком состоянии — когда-то очень-очень давно, а тут вновь обрела эту гармонию. Такое дорогого стоит, но это было мое, я сразу почувствовала.

Итак:

1. Закройте глаза, представьте себе удивительной красоты и аромата цветок, порадуйтесь и улыбнитесь ему.

2. Вдохните чудесный аромат полной грудью, наполнив вдох невольно возникающей улыбкой блаженства. Задержите эту улыбку и ощущения в себе.

3. А теперь сделайте выдох и направьте улыбающийся поток в ослабленные органы: сердце, голову, потом по всем сосудам, затем в щитовидную железу.

4. С каждым вдохом старайтесь, чтобы ваша улыбка ширилась, а с каждым выдохом представляйте, как все неулыбающиеся частички покидают органы, очищая их и наполняя энергией, заставляя улыбаться в ответ.

5. Откройте глаза и постарайтесь как можно дольше удержать в себе состояние улыбки.

Выполняйте такое дыхание каждое утро и в течение дня, когда только есть возможность, особенно при стрессе. Это защитит вас от ненужной избыточной реакции на неприятности. Дыхание с улыбкой очищает от негативных эмоций и возвращает равновесие духу. Главное — практикуйте это упражнение регулярно».

Тимофеева Т. И., г. Выборг

КОММЕНТАРИЙ СПЕЦИАЛИСТА

Дыхание с улыбкой является центральной составляющей спиральной гимнастики, но может выступать и как самостоятельное упражнение. Помимо этого дыхания в спиральной гимнастике применяется еще и так называемое спиральное «квадратное» дыхание. Это упражнение также способствует полной гармонизации энергий в организме и эмоционального состояния. Можете заняться и этим несложным дыханием для своего эмоционального очищения.

СПИРАЛЬНОЕ «КВАДРАТНОЕ» ДЫХАНИЕ

1. Подышите тихо и незаметно, почти неслышно, сосредоточьтесь на желании очистить организм через дыхательную систему.

2. Сделайте глубокий длинный вдох грудной клеткой и животом одновременно, а затем резкий короткий выдох. Повторите так 4 раза.

3. Сделайте троекратный короткий вдох с последующим полным длинным выдохом. Повторите 4 раза.

4. Выполните спокойное равномерное дыхание, когда вдох равен выдоху, 4 раза или больше до достижения комфортного ощущения.

Такое дыхание дарит чувство гармонии и, несмотря на странное название, имеет глубокий энергетический смысл, очищает и гармонизирует весь организм. Выполнив его, вы непременно ощутите на себе его благотворное влияние.

Шавасана избавит от нервозности

«...Эта поза йоги — одна из моих любимых. Она помогает снять усталость, избавляет от нервозности, хронического стресса, оказывает глубокое расслабляющее воздействие на все части тела, на сознание. Если вам не заснуть, то выполните эту асану, и сон придет непременно. Это очень сильная по своему очищающему действию поза, которая ведет к гармонии души и тела.

Методика выполнения расслабления

Иногда вначале при освоении этой асаны бывает нелегко добиться правильного расслабления. Затем, по мере тренировки, расслабление достигается во всем теле и сразу. Я опишу один из вариантов выполнения этой асаны.

Лечь на спину, ноги вместе, руки вдоль туловища, глаза закрыты. Руки должны лежать так, чтобы ладонь была на ребре большим пальцем вверх.

Напрягите тело, вытянув ноги, прижав руки к бедрам, и сразу же расслабьте его.

Находясь в фазе расслабления, мысленно контролируйте все свои мышцы, давайте им приказ расслабиться. Сначала сосредоточьте внимание на мускулатуре грудной клетки и прикажите ей расслабиться. Затем переведите мысленный взор на мышцы живота, затем на ноги. Начав расслаблять мышцы с кончиков пальцев левой ноги, постепенно надо добраться до бедра. То же — для правой ноги. Затем сконцентрироваться на кончиках пальцев правой руки; последовательно продвигаясь по руке, расслабить ее, включая ключицы и лопатки. То же проделать и с левой рукой. Теперь поработайте с мышцами шеи. Затем переключите внимание на мышцы подбородка, области рта, щек, крыльев носа, вокруг глаз, лба, темени, затылка, ушей. Лоб, в отличие от всего тела, расслабляется с ощущением прохлады.

Теперь мысленно пройдитесь по всем органам, контролируя каждый.

В результате все тело будет расслаблено. При этом должно возникнуть ощущение тепла в руках и в ногах (сосуды расширяются, увеличивается приток крови к конечностям). В заключение нужно сконцентрировать внимание на области сердца.

Описанная методика расслабления требует вначале 10-15 минут, затем время ее выполнения сокращается до 3-4 минут. Мастера расслабляются практически мгновенно. Это очень важный навык.

Выполняем «позу покоя»

После того как удастся полностью освоить технику расслабления, можно перейти к следующему этапу — «позе покоя».

Расслабить тело, ощутить холод в области лба.

Сохраняя расслабление, с закрытыми глазами представьте голубое безоблачное небо. Теперь нужно вызвать ощущение полета, представить себя парящим в этом голубом безоблачном небе. На этой стадии должно уйти ощу-

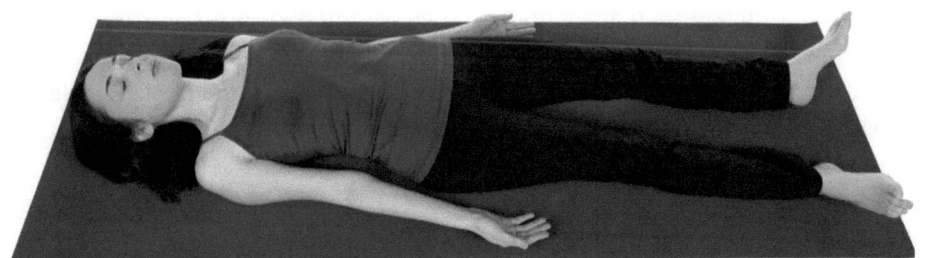

щение собственного тела — человек переходит в состояние невесомости.

Представить всюду вокруг себя — вверху, внизу, по сторонам — бескрайнее голубое небо.

Сделать вдох, поднять руки вверх и потянуться всем телом, как после сна, медленно сесть, открыть глаза. Резко выходить из этой позы не рекомендуется. Дыхание произвольное, через нос, ритмичное, редкое, неглубокое.

Таким упражнением вы за 5 минут сможете снимать стресс и бороться с болезнями, и не бойтесь с ними расставаться!»

Бабкова О.Т., г. Омск

КОММЕНТАРИЙ СПЕЦИАЛИСТА

Расслабление мышц может наступить только после их работы, поэтому первая часть упражнений включает их напряжение в потягивании.

▶ *Дальше включается сознание. Оно должно быть управляемым — не давайте мыслям убегать, концентрируйтесь на своих ощущениях. Установление связи тела и сознания — важнейший этап на пути к здоровью.*

Расслабление и умиротворение дарят очищение сознанию, ликвидируют негативные эмоции и гармонизируют весь организм.

Виброгимнастика очистит сосуды

«...У меня умственная работа с большим напряжением. Часто в конце дня я ощущаю тяжесть в голове от прилива крови и образующегося ее застоя. Я нашел себе средство, чтобы быстро снимать это напряжение и даже предупреждать его возникновение. Это виброгимнастика по А. Микулину.

Методика выполнения. Необходимо подняться на носках так, чтобы пятки оторвались от пола на 1 см, и резко поставить их на пол. При этом произойдет сотрясение, за счет которого венозная кровь получит дополнительный импульс для движения вверх. Сотрясения тела нужно производить не чаще одного раза в секунду. После 30 упражнений (сотрясений) надо сделать перерыв на 5-10 секунд. В течение дня следует повторить упражнение 3-5 раз (каждый повтор по 1 минуте).

С тех пор, как начал ее выполнять, я не только практически избавился от ощущения тяжести в голове, но и перестал ощущать холод в ногах. Теперь у меня стопы всегда теплые. Эта гимнастика отлично поддерживает кровоток, очищает сосуды и ликвидирует венозный застой, а значит, и отток шлаков с кровью. Это прекрасный метод очищения всего организма. Попробуйте и убедитесь сами».

Григорьев М.Т.,
г. Санкт-Петербург

КОММЕНТАРИЙ СПЕЦИАЛИСТА

Эта методика работает за счет очищающего воздействия на человеческий организм умеренных и не слишком продолжительных сотрясений. Она полезна тем, у кого часто в голове возникает тяжесть от прилива к ней крови. После занятий виброгимнастикой это проходит. Эффект объясняется тем, что инерционные силы энергично продвигают венозную кровь от головы, а также от нижних конечностей к сердцу.

▶ *Виброгимнастика, стимулирующая венозный отток, — эффективное средство для предупреждения тромбофлебита и даже инфаркта (микротромбофлебита вен сердечной мышцы).*

Виброгимнастика показана альпинистам и всем, кто поднимается в гору. Минутные упражнения следует делать через каждые 150-200 м подъема. Особенно эффективно такие упражнения снимают усталость во время длительных походов пешком.

Мантры помогут «очистить разум»

Слово «мантра» в переводе означает «очищение разума» или «освобождение ума». Дословно это сочетание двух понятий: «манас» — ум, разум и «тра» — освобождение, спасение.

Все духовные практики основаны на очистке сознания от негативных мыслей и эмоций, разрушающих его. Но есть и специальные мантры очищения, предназначенные для освобождения человеческого сознания от всего лишнего, они приводят в порядок мысли, успокаивают ум. Состояние ума и эмоциональное состояние во многом определяют наше здоровье. Гармонизация и очищение на этих уровнях ведут к гармонии и на физическом плане.

Мантры освободили от негатива

«...Я никогда не думала, что наши эмоции и болезни настолько связаны. Слышала, что есть так называемые психосоматические заболевания, но на себя это как-то не проецировала, пока не пришел случай убедиться в величайшем влиянии нашего сознания на здоровье. Я всю жизнь была достаточно здоровой, не страдала подъемами артериального давления, не чувствовала сердце. Но в моей личной жизни произошла трагедия (так я расценила события, когда они случились) — от меня ушел муж, причем еще и отобрал квартиру. Конечно, это был удар, и я очень переживала эти события. Пришлось судиться, в результате права на квартиру были восстановлены, но ненависть к этому человеку осталась. Я каждое утро просыпалась, и первой моей мыслью было, что этот подлец испортил мне жизнь. В период самого стресса, когда судились, у меня как-то организм собрался, а потом, когда все было позади и надо бы уже успокоиться благополучным разрешением, мои пере-

живания прошедших событий так сильно преследовали меня, что здоровье не выдержало. Первым стало реагировать давление. Когда я обратилась к врачу, то, кроме таблеток от давления, мне ничего не назначили. Мои попытки объяснить ситуацию врач проигнорировал. Я уже начала этот путь к инвалидности, смирившись, что таблетки придется пить все время до конца жизни, когда Бог послал мне одного человека, очень мудрую и рассудительную женщину, которая имела трудную ситуацию с родной дочерью и спасалась, выполняя каноны аюрведы. Она мне тогда очень доходчиво объяснила, что все мои болезни (а к давлению присоединились сердечные неполадки, потом суставы и т. д.) только от той обиды и ненависти, что сидит во мне. Сначала во мне вызвала протест такая критика. Но информация запала в душу, и успокоившись, я поняла, что это действительно так. Женщина посоветовала мне почистить свое сознание пением очищающих мантр. Не очень ве-

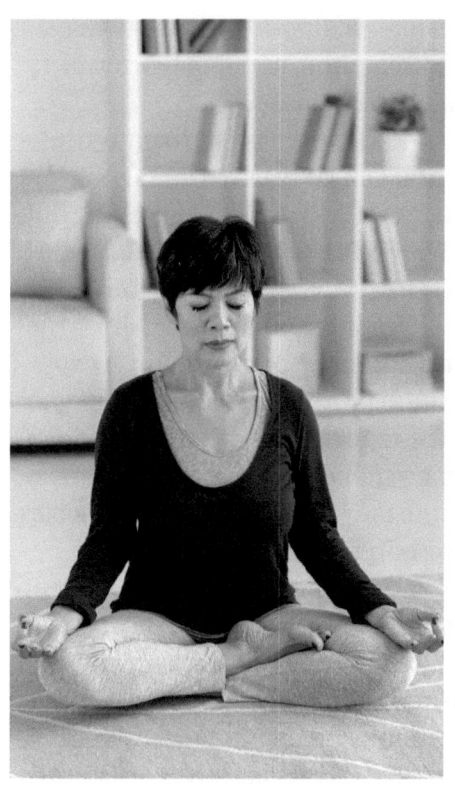

рилось в результат, но я начала петь три основные мантры, что она мне порекомендовала. Пела просто на кухне, когда готовила себе еду. Через неделю таких занятий я почувствовала, что сплю намного спокойнее, перестали сниться кашмары, а утром вместо мыслей о муже стали приходить какие-то позитивные настрои на грядущий день. И что самое удивительное — давление стало снижаться со стабильных высоких цифр, да так, что пришлось уменьшить дозу таблеток. Это вдохнови-

ло меня серьезно заняться пением мантр. Я стала специально выделять для этого время, создавала условия, чтобы никто не мешал, и отдавалась полностью процессу. Это оказались очень приятные сеансы, после них приходило сказочное умиротворение, которого я не испытывала уже несколько лет. Про давление я просто забыла. Таблетки все бросила, появились оптимизм и желание строить свою жизнь дальше. Самое удивительное, что спустя небольшое время после моего успокоения я встретила мужчину своей жизни, и теперь я счастлива. Но про мантры не забываю. И всем рекомендую применять эти полезные и благотворные сеансы. Привожу тексты мантр и их смысл.

1. Универсальная мантра очищения: ОМ МАНИ ПАДМЕ ХУМ.

Эта мантра гармонизирует общее душевное состояние, очищает от негативных мыслей и защищает от внешних негативных влияний. Она успокаивает и умиротворяет.

2. Мантра для очищения пространства: ОМ БХУР БХУВА СВАХА ТАТ САВИТУР ВАРЕНЬЯМ БХАРГО ДЭВАСЬЯ ДХИМАХИ ДХИЙО ЙО НАХ ПРАЧОДАЯТ.

Это знаменитая мантра. Она обладает особой силой и способна очистить буквально все, что составляет вашу жизнь и окружает вас в ней: вашу жизнь личную, семейную, обстановку на работе, пространство, в котором вы живете, ваше сознание и мысли. Она настраивает ваше сознание на позитив, удаляет негативные мыслеформы.

3. Мантра очищения ауры: ОМ ШРИ РАМА ДЖАЙ, РАМА ДЖАЙ, ДЖАЙ РАМА ДЖАЙЯМ.

Эта мантра очищает ауру человека, восстанавливает гармонию в протекающих потоках энергии, а также защищает от зависти и дурного глаза. Эта мантра очень пригодилась мне, когда жизнь наладилась, что, к сожалению, вызвало много потоков зависти. Она защитила меня от этих негативных влияний. Кроме того, она очищает помещение, где проводится ритуал пения мантр.

4. Тибетская мантра очищения: ОМ ПУРНАМ АДАХ, ПУРНАМ ИДАМ ПУРНАТ ПУРНАМ УДАЧЬЯТЕ ПУРНАСЬЯ ПУРНАМ АДАЕ ПУРНАМ ЭВАА ВАШИШЬЯТЕ.

Эта мантра наиболее эффективно очищает сознание от деструктивных программ, благотворно воздействуя на психику человека, успокаивает нервную систему, снимает все стрессы и избавляет от обид, помогает прощению.

Открывайте для себя мир мантр, и вы почувствуете, насколько прекрасна жизнь, да и жизнь ваша изменится в лучшую сторону, поверьте моему опыту».

Николаева И.Э., г. Москва

Как я чистила карму

«...Это очень страшно, когда возникает противостояние между матерью и дочерью. Так случилось, что я для матери стала врагом номер один. Может, многие не поверят, но энергетика ее отрицательного влияния настолько была сильна, что я стала серьезно болеть. Я ощущала препятствие, когда выходила из дома, все благоприятные шансы, которые возникали в моей жизни, обостряли мое плохое состояние — головокружение, подъем давления, упадок сил. Я обратилась к бабке, та сказала, что это энергетический вампиризм со стороны собственной матери, а это очень серьезная и сложная проблема, потому как кровно родного человека практически невозможно «отрезать» от его влияния, а влияние было очень сильным. И она тогда посоветовала начать петь мантры для исправления кармы (карма, по ее словам, была сильно отягощена и связана с влиянием матери) и защиты от вампиризма.

Эта женщина дала мне три основные мантры, которые я советую всем, кто оказался в состоянии противостояния с близкими родственниками.

1. Мантра для очищения кармы: ОМ ТРИЙЯМБАКАМ ЙАДЖАМАХЕ СУГАНДХИМ ПУШТИ ВАРДХАНАМ УРВАРУКАМИВА БАНДХАНАН МРИТИЙОР МУКШИЙЯ МАМРИТАТ.

2. Мантра для очищения дома: ОМ САТЧИТ АНАДА ПАРАБРАХАМА ШОИ БХАГАВАТИ САМЕТА ПУРУШОТАМА ПАРАМАТМА ШРИ БХАГАВАТИ НАМАХА НАРИ ОМ ТАТСАТ.

Эта мантра по силе воздействия очень мощная, очищает пространство вашего дома, защищает от любого негатива, освобождает жизненное пространство от негативных вибраций, притягивает в ауру вашего дома свет, любовь, тепло и доброту.

3.Мантра очищения от негатива: ОМ ШРИ ПАРА МАХА КАЛИ НАМАХ ДЖАЯМ.

Эта защитная мантра от любого негативного энергетического влияния извне. Она также очищает сознание и удаляет любые негативные проявления.

Эта мантра защищает от различных болезней и неприятных событий в жизни, приносит радость, помогает наладить отношения, заряжает на позитив, успех и везение. Она благотворно воздействует на весь организм и очищает карму человека. Если вы желаете излечиться от уже существующей болезни, то читайте ее на убывающей Луне, а для профилактики — на растущей.

Через месяц каждодневного чтения этих мантр я почувствовала, что жизнь возвращается ко мне, силы восстанавливаются, а отношения с матерью неожиданным образом потеплели, наверное, и меня эти мантры подправили, потому что я почувствовала положительные изменения в себе, в своем характере и мышлении. Так что исправить в своей жизни можно все, стоит только захотеть».

Варламова Н.Т., г. Тверь

КОММЕНТАРИЙ СПЕЦИАЛИСТА

Чтение или пение мантр — это не механическое занятие, для максимального эффекта следует создать определенные условия:
● выберите время и место, чтобы никто вас не потревожил, отключите все телефоны;

- произносите слова четко, громко, пропевая гласные, чтобы это звучало, как распев;
- максимально концентрируйтесь на звуках, на вибрациях, возникающих внутри вас при их произнесении;
- очень желательно применять четки, которые позволяют фиксировать количество повторов мантры. Мантры обычно произносят количество раз, кратное 3. Вы читаете мантры и каждый раз отбрасываете одну бусину. Если нет четок, то можно читать по времени — 15, 10 и 5 минут.

Водные процедуры — залог здоровья

Вода — самое естественное средство очищения. Все мы начинаем день с умывания, всем известно, что поддержание кожи в чистоте — непременное условие здоровья, ведь это значительный по площади и по важности орган очищения. С потом выводятся не только соли, но и внутренние токсины. Баня во всех ее разновидностях активно этому способствует, поскольку открывает поры, усиливает потоотделение, а потом смывает все это. Баня настолько важное событие в повседневной жизни, что стала ритуалом у многих народов, особенно почитают ее русские, в былые времена человек приходил в жизнь в бане (повитуха принимала роды в бане, чтобы они прошли без осложнений) и уходил в последний путь после омовения в ней. Баня и лечит, и стресс снимает, и удовольствие доставляет, и молодость возвращает. Существует множество дополнительных элементов, усиливающих действие бани — применение веников, эфирных масел, настоев трав. Это целая наука! Почему же она в таком почете? Что несет она кроме чистоты? Если поры кожи закупориваются или засоряются, то организм не может в полной мере освободиться от накопившихся в процессе жизнедеятельности шлаков. Он избавляется от них через кожу, дыхательную и мочевыделительную системы. Но если кожа перестает выполнять функцию выделения, то ее работу берут на себя другие органы, в частности почки. Верхний слой кожи (эпидермис) состоит из клеток, которые весьма недолговечны, они постоянно слущиваются и заменяются более молодыми, а старые клетки — отличная питательная среда для разной патогенной флоры. Если не удалять и не смывать их, то могут возникнуть всякие инфекции кожи.

Вообще, человеку необходимо мыть тело хотя бы один раз в сутки. Для этого совершенно не обязательно ежедневно принимать ванну или душ. Тот, у кого нет такой возможности, может мокрым полотенцем обтереть все тело, затем выполоскать полотенце и обтереться вторично.

Лучшее время для обтирания и принятия ванны — это раннее утро, сразу после того, как человек встал с постели. Ванна на ночь также оказывает хорошее действие.

Выйдя из воды, необходимо хорошенько растереть тело грубым полотенцем, такой «массаж» удалит омертвевшие частицы кожи и усилит кровообращение.

Но самой эффективной очищающей процедурой все-таки служит баня. У каждого народа своя разновидность бани, со своими особенностями и секретами, и каждый уверен в том, что именно его баня — самая целебная. Наиболее известны русская баня и финская (сауна), также приобретают все большую популярность турецкая баня хамам с теплым паром или традиционная японская баня офуро, которая предлагает кроме экстремально горячего бассейна погружение в горячие кедровые опилки и стоун-массаж горячей галькой. Но последние все же больше подходят для любителей экзотики, большинству близки русская парная и финская сауна, о них мы и поговорим.

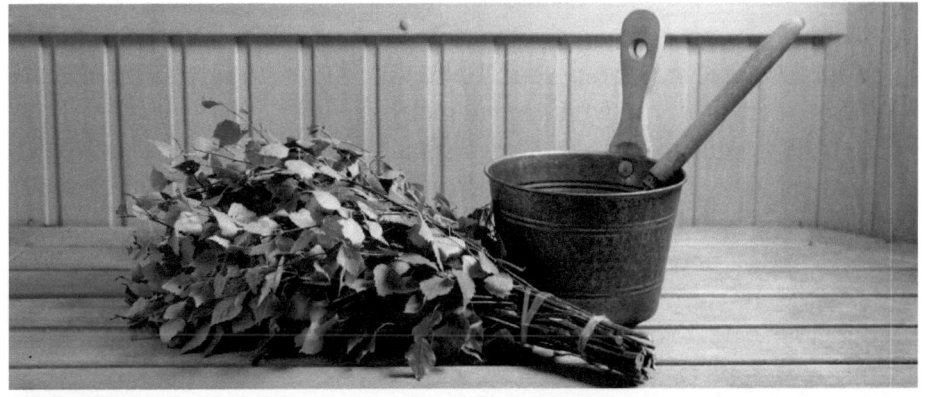

Русская баня

«Который день паришься, в тот день не старишься». Как точно подмечена и коротко, в одной фразе, выражена суть банного дела, имеющего многовековую историю! Люди издревле ценили баню за ее чудесную способность снимать усталость, восстанавливать силы, очищать тело и дух, исцелять болезни. Русская баня имеет многовековую историю и почти не изменилась по своей сути. И сегодня топят печь-каменку, на раскаленные камни льют воду, в результате чего баня наполняется жарким паром. Истинные любители обязательно парятся с веничком, в воду добавляют настои трав.

Финская баня (сауна)

Сегодня суховоздушная баня чрезвычайно популярна и в нашей стране. Главное отличие между парной баней и сауной в том, что в последней нет высокой влажности, тепло сухое, поэтому нагрузка на человеческий организм (сердце, сосуды) в ней намного меньше. В парной температура поднимается до 40-50 °C, зато влажность доходит почти до 100%. В сауне температура может достигать 90-100 °C, но сухой жар переносится гораздо легче, а высокое давление пара замедляет испарение пота с кожи и теплоотдачу, в результате ткани тела быстро и глубоко прогреваются.

 Парная баня больше подходит для физически крепкого человека, а сауну хорошо переносят и люди с ослабленным здоровьем.

Детей можно водить в сауну не ранее чем с 3 лет.

Нехитрые правила похода в сауну

1. Перед заходом в сауну нужно вымыться под душем с мылом (голову не мыть) и насухо вытереться. На голову желательно надеть легкую шерстяную шапочку или ситцевый платок.

2. На полке следует расстелить большое махровое полотенце и лечь на него таким образом, чтобы ноги оказались немного выше головы (для этого во всякой «правильной» сауне есть деревянная подставка).

3. Во время первого захода, который ни в коем случае не должен превышать 10 минут, особенно внимательно прислушивайтесь к своим ощущениям: если сердцебиение усиливается и дыхание учащается, значит вам пора выходить.

4. Перед выходом из сауны необходимо немного посидеть — при резком вставании может закружиться голова.

5. Потом следует сразу же принять холодный душ или окунуться в бассейн с холодной водой. В бассейн надо заходить постепенно, а под душ вначале подставить руки и ноги, а потом уже все тело.

6. После второго захода в сауну надо сначала принять холодный, а затем горячий душ и вымыть голову с шампунем. В заключение процедуры можно выпить травяной чай. После сауны в течение получаса необходимо отдохнуть.

7. Больше 3 раз заходить в сауну не рекомендуется, каждое из посещений не должно превышать 10-12 минут.

Выбираем «правильный» веник

«...Банным делом интересуюсь давно — благо, дом в деревне остался от родителей, да баня — настоящая, русская. Очень важно в бане правильно подобрать веник. Это целая наука.

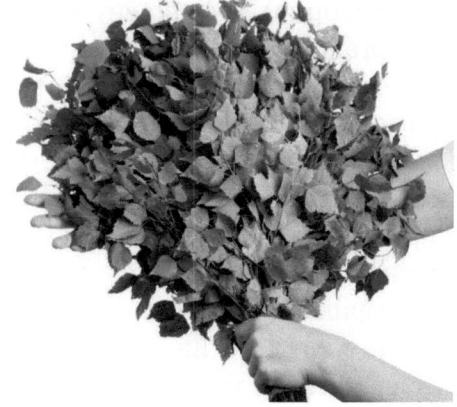

Так, березовый веник помогает при болях в мышцах и суставах после упражнений и физических нагрузок. Он хорошо очищает кожу при наклонности к сыпи и гнойничкам, ускоряет заживление ран и ссадин, оказывает успокаивающее действие, улучшает настроение. Его особое достоинство — сильное расширение мелких бронхов. Это способствует отхождению мокроты и улучшению вентиляции легких. Для астматиков и курильщиков березовый веник незаменим. А настоем веника моют голову — это укрепляет волосы и уничтожает перхоть.

● **Дубовый веник** больше подходит для людей с жирной кожей. Он делает ее матовой и упругой, оказывает сильное противовоспалительное действие. Аромат дуба препятствует чрезмерному повышению артериального давления в парной. Поэтому физкультурникам и склонным к гипертонии рекомендуется этот веник. К тому же он успокаивает нервную систему и снимает стресс.

- **Липовый веник** прекрасно устраняет головную боль, проводит мягкую «гимнастику» для почек (мочегонный эффект), ускоряет потоотделение, оказывает успокаивающее, ранозаживляющее, бронхорасширяющее, жаропонижающее действие. При простудных заболеваниях ему нет равных!

- **Хвойный веник** (пихтовый, можжевеловый) стимулирует потоотделение, увеличивает кровообращение глубоко в мышцах и (рефлекторно) даже во внутренних органах. Такой веник хорош для своеобразного массажа. Например, при болях в позвоночнике, невралгии, радикулите. Он прекрасно дезинфицирует воздух и препятствует респираторным заболеваниям. Хвойный веник надо запаривать в течение 10 минут в крутом кипятке. Как только он станет мягким, можно начинать париться. 1-2 хвойные ветки всегда полезно добавить в березовый или дубовый веник.

- **Эвкалиптовый веник** содержит много эфирных масел, с чем связаны его лечебные свойства. Особенно он хорош при насморке, болях в горле. В парной его прижимают к лицу и дышат 4-5 минут носом. Но есть и недостатки: у эвкалиптового веника ветки слишком тонкие, гибкие, а листья длинные. Им несколько неудобно орудовать во время парки.

- **Рябиновый веник** усиливает процессы возбуждения в нервной системе — устраняет расслабляющее влияние банной процедуры, хорошо подготавливает организм к работе и поэтому успешно применяется в первой половине дня.

- **Крапивный веник** используют после физических нагрузок, при боли в суставах и мышцах. Эффект связан с мощным местным раздражающим, отвлекающим, противовоспалительным действием. Крапивный веник — хорошее средство для лечения радикулита, ревматизма. При его регулярном применении снижается артериальное давление, снимается нервное напряжение. Опускают в горячую воду такой веник всего на несколько секунд. Парятся только после разогрева тела, легкими взмахами.

- В любом случае, когда тебе нездоровится, обуревает злоба безудержная, гложет тоска зеленая, снедает зависть черная, словом, когда тебе плохо — ступай в баню и дави-выдавливай из себя паром всю черную энергию, очищай тело и душу. Потом смой всю эту грязь и забудь. Выйдешь из бани совсем другим человеком».

Митин Р.Д., г. Тамбов

Баня и сауна — лучшие средства очищения лимфатической системы. Чтобы научиться чистить лимфатическую систему, необходимо знать ее строение. Между клетками находится межклеточное пространство. Из него токсины сразу поступают в лимфу. Для клетки это и «ресторан» и «туалет» одновременно. Межклеточное пространство может находиться в двух состояниях: густое — гель и жидкое — золь, которые переходят друг в друга. На этот процесс быстрее всего влияет температура. В сауне и бане межклеточное пространство разжижается и начинает течь. Вы прыгнули в бассейн, пространство сразу закрылось и превратилось в гель.

▶ *Баня — это тренировка для лимфатической системы. Если мы хотим прочистить лимфу, то ее надо разжижить, одновременно дополняя ее чистой водой и принимая сорбенты.*

80% токсинов и ядов находятся не в печени, почках, кишечнике, а в межклеточной жидкости, потому что ее в организме человека примерно 50 л. Если человек хочет себя прочистить, значит необходимо спустить всю эту межклеточную закисленную воду, в которой живут бактерии, мертвые клетки и токсины. И после этого клетки получат вторую жизнь.

▶ *Перевести межклеточное густое пространство в жидкое можно еще с помощью лимфостимуляторов. К ним относятся: лист смородины, корень солодки, красный клевер, тысячелистник, шиповник, овес.*

Ароматы создадут гармонию

«...О пользе бани известно всем. Но ведь важно не просто париться, а «по науке». В бане нет мелочей, и от того, какой запах сопровождает процедуру, какой веник вы выбрали, будет зависеть ваше физическое и душевное здоровье. Для создания гармонии в бане я использую с водой для камней разные ароматы.

● **Аромат жасмина:** возбуждает деятельность головного мозга не хуже, чем кофеин. Но тонизирующие настои и масла применять желательно в утренние часы.

● **Хвойный аромат:** используется как успокаивающее средство при расстройствах нервной системы, при физическом и умственном переутомлении.

- **Горчичный аромат:** чайная ложка сухой горчицы на 3 л кипятка. Очень хорошее профилактическое средство от простуды.

- **Аромат чабреца:** поможет, если ты плохо засыпаешь и часто просыпаешься. Снотворное действие окажет также использование мятного или апельсинового масла.

- Можно добавить в тазик с горячей водой половину чайной ложки **меда**, или 5 капель **эвкалиптового масла**, или 7-10 капель **ментола**. Эти ароматы повышают настроение, благоприятно влияют на нервную и сердечно-сосудистую системы.

- А просто для подъема настроения отлично подойдет **аромат цветущего лета**: настои мяты, душицы, ромашки, липового цвета, шалфея, чабреца (тимьяна), зверобоя, мать-и-мачехи, чая, табака, донника, листьев хрена, эвкалипта, лавра.

- Помимо добавления настоев в воду для камней, можно разбросать немного **сухих растений** прямо по полкам. Используйте для этого листья черной смородины, шалфея, эвкалипта, лапник ели. Когда растения размокнут, от них пойдет прекрасный запах.

Только не пытайтесь за один заход перепробовать много ароматов — совместное действие добавок может сказаться негативно».

Лесков М.Ю.,
Владимирская обл.

Чай очистит и исцелит

«...Самое милое дело после парной — попить душистого чая. Пот выходит обильный, организм требует влаги. Горячее питье после бани входит в русские традиции, потому что это усиливает потоотделение, промывает каждую клеточку. Но питье может оказать дополнительное целебное воздействие, если приготовить его из трав. Я очень люблю попариться в баньке и всегда готовлю горячие настои и отвары из трав — душистые и ароматные. Они и жажду утоляют, и удовольствие приносят. Поделюсь своими рецептами:

- **Чай из шиповника и ромашки.** Сушеные плоды шиповника прокипятить в течение 5-8 минут. Добавить к отвару сушеные цветки ромашки и настоять смесь под крышкой. Через 10 минут чай процедить и пить с медом или сахаром.

- **Чай из душицы, зверобоя и шиповника.** Травы и ягоды из-

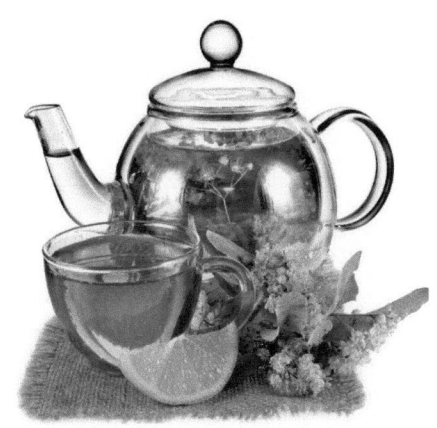

заварить крутым кипятком, поставить на огонь и варить 10 минут, процедить, пить с медом или сахаром.

● **Чай из рябины и малины.** Сушеные ягоды рябины и малины, взятые в равной пропорции, и сушеные (или свежие) листья черной смородины перемешать и заварить в чайнике. Дать 5-7 минут настояться.

А если баня вам нужна по причине простуды или болезни какой, то лучшего лекарства не найти. Это рецепт от ста болезней и от старости».

Епифанов А.И., Калужская обл.

мельчить, залить крутым кипятком и дать настояться 10-15 минут, процедить через несколько слоев марли.

● **Чай липовый.** Это наилучший потогонный чай. Цветы липы

КОММЕНТАРИЙ СПЕЦИАЛИСТА

После бани полезно выпить 1-2 стакана травяного чая. Он окажет на организм дополнительное очищающее воздействие и поддержит его витаминами.

Категорически не рекомендуем пить в бане пиво, тем более другие горячительные напитки. Только горячий чай и травяные настои, отвары! Не следует и есть сразу после выхода из парной.

Глава 2.

Избавляемся от грибков

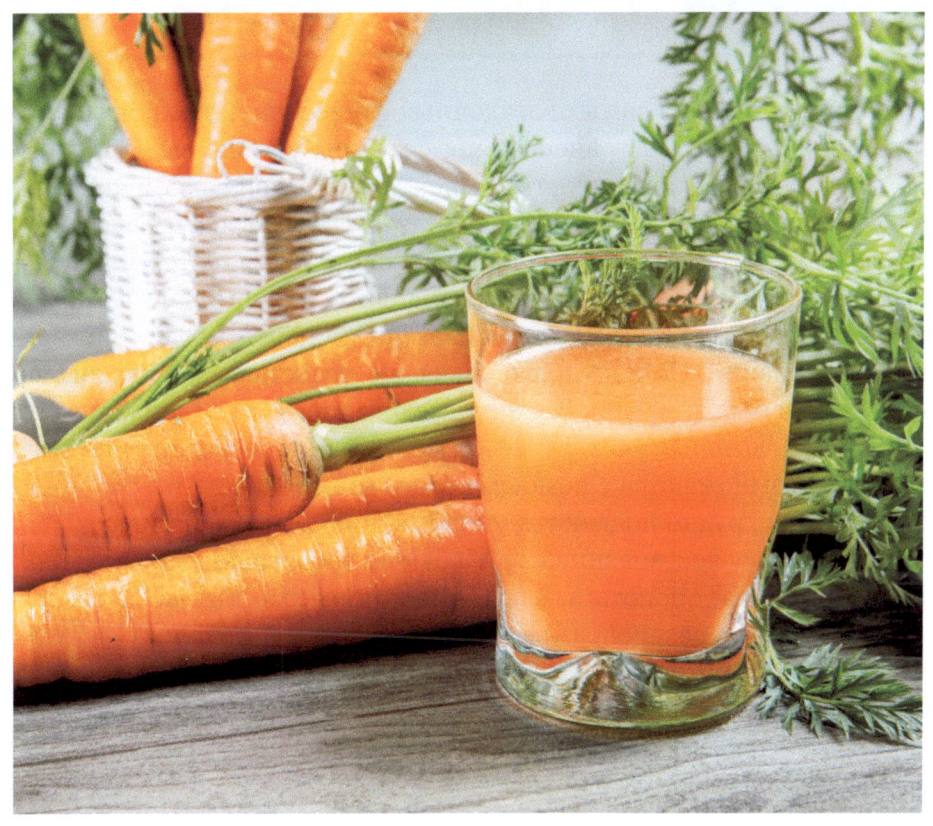

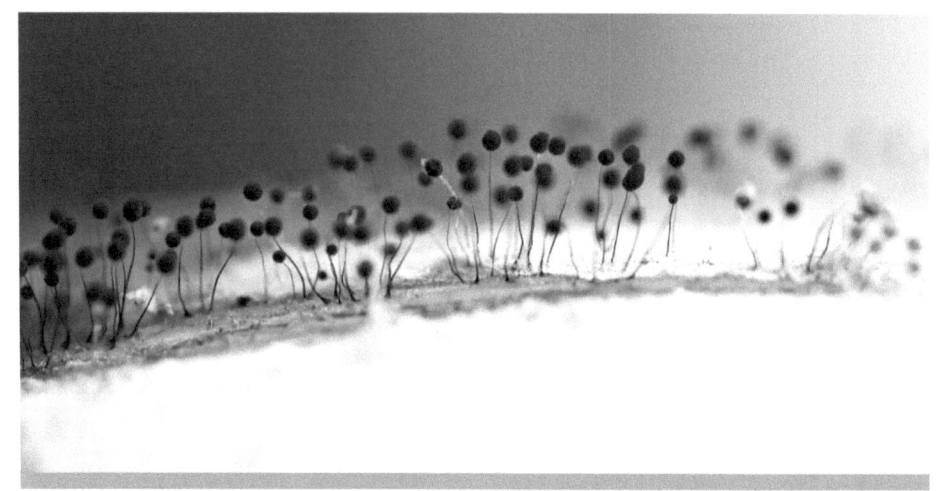

Эти опасные грибки

Грибы — одна из самых загадочных форм живой природы. Они очень широко распространены и чрезвычайно устойчивы. Их споры находили даже на поверхности концентрированной серной кислоты и в условиях высокого разряжения воздуха. И формы их чрезвычайно разнообразны. От видов с крупным плодовым телом, которые мы собираем в лесу (макромицеты), до мельчайших (микромицеты), к числу которых относится всем знакомая плесень, а также возбудители многих заболеваний. Но и крупные, и мелкие представители сходны по строению и образу жизни. Все они имеют в своем строении мицелий (грибницу), который укореняется и дает жизнь непосредственно телу гриба, и размножаются с помощью этого мицелия, а также спорами, которые так трудно поддаются уничтожению. Благодаря такому полиморфизму существования с грибковыми заболеваниями достаточно сложно бывает бороться. А болезни, которые мы имеем благодаря грибкам, весьма разнообразны. Существует даже грибковая (микотическая) теория рака. Подстерегают они нас и в продуктах питания при неправильном хранении.

Этим коварным и до сих пор до конца не изученным врагам нашего здоровья и посвящается данная глава.

Кандидоз — такой разный и такой одинаковый...

Кандидоз слизистых — это заболевание, вызываемое условно-патогенными грибками рода Candida. Условно-патогенными их называют потому, что этот грибок обнаруживается в кишечнике более чем у 50% (подразумеваются люди, не обращавшиеся к докторам с симптомами кандидоза) здоровых людей. Чаще всего приходится сталкиваться с кандидозом слизистой кишечника, тогда возникает кишечный кандидоз, но может развиться и вагинальный кандидоз, кандидоз полости рта.

В основе кандидоза любой локализации лежит подавление, нарушение нормальной микрофлоры на фоне снижения местного, а часто и общего иммунитета. Более чем в 60% случаев главным этиологическим фактором становится Candida albicans, реже на слизистой оболочке преобладают представители других видов рода Candida — Candida sake и Candida rugosa.

▶ **Путь борьбы с разросшейся грибковой флорой лежит через средства, останавливающие жизнедеятельность грибка и всей патогенной сопутствующей флоры, а также средства, поднимающие местный и общий иммунитет, плюс лечение дисбиоза.**

Конечно, сейчас имеется множество сильных химических препаратов против грибков, но, как обычно, не без побочных эффектов, порой значительных. Все это отрицательно отражается на и без того пострадавшей нормальной микрофлоре.

В то же время известно множество народных противогрибковых средств, не менее эффективных, но более щадящих, о которых нам расскажут читатели и наши специалисты.

❗ **Но в любом случае, все методы лечения, включая народные, следует согласовывать со своим лечащим врачом, поскольку кандидоз может обернуться очень тяжелыми осложнениями, если болезнь запустить.**

Кандидоз кишечника лечите своевременно!

Росту колоний грибка в кишечнике препятствуют бифидобактерии, кишечные палочки, лактобациллы, энтерококки, а также секрет клеточной стенки эпителия, который покрывает слизистую оболочку. Он препятствует прикреплению микроба к клеткам слизистой кишечника. При угнетении защитных сил организма, снижении иммунитета грибки начинают активно размножаться и при снижении защитных факторов кишечника дрожжевые грибы проникают во внутреннюю среду. Самые же распространенные причины — антибиотикотерапия и несбалансированное питание. Влияет на активность фагоцитаров и защитных бактерий недостаточное количество белка, поступаемого в организм.

▶ **Ухудшение аппетита, повышенная утомляемость, вздутие и тяжесть в животе, белые, напоминающие творог, вкрапления в стуле, боли в области желудка, неоформленность стула и беспокоящее чувство неполного опорожнения кишечника — вот далеко не полный перечень клинических проявлений кандидоза кишечника.**

Но подобные проявления характерны для самой распространенной формы грибкового поражения кишечника — *неинвазивного кандидоза*. *Инвазивный, или диффузный, кандидоз* встречается достаточно редко и характеризуется более тяжелыми проявлениями. Заболевание может сопровождаться эрозивным колитом, вызывающим жидкий стул с примесью крови и слизи, и приводить к системным поражениям внутренних органов. Эта форма кандидоза встречается в основном у онкологических больных, ВИЧ-инфицированных и тех пациентов, которые долгое время принимали иммуносупрессивные или цитостатические препараты.

Опытный врач может заподозрить наличие кандидоза по дополнительным признакам. Обычно это проблемы с кожным покровом — угревая сыпь, крапивница и проявления дерматита на лице и других частях тела. Все эти симптомы сопровождаются общим недомоганием и повышенной утомляемостью. Для подтверждения диагноза всегда лучше пройти полное клинико-лабораторное обследование.

Наряду с медикаментозным лечением кандидоза можно как к вспомогательным средствам прибегать к народным рецептам.

Профилактика кандидоза

Как и любое заболевание, кандидоз кишечника лучше предотвратить, чем лечить. Главное, своевременно принимать меры, если у вас есть риск развития такого заболевания.

Факторами, способствующими развитию кандидоза, могут стать:

● *Различные заболевания ЖКТ и общие заболевания, ослабляющие иммунную систему. Их следует своевременно лечить.*

● *Несоблюдение принципов правильного питания, злоупотребление продуктами с высоким содержанием углеводов, сахара, дрожжей.*

● *Длительный прием антибиотиков, негативно влияющих на нормальную микрофлору кишечника.*

Особое внимание при проведении профилактических мероприятий должно уделяться пациентам из группы риска. Это больные, проходящие лечение от туберкулеза, получающие химио- или лучевую терапию.

Основным моментом является своевременное обращение за врачебной помощью, правильная диагностика, адекватное и качественное лечение. И тут нужно сочетать все меры — и медикаментозное лечение, и травы, и целебные продукты питания.

Диета с коньяком при кандидозе

«...Моя бабка из глухой деревни, знает много народных рецептов. Расскажу один из ее рецептов, как бороться с помощью народных средств с кандидозом кишечника. Частенько можно приобрести эту заразу в нагрузку к курсу антибиотиков. А поправить беду можно, оказывается, диетой и коньяком с солью.

Как можно больше нужно употреблять в пищу ягод голубики, черники и жимолости, а также листовую зелень, капусту всех сортов. Чтобы во рту не развелись грибы, утром после сна необходимо очистить язык от налета и прополоскать раствором питьевой соды. Хорошо работает салат из тертой моркови и чеснока. После такого салата около часа ничего не следует есть. А вот и лекарство из коньяка:

В пол-литровую бутылку, на 3/4 наполненную коньяком (коньяк брать хорошего качества,

5 звездочек), насыпать мелкую соль, 2 ст. ложки. Хорошо взболтать, и через 20-30 минут настойка готова.

Перед применением настойки внутрь бутылку не взбалтывать. Пить, разбавляя кипятком: 2 ложки коньяка смешивать с 6 ложками горячей воды и принимать утром за 1 час до еды. Но для каждого человека дозы могут быть разными. Дают даже детям, просто нужно выбрать дозу в зависимости от возраста.

Испытал этот метод, можно сказать, на себе. Не особо верил, но деваться было некуда. Привязалась эта напасть ко мне после тяжелой болезни. Болел воспалением легких. Да таким, что даже гормоны назначили. А уж антибиотиков разного рода литрами вливали, вот и погибла вся микро-флора, зато грибкам простор. Два месяца после больницы не мог наладить стул и пищеварение, похудел, аппетита не было совсем, боли в животе, в общем — никакой радости жизни.

Позвала меня моя бабка к себе в деревню, чтобы силы мои восстановить, просто настояла, а я поехал из уважения, да и отдохнуть немного после всего пережитого. А вернулся здоровым, здоровее, чем до болезни. А все этот рецепт помог, правда, и пища совсем другая — натуральная, да все больше каши да овощи, мясо-то редкость у них, только курочки свои. Все пошло на пользу, даже в весе прибавил. А главное — стул наладился, и кишечник перестал беспокоить. Вот тебе и бабушкин рецепт!»

Николаев А.Ю., г. Астрахань

КОММЕНТАРИЙ СПЕЦИАЛИСТА

Этот метод прост, дешев, укрепляет желудок, поднимает общий тонус и улучшает настроение. Уже через неделю обычно наступает улучшение: исчезнут газы, нормализуется стул, уменьшится брожение, улучшится обмен веществ. Бутылки коньяка 0,5 л хватает на 25 приемов, что и будет курсом лечения.

▶ *Необходимо придерживаться также диеты, которая исключает продукты, способствующие размножению грибковой микрофлоры. Это сахар, сдоба, варенье, молоко, другой алкоголь, кроме лекарства, а также соленое, острое.*

О значении питания в лечении грибковых заболеваний мы будем говорить еще не раз.

Брусника убивает кандиду

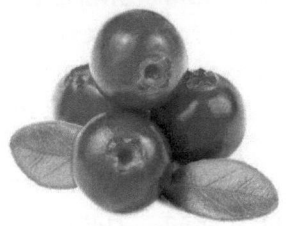

«...Чуть что случится, чуть заболеем, сразу в аптеку бежим, а лекарство-то прямо под ногами растет. Я хочу рассказать, как обычной брусникой своему племяннику тяжелую болезнь вылечила. У него грибки нашли в кишечнике, и лечили, лечили... Я только удивлялась, сколько можно пить лекарства. А болезнь прогнать никак не удавалось. Состояние станет получше, а через неделю-другую без лекарств опять хуже. Тут и вспомнила я про целительницу — бруснику. В тот год ее много у нас уродилось — ленивый только не собирал. Поделилась я тогда с племянником своими запасами, наказала строго-настрого, чтобы ежедневно ее кушал 3 раза в день и съедал не меньше стакана, уж больно целебная она от этого дела. Месяца не прошло, как звонит — благодарит. И кишечник наладился, и самочувствие, и анализы подтвердили, что грибка больше нет, и флора восстановилась. В природе на любую болезнь свое средство есть, только пользуйся!»

Данилова О.С., Тверская обл.

КОММЕНТАРИЙ СПЕЦИАЛИСТА

От грибов рода Кандида хорошо помогает сырая и моченая брусника (причем даже разведенный в 6 раз и хранившийся до 25-30 недель автоклавированный сок брусники обладает таким действием). Эффективны против этого грибка и сок моркови, салат из морской капусты, стручковый перец, специи (лавровый лист, корица, гвоздика).
Но брусника считается одним из лучших средств.

Если в кишечнике грибок

«...У меня диагностировали кандидоз. Это произошло после пищевого отравления. Сначала я думала, что это просто не долечила отравление, но неприятные симптомы все не прекращались: постоянная диарея, тяжесть в животе, после еды могли начаться спазмы, постоянно тошнило и иногда возникало отвращение к еде. Врач направила на анализы, и обнаружили кандидоз.

Начала принимать лекарственные препараты, что прописала врач, соблюдаю диету, хотя это и нелегко. Пришлось отказаться от так любимых мной сладостей и сдобной выпечки. А потом мне посоветовали присоединить к лечению народные средства, и дела сразу пошли быстрее. Поделюсь рецептами, которые помогли мне вылечить кандидоз кишечника.

• Столовую ложку состава трав (ромашка аптечная, тысячелистник, зверобой, шалфей, календула) завариваем 1 стаканом кипятком, настаиваем 15 минут и пьем как лечебный чай 1 раз в день.

• Алоэ — прекрасное средство для повышения иммунитета. При кандидозе не рекомендуется рецепт алоэ с медом, потому как запрещены любые сахара. А вот настойку попринимать полезно. Она хоть и на спирту, но количество алкоголя, которое попадет в организм с настойкой, допустимо. Настойку алоэ можно приготовить в домашних условиях. Для настойки используют листья и стебли растения алоэ. Следует срезать нижние листья алоэ, завернуть в темную бумагу и отложить в холодильник на 1-2 недели, затем измельчить листья, залить водкой или 70%-ным спиртом в соотношении 1:5. Настаивать средство требуется не менее 10 дней в темном прохладном месте, в закрытой таре. Принимать настойку рекомендуется по 1 ч. ложке за полчаса до еды 2-3 раза в день.

• **Курильский чай** заваривают в стакане горячей воды (не кипяток), настаивают и пьют в течение дня без сахара. Данный чай приятный на вкус, его можно пить в течение 2-3 недель, после чего необходимо сделать перерыв. Он избавляет от метеоризма, дискомфорта и боли в кишечнике, восстанавливает микрофлору кишечника.

Сейчас чувствую себя намного лучше, надеюсь, практически справилась с болезнью».

Миронова Л., г. Челябинск

КОММЕНТАРИЙ СПЕЦИАЛИСТА

Лечение кандидоза кишечника травами — это проверенный способ, который прекрасно дополняет и помогает совместно с медикаментозным назначением избавиться от данного недуга.

Грибки чувствительны к разного рода дезинфицирующим средствам растительного происхождения. Таким свойством обладают многие растения, которые содержат фитонциды и прочие активные вещества. Эти вещества обеспечивают противогрибковое и противомикробное действие **ромашки, шалфея, зверобоя, календулы, тысячелистника.**

▶ *Противомикробное воздействие также важно при любых грибковых заболеваниях, чтобы подавить условно-патогенную и патогенную флору, разросшуюся в результате дисбиоза. Это дает возможность восстановиться нормальной микрофлоре, которая обеспечит дальнейшую защиту от грибка.*

Всегда следует помнить, что грибковые заболевания развиваются на фоне дисбиоза и ослабления иммунитета. Грибок боится активизации защитных сил организма, которые не позволяют ему проникнуть в слизистую и кровь. Поэтому иммунное действие трав обязательно нужно учитывать. Алоэ, например, обладает общеукрепляющим действием. Настойку **алоэ** применяют для стимуляции защитных систем организма, она также повышает аппетит, улучшает пищеварение.

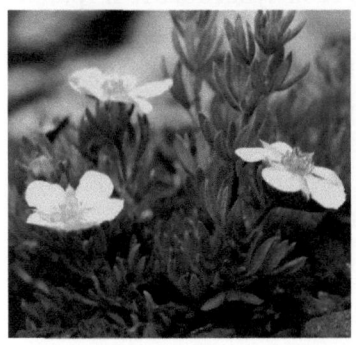

Курильский чай, или лапчатка — удивительное по своим лечебным свойствам растение. С помощью настоев и отваров лапчатки излечиваются заболевания ЖКТ инфекционной природы, поскольку курильский чай эффективно борется с вирусами и бактериями, а также с грибковой инфекцией сильнее многих химических антибиотиков и антисептиков, но без побочных эффектов, а, наоборот, восстанавливая флору кишечника. Это хорошее противовоспалительное и седативное средство. Лапчатка регулирует обменные процессы и деятельность кишечника.

▶ *Если добавить к лечению травами натуральные кисломолочные продукты, тогда микрофлора кишечника восстановится еще быстрее и не даст грибку развиваться.*

Не запускайте болезнь!

«...У меня кандидоз кишечника уже давно, только вот диагноз поставили недавно, потому как все не мог собраться к врачу. Сначала не обращал внимания на неприятные симптомы, жидкий стул, тошноту, плохое самочувствие, боли в животе. Ограничивал себя в питании, на какое-то время становилось лучше, а потом опять. Обратился к врачу, когда болезнь проявилась серьезным осложнением. Оказывается, кандидоз перешел в хроническую форму, потому и осложнение получил. Врач отругала, что так долго тянул, да я и сам понял, но поздно. При обследовании выяснилось, что у меня кандидоз кишечника и уже с язвенными поражениями кишки. Прошел курс противогрибковой и антибактериальной терапии. После того как обострение миновало, врач посоветовала попить еще и травы, чтобы продолжить процесс лечения, но уже без медикаментов. Эти рецепты мне очень помогли.

• 2 ст. ложки на 500 мл воды корня кровохлебки или коры дуба кипятить на медленном огне, пока не выпарится вода на 1/3. После этого настоять в течение часа, процедить и перед едой принимать по 3 ст. ложки.

• Залить 5 стаканов овса 15 стаканами воды и варить в течение 3 часов. Отвар процедить и употреблять 3 раза в день в теплом виде по 100 мл. Хранится отвар в холодильнике. Длительность лечения — до 4 месяцев.

На этих рецептах я совсем стал хорошо себя чувствовать и травки зауважал. Сейчас нахожусь под наблюдением врача, строго соблюдаю диету. Чудом избежал операции. Всем советую обращаться к врачам вовремя, пока не начались осложнения».

Владимир П., г. Казань

КОММЕНТАРИЙ СПЕЦИАЛИСТА

Кровохлебка — препараты, изготовленные на основе кровохлебки, обладают кровоостанавливающим, вяжущим, сосудосуживающим, болеутоляющим, антиспастическим, бактерицидным и ранозаживляющим действием. Эффективна она и против грибковой инфекции. В случае, описанном в письме, она незаменима, поскольку помогает при различных внутренних кровотечениях и при язвенных поражениях, заживляет их. Имеется и дубящий эффект от этой травы.

Кора дуба — часто применяемое средство там, где нужно остановить воспаление. Дубящие вещества локализуют воспалительный процесс, снижая проницаемость сосудов и тканей.

Отвар овса обволакивает, питает витаминами группы В и выступает в качестве сорбента.

От веселых застолий к здоровому питанию

«...Мои проблемы с кишечником начались еще в молодые годы, когда был студентом. Тогда я начал употреблять алкоголь. Любовь к алкоголю сказалась примерно через пару лет увлечения застольями. Тогда почувствовал первые неприятные симптомы.

Практически постоянно был жидкий стул, с какими-то белыми вкраплениями, мучили боли в животе, метеоризм, после еды живот раздувало, и было постоянное ощущение тяжести. И нервишки стали сдавать: появились раздражительность, бессонница, успокоительные не помогали.

Пришлось обратиться к врачу. Вот тогда и нашли кандидоз кишечника. После этого о прежних застольях и веселой жизни пришлось забыть. Лечение длительное, помимо препаратов приходится соблюдать диету, пришлось отказаться от алкоголя и курения. Основной курс лечения противогрибковыми препаратами я уже прошел. Чувствую себя намного лучше. Теперь восстанавливаюсь натуральными средствами.

С тех пор «полюбил» я йогурт и кефир, а также нажимаю на целебные дары природы, особенно на лесные ягоды. Очень оказались полезны обычная листовая зелень, капуста всех сортов, салат из тертой моркови и чеснока. Чеснок вообще в таких случаях незаменим, его можно есть в любом виде и в любом блюде, да и просто так, если позволяет организм. Но количество зубков надо увеличивать постепенно и после употребления чеснока некоторое время ничего не есть. Ввел в свой рацион тертые корни хрена. Все это посоветовала мне моя тетушка, а она всегда природными средствами лечилась.

А еще хорошим лекарством стал для меня овсяный кисель (тоже тетя научила готовить).

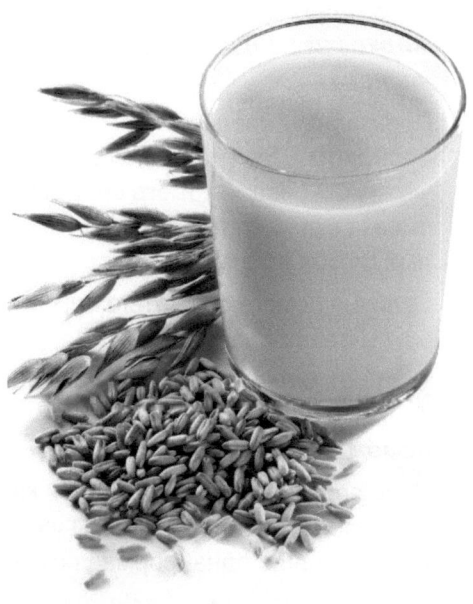

Для его приготовления в трехлитровую банку по плечики засыпают овсяные хлопья и доливают до верха воду, смешанную с кефиром. Горлышко банки закрывают марлей и убирают ее в теплое место на три дня для брожения. По истечении этого срока из банки сливают образовавшуюся жидкость, осадок убирают на хранение в холодильник. Каждое утро берут 2-3 ст. ложки белого осадка, заливают его 500 мл воды, доводят до кипения и остужают. Овсяный кисель готов. Его можно пить постоянно, либо принимать курсами. Такой овсяный кисель прекрасно сочетается с фруктами, зеленью, свежими овощами».

Николай, г. Самара

КОММЕНТАРИЙ СПЕЦИАЛИСТА

Такие растительные продукты, как чеснок, лук, петрушка, богаты фитонцидами. Мы уже упоминали, что фитонциды активны против грибковой и бактериальной флоры. Часто при кандидозе помогает чеснок. Его можно съедать в составе салатов или просто по несколько зубчиков.

▶ *Желательно проводить специальный курс лечения чесноком. Уточню, что начинают его с употребления двух зубчиков в день. Затем постепенно количество съеденного чеснока увеличивают и доводят до 10-12 зубчиков в день. При этом нужно соблюдать определенный питьевой режим. Запрещается употребление любой жидкости за час до приема и в течение часа после употребления чеснока.*

Прекрасным средством от грибка является **настой молочного гриба с чесноком**. Для его приготовления в давилке измельчают три зубчика чеснока и соединяют его со стаканом настоя молочного гриба. Готовую смесь выпивают перед сном. Пить нужно не торопясь, задерживая каждый глоток во рту.

Отлично помогают **тертые корни хрена**, их можно добавлять в салаты, соусы или готовые блюда.

▶ *Употребление в пищу зелени, садовых и лесных ягод (земляника, голубика, черника, жимолость), натурального йогурта, злаков поможет поддержать иммунитет и насытить организм витаминами.*

О целебных свойствах **овса** при кандидозе кишечника, да и вообще при всех заболеваниях кишки мы уже говорили в этом выпуске. А овсяный кисель — еще одна форма употребления овса.

▶ *Сброженный овес великолепно восстанавливает микрофлору и в то же время обволакивает слизистую, снимая воспаление. Единственным противопоказанием для овсяного киселя может стать непереносимость его кислоты, но это тоже можно регулировать временем сбраживания.*

Противогрибковая диета

«...У меня нашли кандидоз кишечника. Назначили препараты и сказали, что нельзя есть сладкое, булочки, алкоголь и молоко. Мне очень хочется поскорее поправиться и забыть об этой болезни, ведь кишечные расстройства очень ограничивают жизнь — только и думаешь, где тебя может подстерегать неожиданная потребность в туалете. Я хотела бы узнать подробнее о питании при кандидозе, чтобы лечиться правильно. Буду благодарна за такую информацию.

Емельянова И.Т., г. Самара»

ОТВЕЧАЕТ СПЕЦИАЛИСТ

При кандидозе любой локализации диета основывается в первую очередь на отказе от сахара и продуктов, которые богаты углеводами, ведь углеводы являются чуть ли не основной питательной средой для данного вида грибков. Поэтому запрещается хотя бы на период лечения (а потом ограничивается) употребление не только сдобы и сахара, но и фруктов сладких сортов, соков из магазина, газированных сладких напитков, мучных и макаронных изделий, а также кваса, поскольку при его изготовлении используют дрожжи. Хлеб рекомендуется бездрожжевой. Запрещается также употреблять фруктозу, лактозу, глюкозу, сахар любой, даже коричневый, кондитерские изделия, мед, пиво и алкоголь, сыр с плесенью. Наряду с этим необходимо включать в рацион питания яйца, мясо, птицу, рыбу. Эти продукты поставляют белок в организм, а он необходим для повышения сопротивляемости. Показаны также овощи, в которых нет крахмала (кабачки, огурцы, цветная и белокочанная капуста, фасоль, шпинат). Правда, капустой не стоит увлекаться, она может вызвать метеоризм. Ее рекомендуют по переносимости. Хороши зеленый перец, чеснок, лук, они еще и противогрибковыми свойствами обладают. Можно употреблять фрукты, у которых низкое содержание простых сахаров, а из углеводов преобладают пектин и клетчатка.

Больше всего подходят яблоки несладких сортов, из овощей — огурцы, кабачки, тыква, сладкий перец, морковь, лук и чеснок. С очень кислыми фруктами тоже следует быть осторожными: апельсины, грейпфруты, лимоны, помидоры, ананасы сильно ощелачивают внутреннюю среду, а кандида как раз и любит щелочную среду. Из молочных продуктов рекомендуются кисломолочные (кефир, йогурт, простокваша, ряженка), но лучше продукты с бифидо- и лактобактериями. Они восстанавливают нормальную микрофлору в кишечнике.

Противогрибковые медикаменты — это всегда нагрузка на печень, поэтому не употребляйте соленья, копчености, консервы и маринады, а также жирные сорта мяса. Необходимо снизить употребление чая и кофе, поскольку вещества, содержащиеся в данных напитках, замедляют действие препаратов противогрибкового спектра.

Из круп предпочтение отдавайте рису и просу. Богатым и необходимым источником клетчатки являются овсяные отруби. Пейте шунгитовую воду. Рекомендуется «комбука» — чай, как источник витаминов группы В, который повышает иммунитет. Диета при кандидозе кишечника — это временные ограничения, которые необходимы, чтобы повысить успех лечения. После курса лечения еще некоторое время необходимо придерживаться соблюдения диеты, для закрепления результата и предупреждения рецидива заболевания.

Лечим кандидоз на «раз, два, три»

«...Я не сторонница химических препаратов, но заболела серьезно по женской части с воспалительным процессом, попала в больницу, а там не спрашивают, чем лечить. Вот и заработала кандидоз кишечника, хотя и принимала линекс, может, просто ослаб организм очень. Но кандидоз лечить я решила уже без лекарственных препаратов. Я использовала схему лечения в три этапа.

1. Сначала применяла сорбенты, ведь нужно удалить токсины из кишечника и крови. Мой любимый сорбент — зостерин ультра. Это натуральное вещество, которое даже кровь очищает. Принимала по схеме, указанной в аннотации, этот препарат можно купить в аптеке. Пила неделю.

2. Потом подключила экстракт коры муравьиного дерева (я пила в капсулах), тоже применяла по схеме, что в аннотации. Это растение, вернее его кора — очень эффективное средство против грибков, во всем мире используется в этих целях. А в виде экстракта его действие еще больше усиливается. Это средство я пила месяц.

3. И последний этап — выращивание собственной нормальной микрофлоры. Можно использовать любые культуры полезных бактерий, которые продаются в аптеке, от 2-х до 4-х недель. Но прием муравьиного дерева при этом надо продолжать еще месяц.

И, конечно, обязательное условие во время курса: в питании сократите до абсолютного минимума молоко и мучное, сладкое, а также другие продукты, поддерживающие брожение — пиво, виноград, капусту, изюм и т. п. И еще нужно соблюдать питьевой режим: количество чистой воды — не менее 1 л, а лучше 1,5 л.

Так, за 2,5 месяца я справилась с кандидами, и анализы это подтвердили. А главное, при этом никаких побочных эффектов!»

Тимофеева В.Р., г. Выборг

КОММЕНТАРИЙ СПЕЦИАЛИСТА

Главный компонент **зостерина** — полигалактуроновая кислота проникает в кровь и именно там действует как сорбент, а не только в кишечнике, как это делают другие энтеросорбенты. Производится зостерин ультра только в России и только одним производителем, который владеет патентом на физический метод обработки морской травы зостера, из которой очень трудно извлечь действующее вещество, не применяя химических экстрагентов.

Лапачо, или муравьиное дерево — растение, из коры которого получают ценное лекарственное сырье, растет исключительно в труднодоступных районах тропических джунглей Аргентины, Мексики и Перу. Дерево живет до 700 лет, а рецепт приготовления из него лечебного напитка был известен еще инкам. Еще в те давние времена они лечились настоем его коры при кишечных болезнях. Его активное действие на грибы обусловлено специфическим составом: в нем содержится в

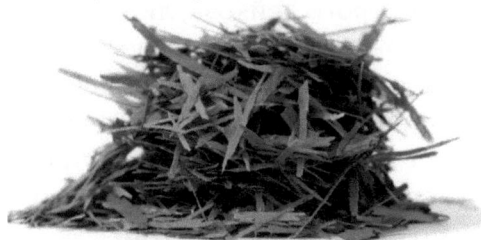

высокой концентрации 18 различных хинонов, включая антрахиноны и нафтохиноны, которые редко входят в состав одного растения. А культуру бактерий вам поможет подобрать врач, следуйте его назначению.

Такой комплексный и поэтапный метод — очень правильный подход к лечению кандидоза, и результаты получаются хорошие, если болезнь не зашла очень далеко. Поэтому консультация врача необходима в каждом конкретном случае.

Налет на языке? Ищите грибок!

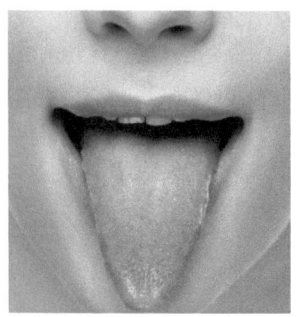

Кандидоз слизистой полости рта редко развивается на фоне полного благополучия, гораздо чаще это заболевание возникает при ослаблении иммунитета, после приема медикаментозных препаратов (антибиотиков, глюкокортикоидов), на фоне таких эндокринных заболеваний, как сахарный диабет, гипертиреоз или гипотиреоз, ВИЧ и других хронических инфекций, в том числе вирусных гепатитов, злокачественных новообразований. Гораздо реже кандидоз слизистой оболочки полости рта может возникнуть в результате инфицирования извне.

Играет роль также своевременная санация ротовой полости, соблюдение правил гигиены, отказ от вредных привычек (курение часто провоцирует заболевание). Все это будет способствовать поддержанию здоровой флоры и исключит возможность возникновения заболевания.

Влияет и рацион питания, если в нем недостаток высокобелковых продуктов и витаминов, а много быстроусвояемых углеводов. Для людей, пользующихся зубными протезами, необходимо своевременно проводить обработку протезов специальными растворами.

▶ **У детей кандидоз полости рта может развиваться на фоне заболеваний кроветворных органов, острого лейкоза, лимфомы и других болезней крови, а также при врожденном иммунодефиците. Однако гораздо чаще причиной заболевания является банальное снижение местного иммунитета, гиповитаминоз или пищевая недостаточность, а также болезни ЖКТ (снижение кислотности желудочного сока и т.д.). Причиной кандидоза у детей грудного возраста может быть прием антибиотиков кормящей мамой.**

Нередко кандидоз слизистой оболочки развивается на фоне беременности.

Кандидозы полости рта делятся по локализации на стоматиты, глосситы, гингивиты, **фарингиты, тонзиллиты, хейлиты**, а по течению — на острые и хронические.

► **Основные симптомы кандидоза полости рта — это пятна, налет, «пленка» на слизистой оболочке языка и ротовой полости. Типичной локализацией патологических изменений является слизистая щек, зева, языка и неба. Налет внешне напоминает творожистую массу и легко отделяется от эпителиальных тканей.**

Окончательно диагноз подтверждается лабораторным исследованием соскоба.

Я выбрала травы

«...Кандидоз полости рта — такой диагноз был для меня полной неожиданностью. Я ношу зубной протез и думала, что это раздражение на протез, а доктор заподозрил этот диагноз, а анализы подтвердили его. Это заболевание страшно тем, что происходит медленная атрофия слизистой, а проблемы начинаются, когда уже бывает поздно. Тогда доктор порекомендовал начать экстренное лечение. Я выбрала путь лечения с применением трав. Хоть доктор и не была очень «за». Рекомендовала использовать и химические препараты, но я была тверда.

Я использовала водный раствор **аптечной настойки календулы** для полоскания рта — 1 ч. ложку на стакан воды. Можно, если есть сушеная календула, приготовить настой цветов: заваривать как чай столовую ложку цветков стаканом кипятка. Только нужно дать возможность хорошо настояться. Обрабатывайте настоем календулы полость рта как можно чаще.

Зверобой тоже применяют при кандидозе во рту. Это прекрасный антисептик. **Отвар на основе коры дуба и ромашки** снимает воспаление. Вот этими настоями я полоскала рот целыми днями. Готовила их так же — 1 ст. ложка на 200 мл воды. Заливала кипятком и настаивала 20 минут.

Для смазывания и аппликаций на пораженные участки применяла настойку из можжевельника и марлевые тампоны, пропитанные отваром дубовой коры.

Настойка можжевельника готовится следующим образом: побеги можжевельника следует тщательно промыть, подсушить, после чего измельчить. В стеклянную емкость засыпать измельченные побеги можжевельника, добавить водку (или 40°-ный этиловый спирт) в соотношении 1:5. Емкость следует поставить в теплое темное место и настаивать смесь в течение 21 дня. Ежедневно смесь нужно взбалтывать. Готовую настойку следует процедить. Применяется настойка можжевельника для обработки пораженной кандидозом слизистой оболочки рта дважды в день.

Только пролечившись таким образом, я ощутила разницу того, что было во рту до и после. После лечения слизистые приобрели розовый цвет, пропала повышенная чувствительность, которая присутствовала, даже если я ела слабокислое яблоко. Совсем по-другому ощущалась слизистая во рту. В общем, с болезнью справилась.

Наряду с местным лечением поднимала иммунитет — принимала витамины, пила соки, убрала все сладкое и мучное, конечно, не ела острого и раздражающего, а вот мясо и рыбу добавила в питание, видно, белка не хватало.

С тех пор слежу за полостью рта, профилактически полощу рот то ромашкой, то шалфеем».

Бабич А.И., г. Мурманск

КОММЕНТАРИЙ СПЕЦИАЛИСТА

На сегодняшний день кандидоз уже не редкость, поэтому рекомендации по нему встречаются повсеместно. Одним из самых действенных народных средств от кандидоза считаются настои трав. Они специально заранее охлаждаются для полоскания полости рта. Лучше всего выбрать зверобой или облепиху. Правда, концентрации отвара хватает далеко не всегда, поэтому часто рекомендуется использовать масло. В этом случае его аккуратно наносят на внутренние стенки щек, а также на поверхность языка после каждого приема пищи и полоскания. Им же аккуратно удаляют налет со слизистой оболочки. Рекомендуется полоскать ротовую полость соком калины, моркови или клюквы.

▶ *Показан к применению ряд продуктов, имеющих лечебные свойства: настойка чайного гриба, простокваша, квас, чеснок. Эти продукты содержат вещества, подавляющие развитие патогенной флоры.*

Чтобы исключить рецидивы заболевания и повысить эффективность лечения, необходимо придерживаться строгой диеты, такой же, как и при кандидозе кишечника. Не рекомендуется употреблять сахар в любой форме, продукты с высоким содержанием углеводов, уксус и продукты, его содержащие (майонез, кетчуп, горчица), алкоголь.

К употреблению показаны нежирное мясо, рыба, яйца, гречневая крупа. Из овощей с низким содержанием углеводов подойдут капуста, шпинат, зеленый перец, огурцы, лук. Можно употреблять сыры с низким содержанием лактозы. Соблюдение диеты поможет вылечить кандидоз полости рта.

Чайное дерево против кандиды

«...Очень неприятное заболевание — кандидоз полости рта. Ни тебе поесть в удовольствие, ни попить, даже говорить больно, а уж эстетически совсем неприглядная картина. Как привязалась эта зараза — не знаю, случилось все после стресса, когда потеряла сына. Тогда не помнила себя, за собой не следила, болела тяжело, а потом, когда уже полегче стало, вдруг эта болезнь. Мазала фуксином, это средство хорошо помогло, пила таблетки, что врач прописал, занялась своим здоровьем — стала следить за рационом, есть овощи, принимать витамины. Но долечить до конца никак не удавалось, пока не применила такое замечательное средство, как масло чайного дерева. При кандидозе можно использовать полоскания теплой водой с

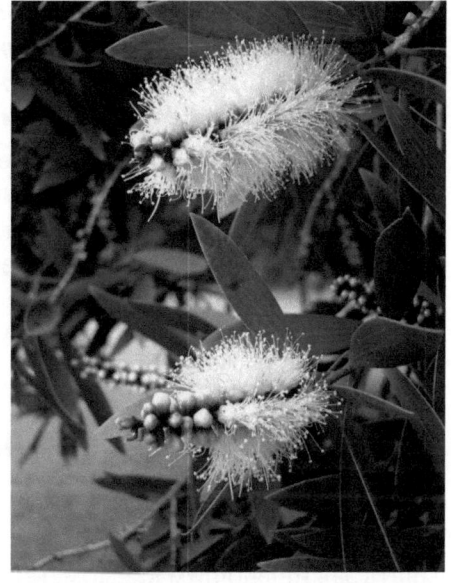

добавлением нескольких капель масла. Это средство окончательно сняло все воспаление. В общем, лечилась тяжело — никому не пожелаю. Поэтому теперь тщательно слежу за полостью рта, ухаживаю, периодически полощу травами.

Во время болезни для полоскания также применяла травы, очень хороший состав: готовила отвар из смеси чистотела, ромашки, можжевельника, березовых почек, взятых в равных частях в объеме 1 ст. ложки на 200 мл воды. Заваривала, немного кипятила и настаивала 20 минут. Полоскала утром, после каждой еды и на ночь».

Иванова И.И.,
г. Санкт-Петербург

КОММЕНТАРИЙ СПЕЦИАЛИСТА

Масло чайного дерева, благодаря своим замечательным свойствам, является популярным в лечении всех трех типов инфекционных заболеваний: грибковых, бактериальных и вирусных.

▶ *Масло чайного дерева — это прекрасное природное средство от сотен бактериальных и грибковых заболеваний кожи, в их числе акне, сыпь, абсцессы, микозы, бородавки, герпес, укусы насекомых, жирная кожа, волдыри, солнечные ожоги и другие неглубокие повреждения и раздражения. Что касается грибковых заболеваний, то это одно из эффективнейших природных средств.*

Полоскание травами применение масла не исключает. Всегда лучше воздействовать разными методами, тогда больше шансов победить грибок. Лечение кандидоза требует комплексного подхода. Большую роль в лечении и профилактике этого заболевания играет витаминотерапия, правильное питание, соблюдение правил личной гигиены, закаливание, а также регулярные физические упражнения.

Целебные соки растений от заеды

«...У меня стали трескаться и болеть уголки рта. Я пыталась смазывать заживляющим кремом, но заеды не проходили. Тогда я обратилась к врачу, и оказалось, что это грибок кандида. Я и так прошла большой курс антибиотиков и не хотела снова возвращаться к лекарственным препаратам, а решила попробовать народные методы. Для обработки пораженных кандидозом участков слизистой полости рта можно использовать следующие народные средства: соки полыни, лука, молочая или чеснока, свежий сок чистотела. Сок чистотела немного разводила, потому как очень сильно он повреждает поверхности, а остальные использовала концентриро-

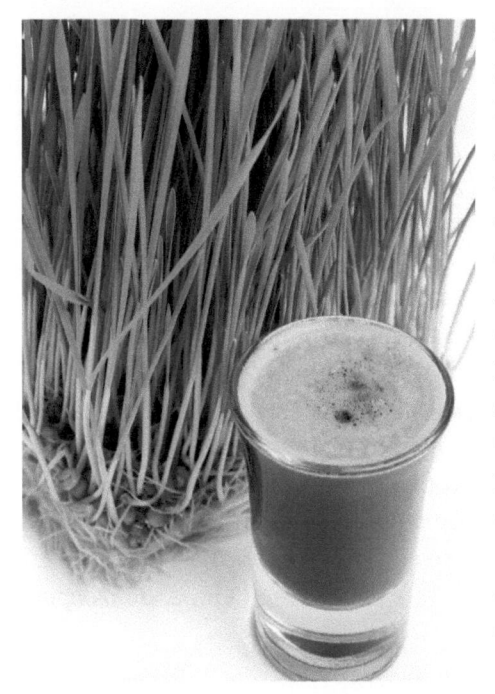

ванными. Сначала пощиплет, а потом хорошо. Помогали также шалфейные примочки. Раствор для примочек готовят из смеси настоя шалфея (1 ст. ложку шалфея залить кипятком, на малом огне подержать 5 минут, настоять 20 минут, процедить) и уксуса, взятых в пропорции: 3:1. Прикладывайте салфетку, смоченную этой смесью, к местам поражения. Сок хрена разведите водой в соотношении 1:1, при полоскании рта снимает зуд.

Так и вылечила заеду, теперь стараюсь просто не допустить заболевания».

Лебедева Н.П., г. Тула

КОММЕНТАРИЙ СПЕЦИАЛИСТА

Именно соки этих растений обладают наибольшей силой, потому как содержат активные вещества в наибольшей концентрации, в частности фитонциды, и они не проходят термическую обработку. Но концентрированные соки требуют очень осторожного обращения, чтобы не вызвать ожог. Особенно агрессивен сок чистотела, его лучше разводить водой 1:1, это смягчит действие.

Раствор соды — старое верное средство

«...Много средств предлагают от грибка полости рта, а мне посоветовали один старый и, как я теперь считаю, самый надежный способ, ведь перед этим я уже пробовала лечить грибок разными методами. Для этого применяется обыкновенная пищевая сода. Многие применяют ее при изжоге, но оказалось, активна она и при молочнице полости рта. Ее раствором нужно полоскать ротовую полость сразу после еды и после того, как почистишь зубы — утром и ве-

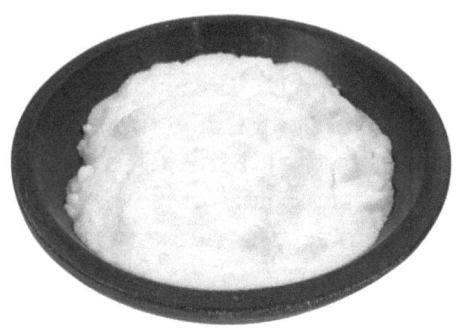

чером. Я этот метод полюбила за простоту. Готовить — нет хлопот, сода в каждом доме имеется. Просто 1 ч. ложку разведите в стакане чистой воды, хорошо будет, если она настояна на шунгите. Это универсальное средство от инфекций верхних дыхательных путей.

Еще одним обязательным условием является подбор правильной зубной пасты. Конечно, она не может создать полезную почву для дальнейшего распространения грибковой инфекции, но все-таки придется отказаться от привычного тюбика. В качестве отличного спасения от кандидоза можно выбрать зубную пасту с различными лекарственными травами или с дубовой корой. Это те пасты, которые применяются для снижения болевых ощущений в деснах, а также снятия отечности».

Демидова О.В., г. Волгоград

КОММЕНТАРИЙ СПЕЦИАЛИСТА

Эффект от применения соды основывается на удивительном антисептическом воздействии, замеченном много лет назад. Тогда никто даже не представлял себе, насколько часто простое химическое соединение станет помогать миллионам людей в борьбе с кандидозом. Многим известно, что можно полоскать содой горло, когда оно болит, и тогда шансы заболеть резко снижаются. А зубная паста с экстрактом **дубовой коры** помогает скорее справиться с отеком и воспалением.

Морковный сок поможет малышу

«...Никогда не думала, что новорожденные могут болеть кандидозом рта, пока моего малыша не постигло это несчастье. Это случилось после того, как я попала с маститом в больницу всего на неделю. Когда выступил налет на слизистой оболочке рта, я сначала думала, что это следы от молока, но ребенок беспокоился и плакал, не хотел брать грудь сразу. Обратились к врачу и обнаружили кандидоз. Такого маленького я не знала, чем лечить, но одна мамочка подсказала, что поможет обыкновенный морковный сок, только обязательно свежеотжатый. Надо всего лишь несколько капель сока нанести на слизистую оболочку ротовой полости. Я просто капала ему в рот из шприца без иголки. Если ребенок постарше, то сок можно пить, употреблять для полосканий, делать из него примочки. Действительно, такой простой рецепт очень быстро помог».

Коростылева М.Т.,
г. Петрозаводск

КОММЕНТАРИЙ СПЕЦИАЛИСТА

На самом деле новорожденные часто подвержены этому заболеванию. Некоторые матери считают кандидоз легким стоматитом, поэтому борются с ним неправильно. На самом деле грибковая инфекция намного страшнее, чем кажется.

Разумеется, малышу ни в коем случае нельзя давать лишние отвары трав или обрабатывать рот йодом, значит, следует воспользоваться иным народным средством. Им станет обыкновенный морковный сок. Только ни в коем случае не надо приобретать его в магазине, так как там добавлен сахар и просто концентрация сока недостаточно высока.

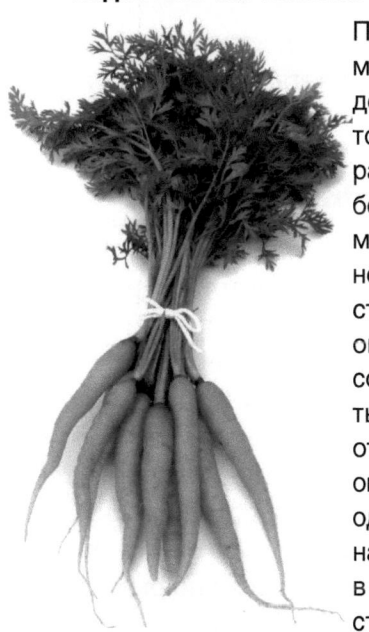

Почему же обычная морковь в данном случае помогает? У морковного сока нет антисептического действия, и в данном случае работает иной фактор. Дело в том, что положительные условия для развития грибковых заболеваний — недостаток бета-каротина. Он содержится в моркови, поэтому можно в кратчайшие сроки полностью восстановить его уровень. При этом ребенку не придется сталкиваться с неприятными процедурами или ощущать боль. Аналогично можно использовать сок, приготовленный из тыквы с оранжевой мякотью. Таким образом, народные методы лечения отлично справляются даже с кандидозом. Пусть он считается страшным и опасным заболеванием, однако при правильном подходе и своевременном начале процедур грибковая инфекция пропадет в считанные дни, не принеся лишнего беспокойства и болевых ощущений.

Молочница — можно ли с ней распрощаться?

Кандидозный вагинит, или попросту молочница — еще одна локализация болезни, весьма распространенная. Причины все те же, общие для всех кандидозов: злоупотребление дезинфицирующими средствами, в частности, в целях контрацепции, активное лечение антибиотиками, гормонами. Несоблюдение личной гигиены, разные заболевания, приводящие к снижению иммунитета. Ну а гриб может достаться просто в наследство от матери в процессе родов и выжидать этого самого снижения иммунитета...

Симптомы молочницы у женщин достаточно яркие — это обильные выделения творожистого вида, иногда нестерпимый зуд и жжение, особенно в позе сидя нога на ногу, болезненное мочеиспускание, а также боль и дискомфорт при половом акте.

Народные средства и тут могут вам помочь, но, как всегда, не откладывайте при этом визит к врачу, чтобы не затянуть болезнь и не пропустить осложнения.

Молочница при беременности

«...Молочница настигла меня, когда я была беременной, а потому вопрос применения лекарственных препаратов отпал сразу. Я очень боялась навредить ребенку, а болезнь требовала применения мер. Тогда я стала искать рецепты народной медицины. Везде рекомендовали спринцевание дезинфицирующими травами.

Я решила попробовать: пользовалась настоями чистотела, ромашки и зверобоя по очереди. Готовила настой из расчета 2 ч. ложки на 1 стакан кипятка. Спринцевалась, как только была возможность, на ночь ставила тампоны. Буквально через 5 дней состояние улучшилось. Тогда я стала применять сборы для спринцевания, так как, по моему представлению, это должно было оказать лучший эффект.

1. По 1 части ромашки и коры

дуба, 3 части листьев крапивы, 5 частей травы спорыша. 2 ст. ложки смеси заливают 1 л горячей воды, доводят до кипения и кипятят в течение 5 минут, затем процеживают.

2. Смешивают по 1 части листьев розмарина, ромашки аптечной и травы тысячелистника и 2 части коры дуба. 100 г полученной смеси заливают 3 л воды и кипятят. Используют для подмываний, спринцеваний и закладки тампонов.

И еще я пила настой астрагала, чтобы повысить иммунную систему, принимала пергу и бифидобактерин, поскольку, как мне сказали, молочница — следствие нарушения микрофлоры не только во влагалище, но и в кишечнике.

2 недели упорного лечения дали свои результаты — выделения практически прекратились, зуд и прочие неприятные симптомы тоже. Я продолжала лечение еще месяц, чтобы закрепить результат. Так я справилась с молочницей без лекарственных препаратов».

Мазурина К.Н., г. Орск

КОММЕНТАРИЙ СПЕЦИАЛИСТА

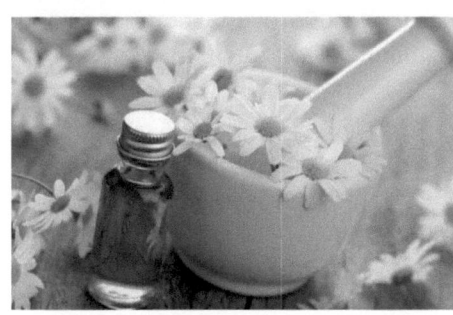

Как вы можете видеть из рецептов, основным компонентом в сборах является **кора дуба**, которая известна своей способностью регенерировать поврежденную слизистую оболочку влагалища. **Ромашка аптечная** — отличный антисептик. Это два основных природных средства, которые должны присутствовать в рецептурах.

(!) Однако помните, что перед применением любых отваров и сборов все же лучше проконсультироваться с врачом, так как только он может знать все противопоказания или побочные действия тех или иных рецептов народной медицины.

Помогли советы бабушек

«...Кто хоть раз столкнулся с такой проблемой, как молочница, не пожелает это и врагу. Хорошо, если вы в городе, где можно купить эффективные препараты, а меня она настигла в деревне, где я была с ребенком. Спасибо всезнающим бабушкам — подсказали, как справиться. Сначала я спринцевалась крепким раствором марганцовки целый день, потом на ночь сделала спринцевание из ацидофилина — благо, он был в местном магазине. На следующий день я приготовила настой чистотела — 2 ч. ложки на стакан. Кипятила 5 минут и на-стаивала 20 минут, процедила и таким настоем пользовалась. На ночь опять спринцевалась ацидофилином, а через час ставила тампон с чистотелом. 5 дней упорного лечения — и молочницы как не бывало».

Григорьева П.Р., г. Ломоносов

КОММЕНТАРИЙ СПЕЦИАЛИСТА

Марганцовка, или раствор перманганата калия — простое и доступное средство дезинфицирующего действия. Это сильный окислитель, который убивает за счет этого бактерии и грибы.

Долго марганцовку применять не следует, потому что погибает и нормальная микрофлора, но на первом этапе, когда нужна дезинфекция — очень эффективно работает.

Спринцевание **ацидофилином** как раз и способствует восстановлению хорошей микрофлоры слизистой влагалища. Сочетание этих процедур оптимально.

Чистотел — не только сильное растительное противогрибковое, но и антибактериальное средство. Это тоже важно, т.к. грибкам часто сопутствует и патогенная бактериальная флора. Кроме того, чистотел обладает противовоспалительным действием.

Грибок ног:
будьте бдительны!

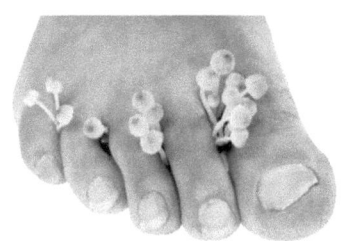

Грибок на ногах может поселиться как на коже, так и на ногтях, и хотя часто причины и методы лечения схожи, все же существуют некоторые тонкости. Поэтому мы решили поговорить об этих случаях отдельно.

Когда грибок поражает кожу стоп

Кожа стопы очень доступна для грибка, особенно у людей, которые часто бывают в общественных местах типа бассейна, сауны, пляжа, поэтому такого типа микозы весьма распространены. И это не только косметический дефект кожи и ногтей, как думают некоторые.

(!) Важно помнить, что грибок проникает в организм через слизистые и кожу, а затем может поразить внутренние органы. Поэтому лечение должно быть комплексным. Необходимы не только наружные, но и внутренние средства. Лекарства назначает врач.

Наиболее часто возбудителями грибка стопы являются все те же грибки рода Candida, которые чаще всего встречаются у женщин, а также Trichophyton.

Заражение грибком стопы может произойти во время контакта с кожей зараженного человека, и грибок быстро размножается на влажных и теплых поверхностях стопы. Часто бывает заражение с поверхностей в сауне, душе, где на полу сохраняются зараженные чешуйки кожи, поэтому обязательно нужно в таких местах пользоваться специальной резиновой обувью. Может произойти заражение грибком через инструменты, во время процедуры педикюра, через полотенца, чужую обувь.

► Но грибок «прицепится» не к каждому. Велика роль иммунитета в защите от него. Если иммунитет страдает от стресса или хронической болезни, или подорван приемом антибиотиков, то грибок не будет иметь препятствий к размножению.

Часто грибок стопы поражает также тех, у кого есть проблемы нарушения питания стоп: проблемы с циркуляцией крови в ногах, лишний вес, наличие деформации стоп.

Если вы хотите избежать болезни, то учитывайте факторы, которые способствуют ее развитию:

- ношение тесной обуви из синтетических материалов, которые не дышат;
- заболевания, нарушающие трофику стоп (сахарный диабет, болезнь Рейно, эндартериит, варикоз вен);
- склонность к потливости стоп;
- травмы стоп;
- иммунодефицит.

Помните, что на влажной и горячей коже грибок чувствует себя очень вольготно. Поэтому кожа должна дышать. На природе ходите босиком, особенно по росе — 30 минут, а затем давайте коже высохнуть, не вытирайтесь.

Пользуйтесь исключительно индивидуальными полотенцами, тапочками в бассейнах и банях, тщательно мойте их, ополаскивая кипятком. Если грибок уже был у вас, то, чтобы не заразиться повторно через свою же обувь, обработайте ее уксусом и всегда тщательно ее проветривайте. Для гостей имейте отдельные тапки, сами не пользуйтесь ими.

Сегодня грибковые заболевания лечатся, но главное, чтобы все процедуры были ежедневными, систематическими. Эти принципы должны соблюдаться при использовании как медицинских препаратов, так и народных методов.

Как я лечила внука

«...Подцепил мой внук грибок в бассейне. Я всегда была против этих массовых купаний детей, но дочка все хотела закалить его. В общем, пришлось собирать разные народные методы, как избавить внука от напасти.

Вот несколько эффективных рецептов для тех, кто такую же беду имеет:

• После душа делайте ванночки для ног с отваром травы чистотела. Для этого 4 ст. ложки измельченной травы (сухой или свежей) залейте 6 стаканами воды и прокипятите 3-5 минут. Затем отвар процедите и попарьте в нем ноги 30 минут. Несколько раз в день с таким же отваром можете делать примочки на пораженные места.

• Свежие листья рябины разотрите, приложите к пораженному участку и закрепите бинтом. Повязку меняйте ежедневно.

• Залейте 0,5 стакана спирта 1 ст. ложку цветков сирени обыкновенной и дайте настояться 10-15 суток. Смазывайте настойкой больную кожу.

• Смазывайте 2-3 раза в день пораженную кожу 20-30%-ным спиртовым раствором прополиса.

• Включайте в рацион продукты, обладающие противогрибковыми свойствами. Например, лук, чеснок, овощные соки. Можно смешивать 3 части морковного сока и 2 части сока шпината. Пить такую смесь по 0,5 стакана 3 раза в день за час до еды. Также подойдет смесь 3 частей морковного сока с

1 частью свекольного и 1 частью огуречного.

Справились с напастью быстро, но потрудиться пришлось. Теперь внук бассейн опять посещает. Но строго соблюдает правила гигиены — научен горьким опытом».

Кривоносова Л.И., г. Рязань

КОММЕНТАРИЙ СПЕЦИАЛИСТА

Чистотел — содержит около 20% алколоидов, эфирное масло, флавоноиды, органические кислоты, дубильные вещества, каротин, аскорбиновую кислоту. Млечный сок содержит смолистые вещества, жирные масла. Поэтому чистотел — сильный антисептик, активен против вирусов, бактерий и грибков, кроме того, обладает противовоспалительным действием.

Листья рябины и цветки сирени обладают свойством уничтожать грибковую флору.

Прополис — средство, о котором упоминаем практически в каждом выпуске, настолько это универсальное и уникальное природное лечебное средство. Его бактерицидность и фунгицидные свойства не уступают, а то и превышают таковые у аптечных химических препаратов. При этом он укрепляет иммунитет и питает активными веществами, минералами и витаминами.

О важности **каротина** для борьбы с грибком мы уже говорили. Морковный сок — прекрасный источник этого провитамина, но его можно и нужно использовать не только местно, но и внутрь для насыщения организма. Он и иммунитет поднимает. Сок шпината, свеклы, огурца — все это поддержит организм, добавит витаминов, микроэлементов и поможет борьбе с болезнью.

▶ *Помните, что грибковые заболевания поражают только ослабленный организм, поэтому при его наличии хороши все средства, укрепляющие силы и иммунную систему.*

Целебная присыпка из ботвы редиски

«...У меня всегда в запасе средство от грибка ног, потому что я диабетик, и стопы уже всякой заразе подвержены. Этому средству научила меня соседка по даче. Она всякие народные премудрости знает, тем более что это средство под рукой — это ботва редиса.

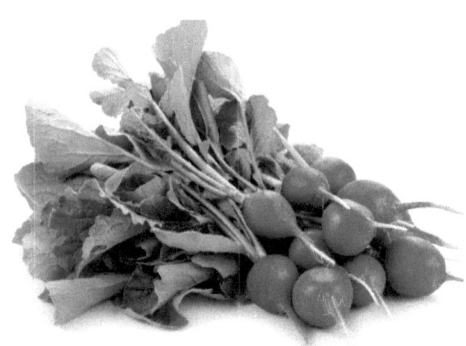

от грибковых заболеваний кожи, особенно на ногах. Если регулярно утром и вечером присыпать пораженные места порошком из ботвы редиса, грибок быстро отступает. Для простоты можно просто насыпать присыпку в хлопчатобумажные носки и надевать каждое утро чистые до тех пор, пока грибок не исчезнет. Выручало это средство меня уже не раз».

Раньше выбрасывала, а теперь сушу и в порошок перемалываю. Получается эффективная присыпка

Руднева М.Т., г. Санкт-Петербург

КОММЕНТАРИЙ СПЕЦИАЛИСТА

Ботва редиса — источник биофлавоноидов, аналогичных по действию во всех эфиросодержащих растениях — чесноке, хрене и т.п. Очень простой и оригинальный метод, а главное — эффективный.

Не давайте грибку ни единого шанса!

«...Возраст несет свои неприятности — ноги кровью хуже снабжаются, а потеют больше. Вот и привязался грибок между пальцами. Мучилась я долго, мази, что прописала врач, вызвали аллергию, и только хуже стало. Я уже была в отчаянии, а тут с соседкой разговорилась — у нее такая же проблема была. Вот и поделилась она своими рецептами.

• Взбить 1 ст. ложку уксусной эссенции и свежее куриное яйцо, добавить 1 ч. ложку 5%-ной настойки йода, перемешать. Втирать в пораженную кожу ног между пальцами, в пальцы и ногти. Обернуть полиэтиленом и надеть теплые носки (перчатки). Держать компресс 10-12 часов. Повторять до выздоровления.

• Смешать 2 ст. ложки измельченной травы мяты перечной с 1 ст. ложкой крупной пищевой соли и на ночь прибинтовывать к больному месту.

• 200 г луковой шелухи залить 0,5 л водки, настоять 10 дней, процедить и смазывать больные места. Или на ночь смазывать больные места 2%-ным раствором новокаина, дать подсохнуть и нанести сок алоэ. А также принимать внутрь настой шелухи: заварить 1 ст. ложку измельченной шелухи стаканом кипятка, кипятить 5 минут, настоять час. Пить по 100 мл в любое время дня (настой, кроме того, выводит шлаки, полезен для почек, сердца, сосудов).

● Смешать по 1 ч. ложке нитрофунгина, 5%-ной настойки йода, сока чеснока и уксусной эссенции. Смазывать ногти утром и вечером, предварительно распарив их в горячей воде и удалив рыхлые ногти.

Так меня и спасли от грибка и от отчаяния эти нехитрые рецепты. Самое главное, что все это не сложно, надо только не лениться и не давать грибку ни единого шанса».

Зарифова И.П., г. Ногинск

КОММЕНТАРИЙ СПЕЦИАЛИСТА

Соль за счет осмотического давления действует повреждающе на многие микроорганизмы. Кроме того, она разрыхляет кожу и способствует более глубокому проникновению других лечебных агентов. Поэтому всегда рекомендуют перед нанесением любых лечебных средств распарить ноги в солевом растворе. **Мята** в смеси с солью благотворно влияет на кожу, смягчая ее повреждающий разъедающий эффект.

▶ **Уксус** *применяют почти всегда для протирания пораженных грибком стоп, потому как грибок любит щелочную среду, а в кислой погибает, да и вообще уксус дезинфицирует и снимает зуд, воспаление, дубит кожу.*

Свежее яйцо имеет фермент, обладающий дезинфицирующим действием. Из него даже изготавливают антибактериальный ферментный препарат. Лизоцим обладает способностью стимулировать неспецифическую реактивность организма, оказывает противовоспалительное действие. Йод также обладает фунгицидными свойствами. Сочетание всех этих компонентов в рецепте дает хороший лечебный эффект.

Луковая шелуха и чеснок борются с грибком фитонцидами, входящими в их состав. **Новокаин** действует на микроциркуляцию и снимает зуд, а **алоэ** — прекрасное и известное своей силой дезинфицирующее средство, к тому же оно восстанавливает и успокаивает поврежденную кожу после процедуры.

Кофе плюс морковка — и вы забудете о болезни

«...У меня ноги потеют, и нередко привязывается грибок между пальцами. Говорят, что он спит в организме и вылезает наружу при каждом удобном случае. Меня научили бороться с этой бедой подручными средствами, которые найдутся всегда в каждом доме.

• При поражении грибком стоп: 1 ст. ложку морковного сока, 1 ст. ложку 25%-ной уксусной эссенции смешать и смазывать 2 раза в день больные места.

• Кофейные ванночки для ног от грибка: возьмите 5 ст. ложек молотого кофе, залейте 1 л кипятка. Как только настой немного остынет, опустите туда ноги и держите 30 минут. Затем, не вытирая ног, наденьте бумажные носки и ложитесь спать. Утром ноги ополосните холодной водой.

Через месяц таких процедур вы забудете об этой неприятности».

Боброва Р.Т., г. Новгород

КОММЕНТАРИЙ СПЕЦИАЛИСТА

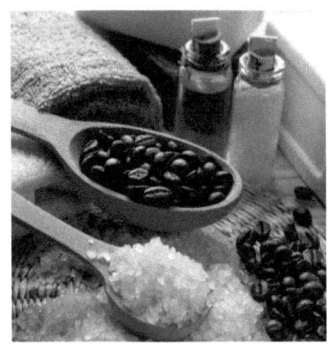

Ванночки из кофе — это новшество современной народной медицины. На самом деле, кофе обладает рядом свойств, о которых мы и не подозреваем. Часто их обнаруживают эмпирическим путем. В данном случае кофе выступает в качестве отличного сорбента и средства, повышающего тонус местных сосудов и их проницаемость, препятствуя воспалительному процессу. О моркови мы уже говорили, она поставляет бета-каротин, который грибок не любит.

Выручили мухоморы

«...Как-то лето было жаркое, а точнее его конец, на пляже много народа, все босые, а ноги у меня здорово потели, видно, все это и способствовало тому, что подхватила я грибок на ногах. Хорошо, что уже кое-какие грибы начали появляться в лесу, где посырее, а я давно знала, еще от своей бабушки, что настойка мухомора —

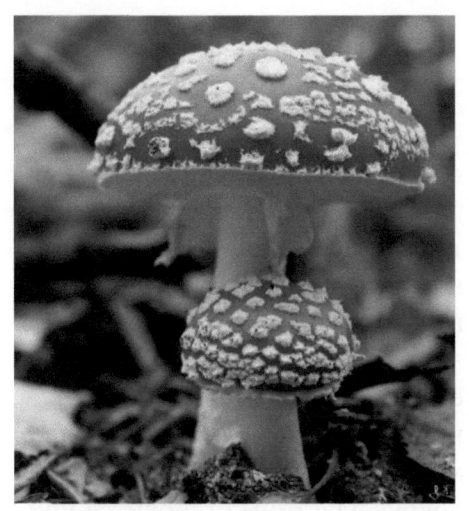

прекрасное средство от грибка. Нашла я несколько ярких мухоморов и сделала все по рецепту: мухоморы измельчить и убрать в холодное место на 3-4 дня. Затем грибную массу уложить в банку и залить водкой так, чтобы она была выше уровня грибов на 1 см. Банку плотно закройте и уберите в темное прохладное место на 2-3 недели — моя бабушка глубоко в землю закапывала. Приготовленная таким способом настойка сохраняет свои лечебные свойства в течение 2-3 лет. А пока настойка готовилась, я, чтобы время не терять, воспользовалась соком свежих мухоморов: несколько мухоморов мелко измельчите, сложите их в банку и поставьте сверху гнет. Уберите в темное прохладное место на 2 дня. После появления сока грибную массу хорошо отожмите и процедите. Храните сок не более 3-5 дней в прохладном месте. Чтобы приготовить из него лекарство, нужно развести водой в соотношении 1:1.

Грибок исчез, не дождавшись настойки — его вывел сок мухомора, а настойку я держала потом, чтобы раны обрабатывать — тоже хорошо помогает, все заживляет и дезинфицирует».

Григорьева Т.С., г. Тихвин

КОММЕНТАРИЙ СПЕЦИАЛИСТА

Мухомор — общеизвестный ядовитый гриб, но это не мешает ему обладать лечебными свойствами, которые применяются в народной медицине. В теле гриба содержится ряд веществ, которые обладают психотропным и токсичным действием — иботеновая кислота, мусказон, мусцимол, мускарин и ряд других веществ, которые в ряде случаев способны оказывать и лечебное действие. В качестве лечебных повязок, растираний и компрессов можно приготовить настойку или использовать сок красного мухомора, который обладает противоопухолевым и иммуностимулирующим действием.

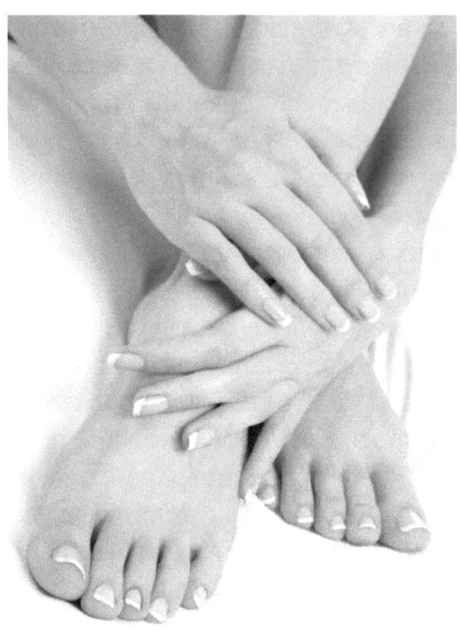

Грибок ногтя

Об этой проблеме хочется сказать отдельно. Грибок на ногтях не менее часто встречается, чем грибок кожи стопы, часто они сочетаются и даже могут иметь одного возбудителя. Грибок на ногтях невозможно не заметить. Беспокоят зуд, неприятный запах ног, расслоение ногтевой пластины, изменение ее цвета на более темный, цвет может быть даже зеленый, область вокруг пластины становится припухлой и болезненной. Ороговевший, вовремя не вылеченный ноготь становится плотным.

Надо сказать, что далеко не все грибки способны поражать ногти. Определение конкретного возбудителя имеет большое значение для назначения эффективного лечения, ведь разные группы возбудителей чувствительны к различным препаратам.

Для каждой отдельной географической зоны характерны свои виды грибков. Тем не менее существует ряд грибков, которые встречаются практически повсеместно. Каждый из них имеет свои особенности при развитии онихомикоза — так называется заболевание, когда грибок поражает ноготь. **Наиболее распространенными возбудителями онихомикоза являются:**

- *дерматофиты;*
- *дрожжевые грибы;*
- *плесневые грибы.*

Дерматофиты способны вызывать некоторые заболевания кожи, волос и ногтей. В основном развитие этих микроорганизмов происходит в условиях понижения общего или местного иммунитета. Без этого у здоровых людей эти грибки редко вызывают заболевание.

Источником инфекции в данном случае могут быть другие люди или животные, но основным резервуаром является почва. В ней споры грибков могут храниться долгие годы. Прорастание же и активное развитие грибков происходит лучше всего на погибших клетках ороговевшей кожи.

▶ **Из числа дрожжевых грибков в качестве возбудителей ногтевого грибка чаще всего выступают уже знакомые вам дрожжевые грибы рода Candida. Они обитают в норме на поверхности кожи и слизистых оболочек человека. Таким образом, для развития поражения ногтей необязателен контакт с другими больными людьми. В условиях пониженного иммунитета дрожжевые грибы попросту распространяются на область ногтей.**

Особенностью является то, что данный род не образует мицелия. В связи с этим непосредственно поверхность ногтевой пластинки поражается редко. Типичнее начало инфекции от корня, под кожным валиком. По мере развития болезни отслаивается поверхностная пленка, из-за чего пластинка теряет блеск. Такие поражения ногтей чаще обнаруживаются на руках (примерно в 60% случаев). Болезнь протекает с периодами стихания (ремиссии) и обострения.

Грибок ногтей также способны вызывать более 40 различных видов плесневых грибов. Они распространены повсеместно, поэтому выделить преимущественный источник инфекции для данных микроорганизмов сложно.

▶ **Поражение ногтей плесневыми грибками бывает довольно редко и не дает типичных симптомов. Без проведения специального бактериологического анализа их очень сложно отличить от дерматофитов, а лечение требуется специфическое. В связи с этим пациенты с таким грибком нередко лечатся долго и безуспешно до постановки верного диагноза. Поражаются плесневыми грибами в основном ногти на ногах.**

Плесневые грибы могут образовывать гифы и приводить к быстрому разрушению ногтя. Кроме того, некоторые из них представляют опасность дальнейшего распространения по организму с поражением внутренних органов. Чаще всего такие осложнения встречаются у лиц с сильно ослабленным иммунитетом.

Если говорить о процентном распределении распространенности ногтевого грибка разных видов, то оно выглядит следующим образом:

Дерматофиты рода Trichophyton	75-80%
Дрожжевые грибы рода Candida	8-10%
Плесневые грибы различных видов	10-15%
Другие грибковые инфекции	Около 1%

Факторы риска заболеть грибком ногтя и средства борьбы с ним те же, что и у грибка стопы.

Подвержены заражению люди различных возрастов, в основном от 16 до 75 лет. Дети очень редко страдают грибком.

Меры простые, но необходимые

«...Грибок заразен и трудно излечим, но все же победить его можно. Когда-то давно я подцепила грибок и в нелегкой борьбе, хоть и не сразу, поняла, что прежде всего необходима дезинфекция, чтобы снова не заразиться. Нужно обязательно обрабатывать обувь, например, 20%-ным раствором формалина или уксусной эссенции. Пропитать кусочек ткани и протереть обувь, затем положить на час в целлофановый пакет — делать так 2 раза в неделю. Причем обрабатывать надо всю обувь, даже которую давно не носили. Дезинфицировать носки можно, проглаживая горячим утюгом с обеих сторон. Тонкие чулки и колготки замочить в столовом уксусе, потом прополоскать. Ванну также следует обрабатывать столовым уксусом, потом смыть и делать каждый раз при пользовании ванной. Ногти надо снимать пилочкой, кожу лучше чистить пемзой и после каждой процедуры инструмент кипятить или прокаливать на огне. Болезнь излечивается достаточно быстро, если не ослаблен иммунитет, нет стрессов, хронических заболеваний и эндокринных патологий.

Помогают при лечении грибка и такие методы:

• Растворить в 1 л воды 1 ст. ложку питьевой соды и 1 ст. ложку соли. Вода должна быть горячая. Делать ванночки, пока не остынет.

• Делать ванночки из коры молодого дуба. Кору заваривать кипятком.

• Можно смазывать ногти и кожу стоп свежим соком чистотела 2 раза в день, тщательно втирая в кожу, или крепким отваром сухого чистотела.

● Настойку эвкалипта на ватном тампоне можно приложить к больному ногтю, завязать целлофаном, бинтом на весь день. Завязывать до излечения».

Авдеева В.Я.,
г. Ярославль

КОММЕНТАРИЙ СПЕЦИАЛИСТА

Кроме дезинфицирующего действия таких трав, как чистотел, эвкалипт, обязательно следует применять отвары растений с дубящими свойствами, такими как кора дуба. Кстати, эвкалипт тоже обладает этими свойствами, он подсушивает кожу в результате этого действия и снижает проницаемость сосудов, что убирает воспалительный процесс.

Соль и уксус — мои спасители

«...Грибок на руках и ногах был более 10 лет, поражена была и кожа и ногти. Единственное средство, которое избавило меня от этой заразы за три дня — 70%-ная уксусная кислота. Сначала надо распарить ноги и руки (если и на руках поражены ногти, как было у меня) в воде с добавлением соли (простой или морской — 1 ст. ложка на 5 л воды). Вода должна быть очень горячей, и парить надо не менее 40 минут, а то и час, добавляя все время горячую воду. После этого насухо вытереть конечности и обильно намазать зараженные грибком места 70%-ной уксусной кислотой. На третий день таких процедур вся пораженная кожа осыпалась, и грибок с кожи исчез. Продолжал процедуру еще неделю ежедневно, обрезая все пораженные ногти до процедуры, а потом раз в три дня, пока ногти не очистились».

Попов М.И., г. Кострома

Йод лечит без таблеток

«...Еще в молодости делала я педикюр в парикмахерской, и мне занесли грибок на ногти. Врач сказала, что грибок сидит внутри организма, и прописала большой курс таблеток, но предупредила, что в результате печень может «отвалиться», поэтому лучше поискать травника хорошего... Люди добрые подсказали мне тогда рецепт, который вылечил меня без таблеток. Хорошо промыть ноги, остричь ногти и обточить насколько можно. Закапывать йод, пока не перестанет впитываться. Процедура противная — жжет жутко. Как терпение кончится — опустить ноги в тазик с теплой водой. Одна процедура решила мне тогда проблему, и никаких вредных таблеток не понадобилось».

Хорошилова И.И., г. Новгород

Эфирные масла от «подарка с юга»

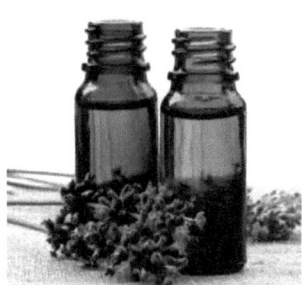

«...Съездила я на юг и привезла оттуда ногтевой грибок. Ногти на больших пальцах почернели и утолщились, стали слоиться. Сначала я перепробовала все, что советуют врачи и реклама, но дело почти не сдвинулось с мертвой точки. Точнее, оно сдвигалось ненадолго, а потом снова возвращалось, и уже с новой силой. Но на мое счастье в магазине, где продают товары для здорового образа жизни, разговорилась с одной дамой, и она мне дала просто спасительный, как оказалось, для меня совет. Лечить грибок эфирными маслами. Там же я эти масла и накупила: тимьяна, чайного дерева и камфарное, желательно сразу купить емкости одинакового объема (например, по 50 мл). Смешать их, перелив в пузырек большей емкости. Хорошо все встряхнуть. Для более удобного пользования можно отлить немного масла в пузырек с пипеткой. Наносить на пораженные ногти по 2 капли утром и вечером, тщательно втирая масло в ноготь. Очень хорошо перед этим распарить пальцы в горячей воде, а затем обработать ногти перекисью водорода. После этого проделать масляную процедуру. Каждое утро надо счищать с ногтей наслоение. И уже через месяц-два вырастет новый ноготь, здоровый и чистенький».

Рубина Е.И., г. Новокузнецк

КОММЕНТАРИЙ СПЕЦИАЛИСТА

Эфирные масла практически все без исключения являются сильными антисептиками, эффективны они и против грибковой флоры. Главное, хорошо подготовить кожу — очистить, распарить, например, солевой горячей ванночкой, а потом уже обрабатывать.

> **Можно использовать масла в виде компресса, положив сверху кусочек пленки, но в таком случае эфирное масло надо добавить в основу — 10 капель на 1 мл основы (любое растительное масло), чтобы не получить ожог.**

И пища, и лекарство

«...Кто чем травит грибок на ногтях, а я со своего стола продукты для этого беру. У меня-то самой уже давно грибка не было, а вот у детей или внуков — частенько приключается. То ли иммунитет у молодежи хуже стал из-за плохого питания и экологии, то ли потому, что больше в таких общественных местах, как бассейны, пляжи да бани бывают, чем я. В общем, справляемся с грибком довольно быстро, как говорится, не отходя от кухни. Можете тоже попробовать.

• Натирайте перед сном все ногти кашицей чеснока. Утром протрите ваткой, смоченной в уксусе.

• Поможет чайный гриб. Отрежьте кусочек этого гриба и приложите его на ночь к утолщенному ногтю. Забинтуйте это место или заклейте его лейкопластырем. К утру ноготь станет мягким. Если эту процедуру повторять периодически, результат не заставит себя ждать: ногти станут тонкими и здоровыми.

• Грибок ногтей лечится обычным хреном, пропущенным через мясорубку или терку, если нет свежего, то и магазинный подойдет. Подстричь ноготь, наложить на него чайную ложку хрена и забинтовать на ночь. Так после каждой стрижки ногтя. Лечение длится, пока новый ноготь не вырастет.

• Грибковые заболевания прекрасно лечит мандариновый сок, которым смазывают чистые ноги ежедневно».

Иванова А.И., г. Тихвин

КОММЕНТАРИЙ СПЕЦИАЛИСТА

Чайный гриб содержит органические кислоты и работает, как и уксус, только еще и витамины там, и дезинфицирующие вещества свои.

Хрен и чеснок убивают грибок фитонцидами, а сок мандарина работает, как и морковный, о чем говорили выше.

Молочай против грибка

«...Хочу рассказать, как я подружке грибок стопы и ногтей вылечила. Заразилась она в сауне, которую любила посещать. Подружка долго скрывала свой недуг, а когда начался сильнейший зуд стопы и ногти стали уродливыми, испугалась не на шутку и побежала к врачу. Но от лечения, что предложил врач, хоть и наступило облегчение, заболели печень, желудок, почки, которые раньше не беспокоили.

Вот тогда подруга и открылась мне, а я предложила ей эффективный народный способ избавления от грибка. Просто я не раз с этой проблемой сталкивалась в молодости и волей-неволей научилась с ней справляться.

Залейте пучок травы молочая (применимо все растение) 2-3 л кипятка, настаивайте 2 часа, укутав в теплое одеяло. Держите ноги в горячем (терпимом для ног) настое 30-40 минут. Делайте эти ножные ванночки каждые два дня, очищая потом пораженные места от шелушащихся корок. У подруги через 2 недели таких процедур болезнь отступила».

Голубева Н.И., г. Москва

КОММЕНТАРИЙ СПЕЦИАЛИСТА

Трава, сок и корни молочая являются главным лекарственным сырьем. В корнях имеются флавоноиды, сапонины, дубильные вещества, смолы, гликозиды, крахмал, а также горькие экстрактивные вещества и большое количество аскорбиновой кислоты.

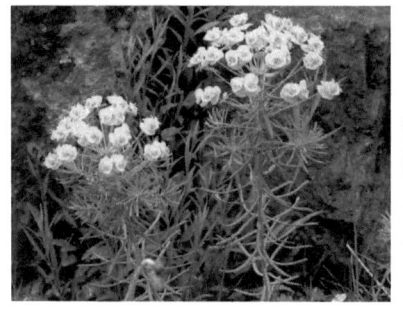

▶ *Целебный сок молочая обладает противогрибковым действием, благодаря этому помогает одолеть грибок ногтей и кожи ног, особенно на ранней стадии. И никаких побочных эффектов, чего нельзя сказать про таблетки.*

Сок наносят ваткой или палочкой (ушной) на пораженные грибком места. Эту процедуру проводят 2 раза в сутки: с утра и на ночь. Перед тем как нанести сок, ноги нужно вымыть с хозяйственным мылом и немного распарить. Срок излечения с помощью сока молочая обыкновенно составляет 2-3 недели.

Паховый грибок: как избежать последствий?

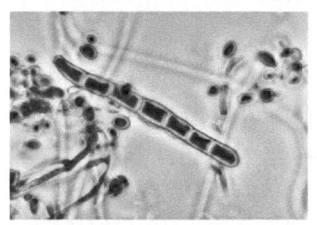

Еще одно кожное заболевание грибкового происхождения — паховый грибок, или трихофития. Возбудители — грибки из рода Trichophyton и Microsporum. Заражение может происходить от человека, а также и от животного. Стоит отметить, что даже абсолютно здоровый человек может заразиться данным недугом при контакте с больным или же при использовании средств его обихода. При этом грибковые бактерии поражают кожу человека в паховых складках, у мужчин на мошонке, промежности, переходя на бедра, между ягодиц. А у женщин — кожу в складках под грудью, складках в паху, а также в подмышечных впадинах. В общем, селится там, где тепло и сыро.

▶ **Это грибковое заболевание часто подхватывают дети. Особую угрозу для человека представляют бродячие животные. Малыши любят гладить бездомных кошек и собак и заражаются через контакт с ними. Поэтому дерматомикоз так широко распространен среди детей 5-10 лет. Заболевание может передаваться и через бытовые предметы, на которых остались споры возбудителя.**

Может этот грибок поражать и волосистую часть головы, и половые органы, а также кожу стоп. Трихофития кожи волосистой части головы распространяется через расчески, постельное белье и головные уборы. Может передаваться в автотранспорте, через общие спинки сидений. В группе риска находятся лица, не соблюдающие правила личной гигиены, или те, кто часто контактирует с животными.

Это заболевание носит хронический характер. Периодически возникают рецидивы. Инкубационный период обычно составляет от недели до нескольких месяцев. Проявляется паховый грибок постепенно. Изначально появляется красное пятно небольших размеров. Его края покрываются мелкими пузырьками и сухой корочкой. Постепенно пятно увеличивается. При этом ощущается сильнейший зуд и жжение.

▶ Часто заболевание вовремя не диагностируется, а потому плохо лечится, хотя микроскопия соскоба сразу показывает наличие грибка. Лечение медикаментозными препаратами, как обычно, токсично, приносит множество побочных эффектов на печень и почки.

И в то же время бывает иногда так, что больному помогают избавиться от грибка кожи самые простые методы, не требующие ни особых финансовых затрат, ни затрат времени.

Тем не менее не следует использовать средства народной медицины без консультации врача, так как это очень опасно и может только усугубить положение, а также замедлить процесс лечения. При первых признаках пахового грибка обратитесь к врачу за помощью, так как данное заболевание распространяется по телу очень быстро и может привести к нежелательным последствиям.

Справились с грибком домашними средствами

«...Пришел сын мой из армии и всякие болезни с собой принес, хотя до того ничем и не болел. Кормили отвратительно, кроме каш ничего не было, даже вода была в ограниченном количестве, а в то лето жара достигала 30°. В общем, здоровых ребят практически вывели из строя — кто с воспалением легких слег (сквозняками проветривали казармы), кто вроде моего — со всякими кожными болезнями вернулся, кто еще другими болезнями здоровье себе подорвал. А все причина — плохая кормежка и обезвоживание, в результате чего иммунитет совсем сел. Какая там боевая армия — лазарет! Вот и мой вернулся с паховым грибком. Мучения страшные — зуд такой, что на стенку лез, ночами не спал. Стала я его скорее выхаживать всякими средствами. Само собой — еда нормальная, ведь исхудал. Отчистила, отмыла и взялась за его болезнь. Что было под рукой, тем и начала лечение.

Самым простым противогрибковым домашним препаратом стал для нас обычный чеснок. Для лечения натрите больные «грибковые» места соком чеснока. Немного попечет, но зато поможет убить грибок. Также будет эффективен сок репчатого лука.

Грибок может победить и применение домашнего настоя из листьев белой березы: заполните ими пол-литровую емкость и залейте затем доверху водкой. Настаивайте средство на протяжении 5 суток, периодически встряхивая. Готовый состав необходимо использовать для смазывания пораженных участков по 2 раза в день.

Кроме того, обмывал он пах все время марганцовкой (сильно розовый раствор) или делал сидячие ванночки по 10 минут в сильно горячем растворе марганцовки.

А еще такой отвар готовила ему: ложку сухих листьев мать-и-мачехи на 100 мл крутого кипятка. Настаивать примерно 2 часа. Смачивать теплым отваром бинт и протирать или обмывать больные места.

В домашних условиях быстро справились с болезнью этими народными методами».

Воробьева И.И., г. Воркута

КОММЕНТАРИЙ СПЕЦИАЛИСТА

Чеснок и марганцовка убивают грибок, но чеснок лучше использовать дикий, если нет — подойдет и огородный. Это растение прекрасно борется практически со всеми грибковыми заболеваниями, как вы уже успели заметить, если читали предыдущие разделы.

Листья березы и мать-и-мачехи также обладают дезинфицирующим свойством, но кроме того, они содержат противовоспалительные вещества, а мать-и-мачеха еще и очень много слизи, которая обволакивает, снимает зуд, успокаивает кожу.

Эффективна также **настойка почек березы, лучше в смеси с почками тополя**. Для приготовления возьмите почки тополя и березы в равных пропорциях и залейте их водкой или же разведенным с водой спиртом, чтобы покрыть сырье. Закройте банку и на 7 дней поместите средство в темное прохладное место. На протяжении указанного времени емкость с настойкой нужно встряхивать. Готовый препарат процедите и смазывайте им все поврежденные участки.

❗ Кроме наружных средств от пахового грибка, лечение обязательно надо дополнить отваром, применяемым внутрь, чтобы поддержать силы организма, насытить витаминами, поднять иммунитет.

Предлагаю два рецепта:
● ромашка аптечная, брусничные листочки, трава зверобоя, эвкалиптовые листья, трава тысячелистника, фиалка — все по 10 г. Полученный растительный сбор залейте 0,5 л кипятка. Пусть настоится минут 30, потом процедите настой и принимайте по 50 мл 3 раза в сутки;

- смешать 15 г листочков брусники, 5 г ромашкового цвета, 10 г зверобоя, а также 15 г тысячелистника и 20 г эвкалипта. Залейте 1 ст. ложку сбора стаканом воды и оставьте настаиваться до полного остывания. Принимайте настой по полстакана. Длительность терапии — 20-25 дней.

Черная редька заменит чистотел

«...Я всегда уважала такую травку, как чистотел. Это очень сильная трава. В детстве мне бабушка выводила соком чистотела бородавки, вот я и запомнила его. А тут пришлось столкнуться с очень неприятным паховым грибком. Зудело и жгло неимоверно. Сразу подумала о чистотеле и побежала его собирать (дело было летом). Набрала, намыла и провернула через мясорубку. Полученную кашицу положила на бинт и сделала примочки на пораженные места на 15 минут.

Параллельно принимала сок чистотела внутрь. Пару капель сока следует растворить в половинке стакана чистой воды. Такой раствор нужно пить трижды в день вплоть до наступления полного выздоровления. И выздоровление наступило быстро. Опять я благодарила чистотел, что выручил меня в очередной раз».

Никифорова Н.Р., г. Луга

КОММЕНТАРИЙ СПЕЦИАЛИСТА

О **чистотеле** мы уже много говорили, это действительно очень сильное растение и грибок убивает эффективно. Но если нет его под рукой, можно воспользоваться таким растением, как черная редька, а точнее, ее семенами.

Семена черной редьки нужно измельчить и залить водой так, чтобы получилась кашеобразная консистенция. Полученную массу нужно наносить на пораженные места и выдерживать до подсыхания. Повторяйте пару раз в день на протяжении нескольких недель.

Побороть грибок несложно

«...Где подцепила эту заразу — даже не знаю, может, в бане, я часто там бываю, а может, на пляже, ведь там столько людей. А может, и от собак или кошек бездомных — я все время их кормлю, хотя стараюсь не трогать, но ведь ластятся в благодарность. Но факт тот, что привязался грибок — появилась краснота под грудью и чесалась ужасно. Первым делом, когда зуд на коже, я использую раствор соды. В стакане тепленькой водички нужно развести 1 ст. ложку соды. Этим раствором протираю больные места, после этого нужно протереть эти же зоны обычной водой, смочив в ней ватный тампон. Для завершения процедуры стоит подсушить кожу и посыпать ее небольшим количеством крахмала. Главное — доступ воздуха и сухость в этих местах, потому что грибок очень любит закрытые места в складках кожи, где тепло и пот. Также можно использовать различные примочки. Для приготовления раствора возьмите литр воды и вскипятите. Залейте этим количеством жидкости 50 г смеси семян льна, коры дуба, травы таволги и чистотела. В растворе смочите марлю и приложите к больному месту. Проводить процедуры следует ежедневно до тех пор, пока пораженный участок немного не подсохнет. После примочки на больное место нанести цинковую мазь или же пасту ротокан.

Но лучше всего мне помогает березовый деготь. Смазывала им на 20 минут больные места, а потом смывала и тоже присыпала крахмалом. Жаль не всегда его можно легко достать.

Справилась с болезнью за неделю, но теперь опасаюсь прикосновений собак и кошек — кормлю на расстоянии, а в бане тщательнее обрабатываю все поверхности и хожу в тапочках».

Львова Н.Л, г. Владимир

КОММЕНТАРИЙ СПЕЦИАЛИСТА

Обработка кожи содой и содержание в чистоте и сухости — необходимые условия для успешной борьбы с любым грибком.

▶ *Чаще всего против паховой эпидермофитии в народной медицине используются различные травы. Ведь многие виды растений обладают антимикотическими свойствами. Большинство препаратов, которые направлены против грибковых заболеваний, изготавливаются на основе трав. Например, бензойная кислота. Данный препарат получают из таволги и ивы. Лютеин изготавливают из желтой кубышки, а новоманин — из зверобоя.*

Противогрибковым действием обладают такие растения, как **горчица, чистотел, эвкалипт, черемуха, пихта**.

Широкое применение в борьбе с грибковыми инфекциями получил обычный **деготь**. Ежедневно для смазывания больного места можно использовать **эфирное масло инжира**.

Перхоть тоже надо лечить!

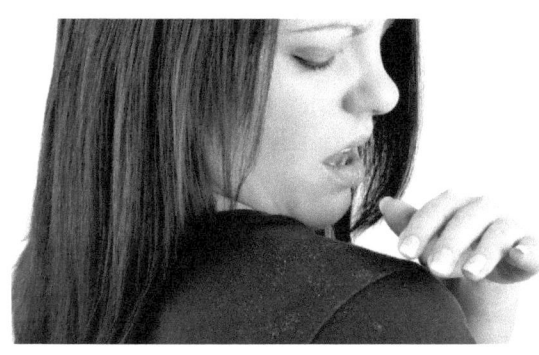

Есть в природе дрожжевой грибок Malassezia globoza, который прекрасно адаптировался для проживания у «гомо сапиенса» и самостоятельно существовать не может, поскольку не способен даже сам себе синтезировать все необходимы для жизни вещества. К примеру, «глобоза» не вырабатывает своих жирных кислот, а питается тем, что вырабатывают сальные железы. У мужчин, кстати, эти сальные железы крупнее, чем у женщин, потому и возможностей для развития у Malassezia globoza на мужской голове гораздо больше.

Побочный продукт деятельности «глобозы» — это олеиновая кислота, она проникает в кожу и вызывает быстрое отмирание клеток. Чешуйки кожного покрова отслаиваются и тихо падают, как снег, на спину и плечи, особенно неприглядно это, если одежда темная. О главном виновнике происходящего известно немало: недавно группа исследователей расшифровала геном «глобозы», и получилось, что человек всего в 300 раз сложнее грибка, вызывающего перхоть. Кстати, известный противоперхотный шампунь, остроумно названный Head and shoulders (голова и плечи), изготовлен с учетом Malassezia globoza. Грибок он не убивает, но весьма затрудняет ему жизнь. В рекламе этого шампуня обычно показывают волосы, свободные от перхоти, но это не значит, что грибок уничтожен, он просто ждет своего часа. Как перестанешь пользоваться этим популярным шампунем — так с тебя и начнет сыпаться снова. Производители весьма неглупые люди, и они понимают, как удержать покупателя, как заставить его пользоваться своей продукцией как можно дольше.

В конце 60-х годов прошлого столетия была доказана определяющая роль дрожжеподобного гриба Malassezia в образовании перхоти. В 1984 году Шустер доказал, что еще один дрожжевой грибок Pityrosporum ovale является возбудителем патологического процесса, в результате которого образуется перхоть. Но еще один интересный вывод был сделан в ходе исследований — это то, что Pityrosporum ovale, Pityrosporum orbiculare и Malassezia furfur (Malassezia) являются всего лишь вариантами одного и того же вида грибков.

▶ **Не менее 90% людей имеют эти дрожжевые грибы в составе постоянной или временной микрофлоры кожи. Но при определенных условиях, таких как гиперфункция сальных желез кожи, недостаток цинка, иммунодефицитные состояния, может происходить повышение их патогенности. При этом развивается воспалительная реакция кожи, в частности себорейный дерматит — хроническое воспаление кожи, развивающееся в так называемых себорейных зонах.**

Лечение перхоти и ее более тяжелой формы — себорейного дерматита волосистой части головы — всегда являлось актуальным. С проблемой справиться можно, но нужно терпение. Лечить перхоть можно разными способами, в зависимости от личных предпочтений и типа волос можно подобрать препараты, оптимально подходящие в каждом конкретном случае. **Используют маски, компрессы, ополаскивания:**

• *Маски* — обычно готовятся на основе травяных настоев. В качестве активных компонентов выступают фрукты, орехи, мед, свежие растения и цветы.

• *Компрессы* для волос и кожи головы позволяют мягко очистить голову, к тому же делают локоны блестящими, гладкими и мягкими.

• *Настои для ополаскивания* помимо смягчения кожи делают волосы крепкими, здоровыми и упругими.

Для получения наибольшего результата оптимален комплексный подход: рекомендуется применять несколько средств одновременно или же чередуя их. Например, сначала сделать компресс, после чего — маску, тщательно вымыть голову и ополоснуть волосы растительным отваром. Такой комплексный подход позволит устранить уже имеющие проблемы с волосами и помимо этого предотвратит появление новых.

Деготь — древнее средство от перхоти

«...Рекомендуют очень много средств от перхоти, я тоже многие перепробовала, но действительно помог мне только один способ. Я вычитала его где-то и решила испытать, поскольку очень убедительно было то, что в результате погибает грибок. У меня всегда были тонкие слабые волосы — предмет моих забот и источник страданий. Всегда завидовала тем, у кого толстая коса и пышные волосы, но природа мне этого не дала. А когда к этому добавилась еще и перхоть, вообще хоть из дома не выходи...

Рецепт старинный, народный: нужно взять березовый деготь и втирать зубной щеткой в кожу головы. Сложновато то, что эту массу нельзя смывать весь день и ночь с этим спать, укутав голову. Вы- мыть голову можно только утром. Но это меня не испугало, уж очень достала проблема. Сам деготь тоже было найти нелегко. Но кто ищет, тот всегда найдет — достала зелье, дождалась выходных, взяла еще отгул и принялась за процедуры. Вначале я чувствовала легкое жжение на голове, но оно вскоре прошло. Выполнила я все как нужно, утром вымыла голову и глазам не поверила — перхоть исчезла совершенно, а волосы заблестели и красиво легли. Я продолжила процедуры, повторяла это лечение раз в две недели в течение нескольких месяцев. С тех пор уже несколько лет перхоти у меня нет, хотя никаких мер не принимаю — вылечилась навсегда! Советую всем попробовать».

Ефимова С., г. Санкт-Петербург

КОММЕНТАРИЙ СПЕЦИАЛИСТА

Деготь березовый представляет собой продукт сухой перегонки наружной части коры (бересты) березы. Оказывает дезинфицирующее, инсектицидное и местнораздражающее действие за счет входящих в него ингредиентов: фенола, толуола, ксилола, смол и других веществ.

116

С таким же успехом можно применить другое древнее народное средство — ихтиол. **Ихтиол** — аммониевая соль сульфокислот сланцевого масла. Оказывает противовоспалительное, местнообезболивающее и антисептическое действие, в основном за счет содержащейся в составе органически связанной серы.

▶ *Деготь и ихтиол не только гибельны для грибка, но и нормализуют цикл обновления клеток кожи головы, тем самым препятствуют повышенному отмиранию клеток кожи, и образование перхоти прекращается.*

Единственный минус метода, что вряд ли он подойдет блондинкам — цвет волос наверняка изменится. Но в промышленности выпускают дегтярное мыло и шампуни с этими веществами. Хотя действие их намного слабее и не всегда дает результат.

Нет ничего лучше бабушкиных средств!

«...До сих пор ничего лучше бабушкиных средств от перхоти не изобрели. Даже знаменитый шампунь Head and shoulders грибок не убивает, а только приостанавливает его размножение. Как только престаешь пользоваться этим шампунем, так снова появляется перхоть. А вот бабушкины рецепты и по сей день используются ведущими парикмахерами и косметологами. Наибольшей популярностью пользуются травяные маски от перхоти, поскольку их очень просто готовить и компоненты для рецепта можно найти в любой аптеке или в продуктовом магазине.

• На темных волосах можно использовать **дубово-луковый отвар**. Берется кора дуба и шелуха луковицы по столовой ложке и варятся в 2 стаканах воды полчаса, после чего немного остужаются и втираются в корни волос. Но блондинкам такое средство не подходит — изменится цвет волос, поскольку состав обладает красящим свойством. Им можно применять другие, тоже не менее эффективные средства.

• **Лопуховая маска.** На стакан кипятка берут 20 г сухого сырья, заваривают на водяной бане несколько минут. Массу можно не процеживать, после маски волосы все равно придется мыть.

• **Овсяные хлопья** прекрасно сочетаются с травяными отварами и настоями и станут прекрасной основой для маски против перхоти. Обычный Геркулес заваривается травяным отваром (можно использовать отвары подорожника, крапивы, ромашки, приготовленные в пропорции 1 ст. ложка на 2 стакана воды), получившуюся кашицу нанести на голову и сверху укрыть полиэтиленом и полотенцем. Держать 1,5-2 часа. Такая маска помогает справиться с любым типом перхоти, но для получения стабильного результата ее следует проводить не реже 3 раз в неделю на протяжении 1-2 месяцев.

● В сезон свежих фруктов и овощей всегда наши бабушки старались использовать едва ли не самые приятные средства для ухода за больными волосами — готови-

ли ароматные **маски**, которые и от грибка избавляли, и насыщали волосы живыми витаминами, придавали им нежный аромат, восстанавливали структуру волос. Можно с легкостью следовать их примеру и использовать тыкву, кабачок, клубнику, смородину, яблоко, ведь все это и по сей день доступно каждому.

Только регулярное использование таких масок и спасает меня от перхоти. И детям своим делаю такие маски, поскольку у них кожа головы по наследству повышенной жирности, и грибок там прекрасно приживается, если не принимать никаких мер».

Агафонова Е.М., г. Выборг

КОММЕНТАРИЙ СПЕЦИАЛИСТА

Народные средства от перхоти используют растительные компоненты или продукты питания, а потому подходят всем и без побочных эффектов. **Лопуховая маска** смягчит сухую кожу, снимет зуд и жжение. **Овсяные хлопья** — источник витаминов группы В, необходимых для кожи и роста волос.

▶ *Травяные отвары для таких масок могут быть разными, но обязательно нужны травы с дезинфицирующими и противовоспалительными свойствами, чтобы не возник себорейный дерматит. Это может быть ромашка, календула, крапива, подорожник, шалфей, таволга, кора ивы, кора дуба. Кора дуба и ивы добавит маске дубящих свойств, что уменьшит салоотделение.*

Фруктовые и овощные маски не только приятны своим ароматом и эффективны против грибка (этому способствуют как органические кислоты, которые не по нраву грибку, так и эфирные масла, обладающие противомикробными и фунгицидными свойствами), но и насытят волосы витаминами, сделают их густыми, шелковистыми и прочными. Никаких бальзамов для слабых или секущихся волос вам не потребуется! Народная медицина с успехом справляется с подобными проблемами, только надо не лениться, не пускать дело на самотек.

От перхоти спасут свекла и касторка

«...Когда есть склонность к перхоти, то бороться с ней приходится всю жизнь, потому что обычно в таких случаях кожа головы жирная, а убрать эту жирность очень сложно. Поэтому я всю жизнь коплю и использую (стараюсь чередовать и отбирать более эффективные) рецепты от перхоти.

• Проверенный действенный ополаскиватель против перхоти — свекольная вода. В стеклянную банку наполовину налейте холодной воды, положите туда очищенную и мелко порезанную сырую свеклу, пока вода не поднимется под горлышко. После этого плот-

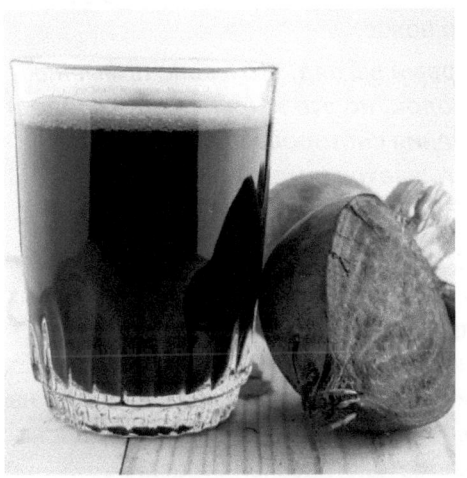

но закройте банку и поставьте в теплое и светлое место на неделю. Там пойдут процессы брожения. По истечении времени воду из банки нужно процедить и использовать для ополаскивания волос после мытья головы (½ стакана настоя следует развести 2 стаканами горячей чистой воды).

• Суперсредство — васильковый лосьон. Понадобится 50 г цветков василька, сухой сбор заливается смесью кипящего уксуса с водой (взятых в равных пропорциях), настаивается 60 минут, процеживается и применяется для ополаскивания локонов после мытья ежедневно 20-30 дней.

• Вылечить перхоть жирного типа поможет компресс из касторового масла, крепкого черного чая и водки (в равных пропорциях). Полученную смесь наносят на кожу головы перед сном, укутывают и утепляют полотенцем. Утром следует тщательно вымыть волосы, после этого ополоснуть лимонной водой (столовую ложку сока лимона развести в стакане воды, добавить горячей, чтобы была комфортная температура, и ополаскивать после мытья). Волосы будут шелковистыми и ароматными. Делают такие компрессы не чаще раза в неделю, поскольку спиртовая основа может сушить кожу.

● Миндальный эликсир также используется для компрессов:

5 растолченных ядер миндаля с коричневой оболочкой залить стаканом белого вина и настоять пару дней в темном месте. Обработке подвергаются корни волос, смачивать их следует на ночь, а утром голову можно вымыть привычным способом».

Петрова Н.Т., г. Новокузнецк

КОММЕНТАРИЙ СПЕЦИАЛИСТА

Приготовленная таким способом **свекольная вода** — это своего рода свекольный квас. В теплом месте происходит брожение сахаров свеклы, образуются продукты брожения, кислоты, которые делают волосы мягкими, блестящими, они хорошо расчесываются, а кроме того, эти кислоты обладают дезинфицирующими свойствами и свойством уменьшать салоотделение, обезжиривать волосы. В то же время сама свекла богата витаминами и минералами, это питает волосяные луковицы и сам волос.

Василек. Этот цветок считается одним из самых эффективных растительных средств для ополаскивания волос. Волос становится блестящим, шелковистым, сальные железы уменьшают свою активность, особенно вместе с уксусом, который усиливает противогрибковый эффект. Поэтому данный лосьон хорошо помогает от перхоти.

Касторовое масло питает кожу и волосы, а водка, входящая в состав, препятствует при этом зажирнению волос.

▶ *Как ни странно кажется на первый взгляд, что масло применяют при повышенной жирности волос, но это жиры разного рода и разных свойств. На фоне применения касторового масла собственный жир сальных желез вырабатывается в меньшем объеме.*

Миндальный эликсир. Миндаль имеет очень высокое содержание масла, и масло это уникальное. В его составе присутствует невообразимое количество глицерида линоленовой кислоты, полиненасыщенных жирных кислот, токостерола, фитостерола, амигдалина и других активных и полезных веществ. Помимо этого оно богато витаминами, в частности E, F, A, группы B, благодаря которым масло благотворно воздействует на состояние кожи и волос, вследствие чего этот продукт пользуется непревзойденной популярностью в косметологической отрасли.

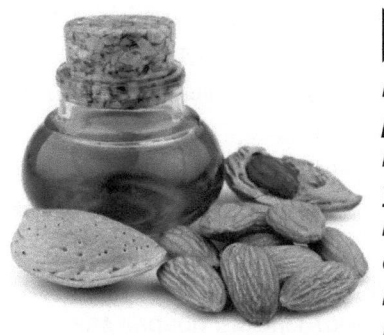

Масло сладкого миндаля обладает легкой текстурой, на фоне чего быстро впитывается. Оно универсально, поэтому рекомендовано к применению для любого типа кожи. Его можно использовать в уходе за нежной и чувствительной зоной вокруг глаз, а также зоной декольте. Это обусловлено его питательными, увлажняющими, смягчающими, омолаживающими, регенеративными, успокаивающими и противовоспалительными свойствами. Так же благотворно миндаль действует на волосы. Оптимально сбалансированный состав масла регулирует объемы выделяемого секрета сальными железами, предотвращая перхоть, а также устраняет воспаления. Оно способствует укреплению волосяных луковиц, повышает их эластичность, питает и стимулирует рост, возвращает естественный блеск.

Мойте голову правильно!

«...Если у вас проблемы с волосами, то забудьте о шампунях, какие бы сказки о них ни рассказывали — моющая основа везде одна, и она повреждает кожу головы, перечеркивая все полезные свойства дополнительных компонентов. Я с этими «лечебными» шампунями чуть не потеряла все волосы. У меня всегда они были жидковаты, а после родов просто стали вываливаться клочьями, и появилась перхоть.

Я была в отчаянии, но мне повезло, что вовремя дали совет, как правильно мыть голову без шампуней. Как только перестала ими пользоваться, так волосы и перестали выпадать. И перхоти не стало. Расскажу о натуральных средствах для мытья головы, которые особенно рекомендуют при перхоти. Помогают в борьбе с перхотью ржаной хлеб, яичные желтки, кефир и горчица. Из таких ингредиентов получаются отличные домашние шампуни:

● На ложку сухой горчицы берут 0,5 л горячей воды;

● 2 свежих желтка нужно смешать с 2 ложками рома и льняного масла, а можно просто желток нанести на волосы, предварительно разболтав его с небольшим количеством воды. Желток еще и уменьшает салоотделение.

• Берем 100 или 150 г мякиша ржаного черствого хлеба, мелко крошим и заливаем крутым кипятком. Кашицей намыливаем волосы, потом ополаскиваем голову чистой водой. И перхоти у вас при таком мытье никогда не будет, и волосы будут густыми и шелковистыми».

Смирнова Р.А., г. Кострома

КОММЕНТАРИЙ СПЕЦИАЛИСТА

Моющие средства, действительно, очень агрессивны по своей сути. Современные шампуни, конечно, нивелируют многие повреждающие свойства моющей основы шампуней, но все они все равно сушат и стягивают кожу, увеличивают шелушение кожи головы и выпадение волос, если с волосами или кожей уже имеются проблемы.

▶ *Почти все шампуни изменяют кислотно-щелочной баланс кожи, что отрицательно сказывается на сопротивляемости ее к различным повреждающим агентам, в том числе и грибкам.*

Все приведенные в письме натуральные средства одновременно и обезжиривают, и питают кожу головы и волосяные фолликулы, что резко отличает их от шампуней. Средства богаты витаминами, минералами, и после такого мытья даже никаких масок и ополаскивателей не требуется. На Руси раньше и мыла не было, а ходили чистыми. Да и волосы у русских красавиц всегда славились густотой и красотой. И все благодаря народным методам ухода. Этими средствами волосы и мыли всегда. И вам ничто не мешает иметь красивые волосы сегодня.

Грибы вызывают и лечат... рак

Грибки — коварные существа. Они не только селятся на коже и слизистых, доставляя массу неприятностей, но проникают вглубь организма и живут в ожидании ослабления иммунитета. И если организм ослабевает, то грибки могут натворить много бед. Существует микотическая теория рака, достаточно убедительная, хотя и другие теории, например вирусная, тоже имеют факты подтверждения. Во всяком случае, очень большая вероятность, что именно микроскопические формы грибков вызывают онкологические заболевания. Каждый такой гриб способен выделять более 20 ферментов, с помощью которых он открывает доступ в клетку и затем перепрограммирует ее: меняет память клетки, и она становится частью этого гриба, развиваясь по его программе, как гриб. Начинается безудержное размножение клетки, т.е. рак.

▶ **Но у организма есть защита от грибов-паразитов. Наша иммунная система вырабатывает фермент перфорин, который уничтожает такие больные клетки ежедневно. Он попросту делает в клетках «дырки», и измененная клетка погибает. Но если иммунитет не справляется и концентрация перфорина в крови падает, то сначала у нас начинают расти папилломы, потом доброкачественные опухоли, кисты, фибромы. А если перфорина вырабатывается меньше 50%, то он уже не может сдержать атаку микромицетов, и начинается массовое перерождение здоровых клеток в раковые.**

Но и в этом случае природа дала нам средство, которое способно исправить ситуацию, особенно на ранних стадиях онкологического процесса — это базидиальные грибы, плодовые тела которых мы собираем в лесу. Подобное лечится подобным, и крупные формы грибов способны бороться с такими пораженными грибом клетками, но не сами непосредственно, а через повышение выработки нашим организмом перфорина. Активизируют эту выработку вещества — полисахариды, которыми богаты базидиальные грибы.

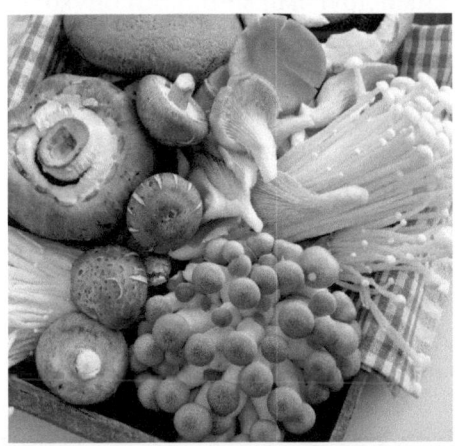

Поэтому, если у вас уже имеются первые признаки снижения концентрации перфорина в крови — папилломы или доброкачественные опухолевые процессы, то самое время начинать употреблять препараты из лекарственных грибов. Наиболее широко известны грибы из этой серии — шиитаке, рейши, кордицепс. Именно в китайской медицине их использовали активно как лекарственные.

Но оказалось, что противораковой активностью обладают практически все грибы, в том числе и произрастающие в нашем регионе. Только концентрация полисахаридов у разных видов разная. Наибольшей противораковой силой обладает гриб веселка, но можно использовать и белые грибы, и рыжики, и т.д.

Главное условие — не подвергать грибы термической обработке выше 40°C, потому что полисахариды очень неустойчивы к высокой температуре. Также нельзя для лечебных целей использовать маринованные, соленые, особенно горячим способом, грибы. Так что сушите грибы на солнышке и на ветру или употребляйте сырыми (только для этого нужно быть уверенными, что вы хорошо знаете грибы и знаете, какие можно есть в сыром виде) — и получите лекарство для иммунной защиты от рака.

Те, кто не имеет возможности приготовить грибное лекарство самостоятельно, могут купить препараты из грибов в аптеке, в наше время это не редкость.

Грибы помогут победить рак

«...Моему отцу 70 лет, 5 лет назад он был оперирован по поводу рака толстой кишки. Два года спустя нашли много метастазов в печени. Тогда фунготерапевт прописал пить грибные препараты. Выбора у нас не было, поскольку химиотерапия не обещала выздоровления, врачи говорили, что долго не проживет, и мы решили попробовать принимать грибы. Была предложена индивидуальная схема, в которую входили грибы кордицепс, шиитаке, рейши и веселка. Через 8 месяцев приема грибов (сначала назначили маркер-курс из шиитаке и рейши, чтобы понять, насколько еще способна включиться иммунная система в самостоятельную работу, а потом произвели корректировку курса) на снимках, на УЗИ и никакими другими методами опухоли и метастазы не нашли.

Да, еще в конце курса отец стал пить трутовик лиственничный, чтобы очистить печень и кровь от токсинов, и сейчас чувствует себя вполне здоровым. Но грибы теперь надо пить хотя бы раз в год, чтобы, по словам врача, поддерживать уровень перфорина на должном уровне».

Борислав Пеев, г. Москва

Грибы вселяют надежду

«...У моего племянника, молодого парня обнаружили опухоль мозга, но в операции отказали, потому что локализация очень неудачная. Сначала мы начали паниковать, не знали, что делать. Я пошла к травнику-фунготерапевту, и он посоветовал пропить грибы: кордицепс, рейши и шиитаке. Он сказал, что это самые сильные природные средства против рака. Я не очень верила в результат, но другого выхода не было. Племянник начал принимать эти грибы, потому что это была последняя надежда. Прошло полгода, и мальчик пошел на обследование снова. К великому удивлению, опухоль уменьшилась почти в два раза. Мы продолжили лечение, и через два года опухоль не нашли совсем. Это было чудом! Лечение было сложным и длительным, но, главное, результат был достигнут. Я думаю, что всегда самое главное — верить и продолжать бороться. А грибы эти, оказывается, не только от рака помогают, но и от многих других заболеваний. Это действительно чудо природы».

Авдеева И.И.,
г. Санкт-Петербург

КОММЕНТАРИЙ СПЕЦИАЛИСТА

Практически все грибы в большей или меньшей мере содержат полисахариды, помогающие в борьбе против опухолей: шиитаке, мейтаке, рейши, копринус, кордицепс, трутовик, дождевик, веселка, лисички, рыжики, строчки, вешенки, боровики и т.д. И это все съедобные грибы, это не лечение ядами (ядовитые грибы, такие как мухомор, в народе тоже используют, но механизм их действия совсем другой), а помощь через активизацию иммунной системы грибными полисахаридами.

▶ *Полисахариды часто носят название гриба, из которого они получены. Лентинан (от латинского названия шиитаке — Lentinus edodes) поддерживает иммунитет онкологических больных, увеличивая скорость созревания противоопухолевых лимфоцитов и усиливая их активность, помогает организму бороться с вирусами (герпес, гепатит, грипп, оспа, полиомиелит и даже ВИЧ), бактериями (туберкулез, бронхит, кокковая флора) и грибковыми поражениями (кандидоз).*

Опасные продукты, или Как избежать отравления микотоксинами

Очень коварны так называемые низшие грибы, которые в большинстве случаев незаметны для невооруженного глаза. Они могут подстерегать нас не только в душе, погребе и других сырых помещениях, но и в продуктах питания. В данном случае они могут вызывать сильнейшие отравления. Микроскопические грибы-паразиты, поселяясь на растении, начинают выделять ядовитые метаболиты в его ткани — микоксенобиотики. Чаще всего они расселяются на злаковых культурах, поэтому человек, используя зерно в пищу, вместе с ним поглощает и яд — причину многих серьезных отравлений.

Первые симптомы отравления микотоксинами — жжение во рту и горле, отек слизистой, точечные кровоизлияния — словом, признаки интоксикации, очень напоминают обычную септическую ангину. Отравление может сопровождаться повышением температуры. Нередко возникают и другие симптомы: понос, рвота, тошнота, сердцебиение.

При регулярном употреблении злаков, зараженных продуктами грибного метаболизма, возникает хроническая интоксикация организма. Большая концентрация данного яда в продуктах может привести к смерти.

Споры, выделяемые некоторыми плесневыми грибками при размножении, витают в воздухе и могут попасть в легкие, что становится причиной довольно сильной интоксикации. Через некоторое время после попадания пыли, содержащей большое количество спор, в легкие больной чувствует сильные головные боли, головокружение, слизистые оболочки носоглотки раздражаются, появляются насморк, першение в горле, кашель. Споры различных плесневых грибов вдыхают обычно рабочие, имеющие дело с хлопком, бумагой, целлюлозой, древесиной.

▶ **При постоянном вдыхании пыли с примесью микотоксинов развиваются очень серьезные профессиональные заболевания, иначе говоря — хронические отравления.**

В качестве профилактики отравлений рекомендуется чаще делать влажную уборку в помещениях и избавляться от старых ненужных вещей, которые тоже могут стать почвой для развития и распространения плесневого грибка.

Помимо болезней от плесневых грибов, наиболее известны такие микотоксикозы, как афлотоксикозы и эрготизм.

Самое простое средство от микотоксинов — профилактика. Следует знать, где могут подстерегать вас эти опасные грибки. И принять все меры, чтобы не столкнуться с ними.

Отравилась арахисом

«...Однажды я отравилась арахисом. Вот уж никогда не думала, что можно заболеть от употребления орехов. Диагноз поставили не сразу, поскольку симптомы были, как при пищевом отравлении: понос, боли в животе, но «скорую» пришлось вызывать, потому что начались галлюцинации, судороги. Увезли в инфекционную больницу, а там разобрались. Выяснили, что я голодная наелась сырого арахиса, после чего и стало плохо. Вылечили, хотя болела тяжело. Теперь урок на всю жизнь — орехи только чистые ем, каждый раз плесень смотрю — нет ли хотя бы следов. Арахис вообще не употребляю. И всех предостерегаю».

Смирнова Г.И., г. Нижнекамск

КОММЕНТАРИЙ СПЕЦИАЛИСТА

Афлатоксикозы. Источниками заражения афлатоксинами являются земляные орехи (арахис), некоторые злаковые культуры (пшеница, рожь, ячмень, рис), бобовые и масличные культуры, молоко, мясо и другие продукты. Хотя афлатоксины впервые были обнаружены в арахисе и производных ему продуктах, в настоящее время наиболее распространенным источником афлатоксинов стала кукуруза.

При отравлении афлатоксинами могут возникать поражения почек, понос, отеки, судороги и нарушение координации движений. Характерная особенность действия малых доз афлатоксинов — отдаленность во времени проявления токсического эффекта. Например, для человека этот период измеряется десятилетиями.

При хроническом отравлении афлатоксинами возникают тяжелые поражения печени (цирроз, рак).

Теперь становится понятно, насколько вредна привычка использовать в пищу продукты со следами плесени: даже если вы срезаете маленькое зеленое пятнышко, такие продукты могут сыграть с вами злую шутку в отдаленном будущем.

Фузариозы. Микотоксины, вырабатываемые грибами рода фузаридии, обладают высокой степенью ядовитости. Похожий на плесень, этот гриб обычно размножается в период таяния снега в перезимовавшем под ним зерне (весной, когда начинают использовать зерно, и происходят отравления); он также поражает злаковые в период роста, в валках (особенно при дождливой погоде) и в зернохранилищах (при повышенной влажности зерна).

Военная история

«...Запомнился мне случай из моего голодного военного детства. Тогда с хлебом было очень плохо, собирали и пускали в пищу все, что могли найти хоть сколько-то съедобное. Вот тогда и раскопали в нашем селе какие-то старые запасы зерна. Обрадовались, не посмотрели, что часть зерна какая-то нечистая. Испекли хлеб, а потом всем селом повально отравились, да так тяжело болели: колики в животе, понос, судороги. Кто помладше, да старики, что послабее — не выдержали, померли. Страху тогда натерпелись. А люди старые, бывалые сказали тогда, что это спорынья в зерно попала и что она сильно ядовитая. На всю жизнь я этот случай запомнила. Главное, чтобы нынешнее поколение помнило, что такое может быть».

Демина Б.И., г. Волгоград

КОММЕНТАРИЙ СПЕЦИАЛИСТА

Обычно спорынья поражает злаковые культуры. К моменту созревания зерна гриб уже обретает плотную роговидную ткань, которую в народе называют рожком. Рожки отпадают и сохраняются в земле до следующего года. Под действием микотоксина гриба спорыньи развивается острое или хроническое отравление, называемое эрготизм.

Отравление возникает в результате употребления продуктов переработки зерна, зараженного спорыньей,— хлеба, кваса, бражки. Особенно часты такие отравления в первые месяцы сбора нового урожая.

Начальные симптомы отравления сходны с алкогольным опьянением, вследствие чего хлеб, содержащий этот токсин, называют «пьяным». При остром отравлении возникают возбуждение, галлюцинации, судороги, тошнота, рвота, коликообразные боли в желудке. Появляются общая слабость, боли при глотании, развивается ангина (покраснение глотки и языка), на коже образуются кровоизлияния. Поражается преимущественно кроветворная система (уменьшается количество в крови эритроцитов, лейкоцитов, тромбоцитов), что вызывает снижение иммунной защиты организма, развивается сепсис (заражение крови).

Хроническое отравление спорыньей характеризуется спазмом сосудов и последующей гангреной конечностей.

▶ *Основным профилактическим мероприятием против эрготизма является очистка зерна от рожков спорыньи. Необходим надежный контроль за содержанием ее в зерновых продуктах. Поскольку при выпечке хлеба токсичность спорыньи в нем сохраняется, концентрация ее в муке не должна превышать 0,05%.*

Необходимо исключить из питания людей и животных зерно, перезимовавшее в поле, а также корма, пораженные этим грибом.

Помните, что микотоксины, которые встречаются в умеренной климатической зоне (чаще в корме животных, чем в пище людей), являются вероятными загрязнениями мяса, молока и яиц.

В настоящее время насчитывается до 12 разновидностей микотоксинов. Все они устойчивы к нагреванию (даже до 200°C!) и сохраняются при большинстве видов обработки продуктов. А в связи с тем, что санитарный контроль сейчас местами во многом ослабел, надо помнить об этих токсичных грибках, могущих попасть в продукты питания при неправильном хранении. И не такое уж это редкое явление.

Глава 3.

Очищаем печень

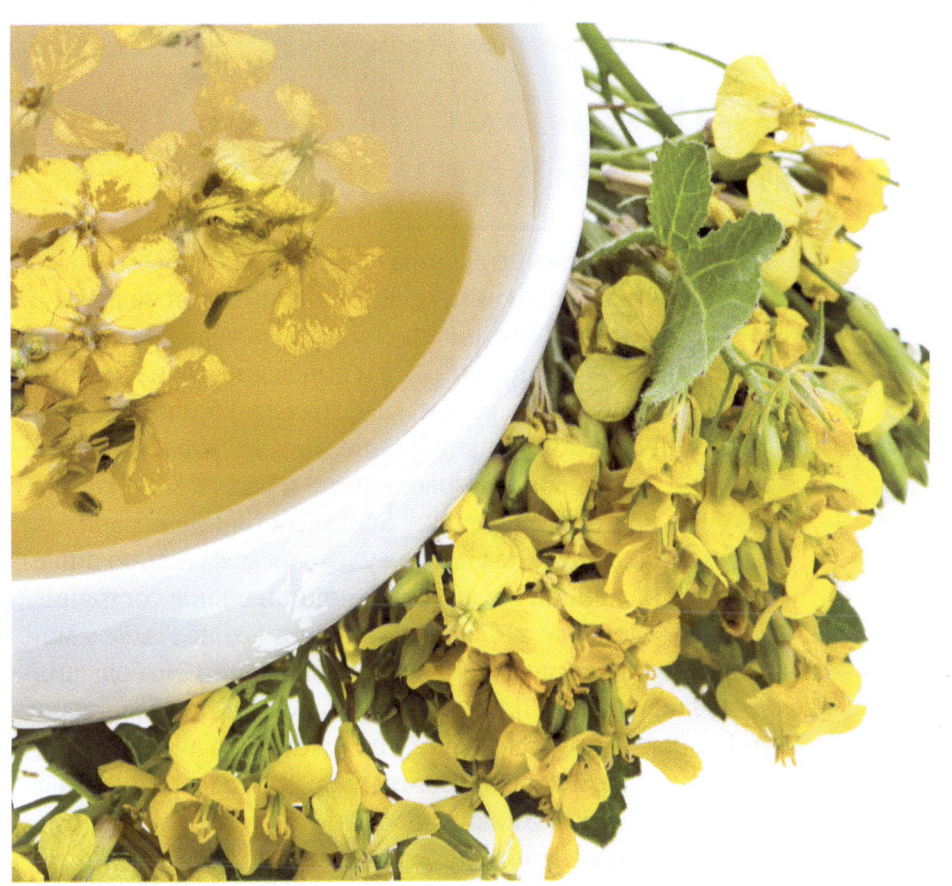

Современная медицина, предлагая для лечения заболеваний все более сильные препараты, становится с каждым днем «агрессивней» в своих методах в ущерб процессу истинного излечения. В результате спектр побочных эффектов множится, а болезнь, если и отступает, то на краткий срок. В такой ситуации поиск новых методов лечения натуропатией, способных к тому же укрепить иммунитет и мобилизовать внутренние резервы организма на борьбу с недугом, становится все более актуальным. В процессе использования народных рецептов у читателей возникает много вопросов и о самом заболевании, и о методах его лечения. Именно поэтому данная глава построена под углом зрения наиболее часто задаваемых, наболевших вопросов, на которые постараются подробно ответить наши специалисты. Вопросы о заболеваниях печени, вирусных гепатитах и о том, как не допустить цирроза задает врач-натуропат Татьяна Гейдан.

Гепатиты: такие разные и такие одинаковые

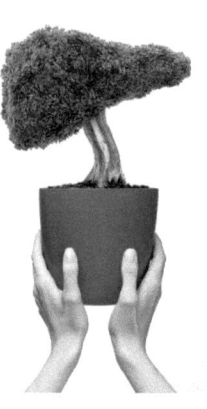

Печень по давним китайским поверьям — вместилище жизни. Это важнейший орган нашего организма. Все токсины проходят через нее, чтобы быть уничтоженными и выведенными из организма. Здесь вырабатывается желчь, без которой невозможно пищеварение. Печень играет важную роль в обмене холестерина и сахаров. От состояния печени зависит общее состояние организма, включая суставы, кожу и волосы, функцию пищеварения и даже наше эмоциональное состояние. Здоровье этого органа, как и его неотъемлемой части — желчного пузыря, заслуживает особого внимания. Но большинство из нас очень легкомысленны в данном вопросе, вот и возникают многочисленные заболевания как печени, так и желчного пузыря. А ведь их легче предупредить, чем лечить. Поэтому предлагаем разобраться вместе, можно ли их избежать и какие народные средства помогут в лечении болезней печени и желчного пузыря, если они все же возникли.

Болезням желчного пузыря мы посвятим отдельный выпуск, а сейчас разговор пойдет о печени и о таких заболеваниях, как гепатит, цирроз, жировой гепатоз. Самое распространенное из них — гепатит, с него и начнем.

Почему воспаляется печень?

(?) *В студенческие годы моя подруга, вернувшись из путешествия по горам Памира, заболела желтухой. Тогда для нас диагнозы гепатит, желтуха и болезнь Боткина означали одно и то же, и лишь позже я узнала, что гепатиты бывают разные, и та студенческая желтуха — цветочки по сравнению с другими видами. Что это за разновидности болезни и чем они отличаются?*

> **Гепатит — острое или хроническое воспаление печени. Это воспаление может быть вызвано вирусом, который живет непосредственно в клетках печени, или же токсическими воздействиями на печень различными веществами: химическими ядами, некоторыми лекарствами.**

Из лекарственных веществ гепатит могут повлечь, например, транквилизаторы (успокаивающие средства) или антибиотики в случае их длительного применения.

Токсические гепатиты, обусловленные воздействием на печеночную ткань определенных химических соединений, таких как четыреххлористый углерод, некоторые сульфаниламиды или алкоголь, возникают в первую очередь у людей с предшествовавшими нарушениями функций печени. Иногда гепатиты связаны с инфекционными или системными заболеваниями в организме. Они наблюдаются при инфекционном мононуклеозе, сифилисе, туберкулезе, как осложнение при амебной дизентерии, при некоторых болезнях соединительной ткани, например системной красной волчанке.

▶ **Чаще всего встречаются вирусные гепатиты, и их выделяют в отдельную группу. Они вызываются разными вирусами, причем заражение каждым вирусом имеет свои отличительные особенности.**

Гепатит А, ранее известный как инфекционный гепатит, или болезнь Боткина, попадает в организм с частицами фекалий в пище или воде, в экзотических случаях с сырыми моллюсками. **Гепатит В**, или сывороточный гепатит, вызывается вирусом гепатита В при попадании его непосредственно в кровоток. Сходным путем передается и вирус **гепатита С**. Сейчас в официальной медицине открыт еще ряд видов вирусов, вызывающих гепатит: D, E, F или G. Эти гепатиты также мало проявляются клинически в начальной стадии и передаются контактным путем или через кровь.

Как отличить гепатиты А, В, С по клинике?

? *Отличаются ли по своим симптомам гепатиты, вызванные различными вирусами? Почему гепатит А считается самым легким из них, а гепатиты В и С — серьезными и даже страшными заболеваниями?*

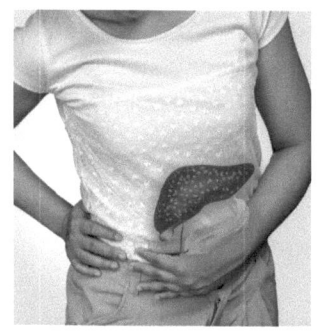

Наиболее клинически выражен гепатит А: потеря аппетита, усталость, тошнота, рвота, головные боли, окрашивание кожи в желтый цвет (желтуха). Этот гепатит передается фекально-оральным путем, т. е. через объекты, загрязненные фекалиями: продукты, руки, воду. Он обычно начинается остро и только в случае неправильного лечения переходит в хроническую форму.

Заражение гепатитом В происходит через кровь, а также через слюну, половым путем (сперму и жидкость, выделяемую шейкой матки), а у новорожденных — через плаценту от матери. Симптомы гепатита В: желтуха, недомогания, боли в желудке, сыпь, сопровождающаяся зудом. Развивается гепатит В очень медленно и долго не проявляется.

Гепатит С в целом — это бессимптомное заболевание, диагностируется чаще случайно, когда люди обследуются по поводу других заболеваний. Поэтому в своевременной диагностике важны анализы. Скрытый (инкубационный) период при гепатите С составляет около 50 дней (от 20 до 140). Возбудителем гепатита С является один или несколько вирусов, чаще всего этот тип заболевания связывают с переливанием крови. Острый гепатит С диагностируется редко и чаще случайно. Характеризуется достаточно высокой активностью трансаминаз печени (нередко увеличение АЛТ в 10 раз и более) при отсутствии клинических проявлений (жалоб больного, каких-либо внешних признаков болезни). К **симптомам острого гепатита С** относят интоксикацию, отсутствие аппетита, слабость, тошноту, иногда — боли в суставах. Затем может развиться желтуха, с появлением которой активность трансаминаз снижается. Возможно увеличение печени и селезенки (гепатоспленомегалия). В целом, интоксикация и повышение трансаминаз менее выражены, чем при гепатитах А и В.

Поможет ли народная медицина?

Какое место в лечении гепатитов можно отвести методам народной медицины? Какие методы наиболее действенны?

При остром и хроническом гепатите лекарственные растения служат дополнительным средством к медикаментозному лечению, которое назначает врач.

Гепатит А, в принципе, не требует особого лечения. Нужно только создать условия организму, чтобы он мог справиться с этим заболеванием своими силами и вовремя устранять симптомы проявления болезни. Особую значимость с первых дней болезни приобретает соблюдение постельного режима и особой щадящей диеты, применение гепатопротекторов (средств, поддерживающих печень, укрепляющих и защищающих ее от поражения). Больному рекомендуется обильное питье до 3 л в сутки в виде растворов глюкозы, сладкого чая или щелочесодержащей минеральной воды.

Следует максимально ограничить физические нагрузки до полугода. Для ускорения выздоровления назначается сбалансированная витаминотерапия. В первые дни заболевания целесообразны энтеросорбенты. При легкой форме вся терапия этим и ограничивается.

При гепатите А средней и высокой тяжести дополнительно проводят лечение по симптомам, дезинтоксикацию, активизируют окислительно-восстановительные реакции организма, выводят избыток жидкости мочегонными, поддерживают кишечную флору и желчный пузырь и только в очень тяжелых случаях применяют кортикостероиды. Во всех этих направлениях работают и народные средства, причем наилучшим образом: травы, пчелопродукты, пиявки, мумие и т. д.

► При гепатитах токсического происхождения цели лечения те же, но добавляются еще задачи выведения токсинов, повредивших печень.

В лечении гепатитов В и С большую роль приобретает противовирусное воздействие. Но и здесь существует целый арсенал средств в народной медицине. Самое широкое применение из методов народной медицины в лечении гепатитов получила фитотерапия.

Когда развивается хронический гепатит?

Как развивается хронический гепатит при вирусных поражениях печени, что способствует этому? Как долго надо оберегать печень, чтобы этого не произошло?

Вирусы, вызывающие гепатиты, способны размножаться только в клетках печени, в которые проникают с током крови. Иммунная система распознает врага, но не может уничтожить вирус в клетке, не затронув саму клетку. Она начинает уничтожать зараженные клетки, из-за чего печень страдает, снижаются ее функциональные возможности.

Получается, чем активнее иммунная система борется с вирусом, тем хуже начинает функционировать печень. Но это путь освобождения от инфекции, организм постепенно восстанавливает нарушенные функции, и человек выздоравливает. В большинстве случаев при острых вирусных гепатитах в среднем в течение полугода организм полностью справляется с инфекцией. Но очень важно в этот период поддержать печень, не нагружать ее и создать ей все условия для выздоровления.

> **Если в тот момент, когда инфекция начала развиваться, организм защищается вяло, вирус остается в печени дольше 6 месяцев, и болезнь переходит в *хроническую форму*.**

При проведении лечебных мероприятий, о которых было сказано выше, у больных вирусным гепатитом А этого практически не случается, у зараженных вирусом гепатита В — в 5-10% случаев, а у инфицированных вирусом гепатита С — в 60-70%. При этом здоровая ткань печени способна долго переносить повышенные нагрузки, поэтому хронический гепатит протекает годами — вяло и порой незаметно. Но последствия его могут оказаться тяжелыми: через 10-20 лет у некоторых больных развивается цирроз печени или даже рак.

▶ **Таким образом, с острыми гепатитами А и В, как правило, организм справляется самостоятельно, хотя наблюдение у врача необходимо. При хронических вирусных гепатитах В и С проводится длительное лечение, однако окончательно избавиться от недуга очень сложно.**

Диета и еще раз диета!

Невозможно излечиться от гепатита, полностью не изменив свой рацион и режим питания. Никакие дорогостоящие лекарства не помогут, если пациент не будет соблюдать строжайшую диету. Печень должна получить покой и условия для выздоровления, пока организм борется с болезнью.

Еда должна быть лекарством

«...Я переболела гепатитом А. Начало было острым: пожелтела, поднялась температура, рвота. Конечно же, «скорая» отвезла в больницу. Там и поставили диагноз. Врач с первых дней объяснила, что питание — основное лечение, тогда будет шанс полностью излечиться без последствий. Так и получилось. Сначала это было практически голодание, только пила отвар шиповника и минеральную воду. После 7-го дня разрешили фрукты и подсушенный хлеб, а потом перевели на стол № 5.

Когда выписали из больницы, то строго наказали соблюдать диету полгода: ничего жирного, острого, ни капли алкоголя, кофе, нельзя жареного и всякие сладкие изделия, а только натуральный мед и сухофрукты. Я очень тщательно следила за питанием. Выполняла все рекомендации и через полгода дисциплины могла есть все — печень моя восстановилась полностью. Я убедилась, что диета лечит! Главное — выдержать эти полгода. За полгода привыкла к такому питанию, хотя всегда считала, что не могу себя организовать для использования любой диеты. Кстати, я похудела, постройнела за этот период.

В этом плане болезнь даже пошла на пользу. Я поняла, что организация питания — совсем не трудная вещь, если стоит цель. Я и теперь питаюсь достаточно правильно, чтобы не терять приобретенную форму. Правда, алкоголь теперь могу себе позволить за праздничным столом. Болезнь прошла без последствий, и я рада этому».

Леонова Н.Е,
г. Санкт-Петербург

Как питаться при гепатите?

Расскажите, пожалуйста, подробно, как питаться при гепатите, ведь многие, выписавшись из больницы, вынуждены дальше организовывать свое питание самостоятельно, а памятки, которые дают доктора, очень уж краткие и неинформативные. А информация может даже отличаться...

В первые дни острого заболевания или обострения хронического гепатита рекомендуется отказ от любой пищи, хотя состояние такое, что и самому не захочется ничего есть. Лучше больше пить: воду простую или минеральную, зеленый чай с медом, отвар шиповника, фруктовые и ягодные соки, разведенные пополам с водой.

После того как острые симптомы утихнут, можно есть небольшими порциями протертые свежие фрукты, овощи, зелень, жидкие каши на воде без сахара, кисели и желе.

Через 5 дней можно ввести нежирный протертый творог, отварную рыбу, немного сливочного (не более 30 г) и растительного (не более 15 г) масла.

К концу недели (где-то на 7-й день болезни) обычно начинается выздоровление. В этот период можно принимать фруктовые и овощные соки, есть свежие фрукты и овощи, подсушенный пшеничный или ржаной хлеб, сухари, вегетарианские супы, омлеты, отварную курицу. С этого момента необходимо питаться регулярно маленькими порциями через каждые 3-4 часа. Важна температура блюда. Еда не должна быть ни горячей, ни холодной, а комнатной температуры. Допустимые методы приготовления: варка, тушение, запекание или приготовление на пару.

В этот период очень важно много пить, чтобы выводить токсины. Объем выпиваемой воды должен быть не менее 1,5-2 л в день.

Цель диеты № 5, которую назначают при заболеваниях печени в стадии выздоровления и при заболеваниях ЖП вне обострения — содействовать восстановлению нарушенной деятельности печени и желчного пузыря путем введения в пищевой рацион продуктов, улучшающих работу печени, усиливающих желчевыделение и способствующих нормальной деятельности кишечника. Из рациона исключаются продукты, обременяющие работу печени. Принципы этой диеты следует соблюдать не менее полугода.

Расскажу подробнее, в чем заключается диета №5.

1. Конечно, полностью исключаются алкоголь, острые приправы (перец, горчица, уксус), жареные и копченые блюда, сало и жирное мясо, консервы, мороженое и кофе.

2. Враг номер один — соль.

3. Забудьте про все искусственные сладости: торты, шоколад, сдобу.

4. Не рекомендуется употреблять в свежем виде чеснок, редьку и редиску.

5. Никаких мясных бульонов — супы вегетарианские.

6. Придется ограничить употребление сливочного масла (не более 50-70 г в день, для детей 30-40 г), сливок, сметаны, яиц (омлеты можно кушать не чаще 2-3 раз в неделю), сыра (разрешается в небольшом количестве). Лучше не употреблять сосисок, колбасы, икры, сельди и помидоров.

7. Продуктами выбора становятся: овощи, фрукты, любые молочные продукты, отварное и тушеное нежирное мясо (говядина, телятина, курица, индейка, кролик), отварная свежая рыба (щука, карп, судак, треска, окунь), квашеная капуста, крупа и сухари.

8. Хлеб рекомендуется из пшеничной муки 1-го и 2-го сорта вчерашней выпечки, а также можно побаловать себя несдобными пирожками с вареным мясом и рыбой, творогом, яблоками.

9. Пить при гепатите очень полезно ягодные и овощные соки, отвары шиповника и пшеничных отрубей, фруктовый или травяной чай.

10. В качестве десерта подойдут сухофрукты, мед, зефир, мармелад, пастила, варенье.

11. Очень полезны такие продукты, как орехи и соя. Разрешается заправлять салаты растительным маслом.

12. Также при больной печени полезен арбуз. Он содержит много легкоусвояемой сахарозы, фруктозы, в нем достаточно марганца и фолиевой кислоты, необходимых для работы организма в условиях болезни.

Овсяно-тыквенное противостояние

«...Несколько лет назад моя дочка заболела гепатитом С, где заразили ее, так никто и не знает: то ли у гинеколога, то ли у стоматолога. Все остальные варианты мы с врачом исключили сразу. Лечились в больнице, потом дома, настроение было ниже среднего, ведь прогнозы у этого гепатита плохие. После лечения в больнице врач назначил соответствующую диету и посоветовал есть как можно больше тыкву и геркулес. Я каждый день стала готовить дочке лечебную кашу. Тыкву надо нарезать маленькими кусочками и сварить в слегка подсоленной воде, потом нужно добавить немного молока, а когда тыква практически готова, то надо добавить геркулес. Готовое блюдо можно подсластить сахаром или медом, и можно кушать. Кормила я дочку этой кашей очень долго, особо ни на что не надеясь. Просто потому что знала, что это ей полезно. Но однажды, когда девочка сдала анализы, врач очень удивился, потому что получился очень хороший результат. Уж и не знаю, ушел ли вирус насовсем (очень дорогой лечебный курс ей оплатили на работе), но показатели печени были почти в норме, а уж о самочувствии дочки и говорить — лишнее».

Иванова Н.И., г. Нижнекамск

КОММЕНТАРИЙ СПЕЦИАЛИСТА

Тыква — удивительный продукт. С древних времен ее почитают и в народе, и в привилегированных кругах. Тыква содержит множество витаминов, в том числе каротин, витамины С, Е и группы В, а также довольно редкий витамин К, который влияет на свертываемость крови.

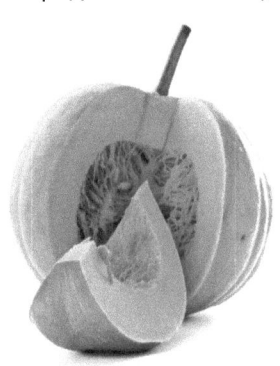

▶ *Есть в тыкве витамин Т, который улучшает все обменные процессы в организме человека, способствует усвоению тяжелой пищи и жиров, поэтому она облегчает работу печени.*

▶ *Кроме того, тыква снижает риск возникновения перерождения клеток в организме человека, т. е. злокачественных процессов, что особенно важно при гепатите С, когда риск развития рака печени очень велик.*

По содержанию железа тыква превосходит все сорта яблок. Тыква замедляет все процессы старения в нашем организме. Благодаря высокому содержанию калия тыква укрепляет сосуды, избавляет от отеков, способна предупреждать асцит. Тыква является незаменимым источником клетчатки.

> *Мы уже упоминали, что при гепатите важны сорбенты. Тыква — один из лучших вариантов, она содержит большое количество пектина, который является мягким природным сорбентом и способствует выведению токсинов из организма и нормализации работы желудочно-кишечного тракта, улучшает перистальтику кишечника. Помимо всего, тыква обладает мягким желчегонным и мочегонным действием.*

Помимо тыквы пектин в большом количестве содержится в свекле и хурме. Блюда из тыквы желательно употреблять тем, кто перенес вирусный гепатит А. Биологически активные вещества, которыми богата тыква, способствуют возобновлению функции печени. Это диетический и легкоусвояемый продукт. При гепатите врачи советуют употреблять 0,5 кг ее мякоти в день.

Овес — не менее целебный продукт, поскольку также содержит клетчатку, выступающую в роли сорбента. Минеральный состав этого продукта способствует насыщению печени необходимыми элементами. И еще печень получает с геркулесом ценный легкоусвояемый белок.

> *При больной печени геркулес — это продукт первого порядка, продукт обязательного потребления.*

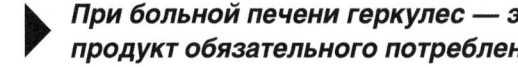

Чем заменим соль?

«...Практически каждому заболевшему гепатитом приходится полностью изменить свое питание. Особенно тяжело отказаться от соли — без нее блюда кажутся пресными и невкусными. Для меня это был самый тяжелый момент. Еще первые дни после выписки из больницы я как-то это терпела, а потом стало невмоготу. Помогла советом сотрудница на работе. У нее гипертония, которая зависит от потребления соли, и она давно была вынуждена отказаться солить пищу. Она дала мне несколько рецептов домашних приправ, которые не только придадут блюдам аромат и вкус, но к тому же насытят организм витаминами и полезными минералами.

1. 3 средние головки чеснока натрите на мелкой терке или выдавите через чесночницу. Добавьте туда 2 стакана очищенных грецких орехов. Все тщательно размешайте, подливая в орехово-чесночную массу растительное масло, пока не образуется густое пюре. В конце добавьте 3 ст. ложки лимонного сока, снова тщательно перемешайте и переложите в чистую стеклянную банку.

2. Из сушеных душистых листьев можно приготовить ароматную добавку. Истолките в порошок и тщательно перемешайте сушеные листья черной смородины, малины, вишни, земляники, винограда и цветы иван-чая (все в равных количествах).

3. Полезные и вкусные приправы получаются из семян:

- к 5 частям сушеной морской капусты добавьте по 1 части сушеных, смолотых в кофемолке семян дыни, тмина, кунжута, льна, облепихового жмыха;

- по 1 части морской капусты, семян тмина и цедры лимона. Лимоны сверху часто пропитывают разными составами для лучшего хранения, поэтому предварительно лимон необходимо целиком прокипятить 2 минуты;

- душистая приправа получится, если смешать по 7 частей сельдерея, кинзы, петрушки, мяты, укропа, кресс-салата и лаврового листа, предварительно измельчив все составляющие. Готовую приправу храните в стеклянной банке».

Королева Е.И.,
г. Великие Луки

КОММЕНТАРИЙ СПЕЦИАЛИСТА

Эти приправы с успехом могут заменить вам соль, украсив блюдо новыми вкусовыми оттенками.

Но вот чеснок не рекомендуется использовать на ранних сроках выздоровления — он раздражающе действует и будет тяжел для печени. Также будьте осторожны с кинзой и петрушкой.

Мед поддержит печень

«...Когда я болел в юности гепатитом, то меня закормили медом и изюмом. Это как-то очень прочно засело в моей памяти. Случилось так, что и моя дочь, когда уже была взрослой, тоже переболела этой болезнью после поездки на отечественный юг. Тогда я и вспомнил про мед. Стал искать для дочери рецепты разные с медом, рекомендуемые при гепатите. Мед повышает защитные функции организма и препятствует разрушению клеток печени. Хочу предложить несколько эффективных медовых смесей, которые помогут укрепить печень.

• Смешайте 0,5 стакана яблочного сока и 1 ч. ложку меда. Принимайте утром и вечером.

• Соедините 0,5 кг ягод черной смородины с 0,5 кг меда. Употребляйте смесь по 1 ч. ложке за 30 минут до еды.

• Для лечения и профилактики цирроза и хронического гепатита утром и вечером принимайте по 1 ст. ложке меда, смешанного с маточным молочком в пропорции 1:100.

• Смешайте 250 г меда со стаканом (200 г) сока черной редьки. Пейте по 3 ст. ложки 3 раза в день.

• В течение месяца ежедневно утром и после обеда принимайте смесь из 1 ч. ложки перги и 1 ст. ложки меда.

Как и мне когда-то, дочери мед тоже помог скорее выздороветь».

Иванов Т.О.,
г. Смоленск

КОММЕНТАРИЙ СПЕЦИАЛИСТА

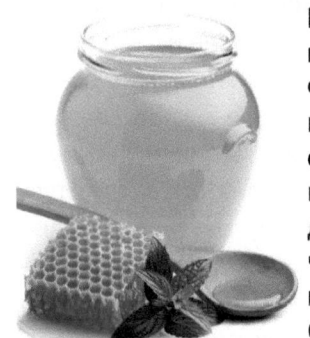

Компоненты, входящие в мед, способствуют активизации всех процессов, происходящих в печени. Фруктоза, входящая в его состав, легко усваивается и идет на энергетические нужды печени. Но мед не единственный продукт пчел, полезный для печени при гепатите. Еще более ценными свойствами обладают маточное молочко и перга, в которых биологически активные вещества еще более сконцентрированы, ведь ими выкармливается пчелиное потомство. Сок черной редьки содержит массу веществ, очень сходных по составу с антибиотиками, поэтому она также эффективна при кашле и простуде. Блюда из редьки содержат большое количество пищевых волокон, нормализующих работу пищеварительной системы и помогающих справиться с запорами, а также сорбирующих на себя желчь и токсины из кишечника.

 Эфирные масла, входящие в состав черной редьки, могут улучшить аппетит и усилить образование желудочного сока. Еще

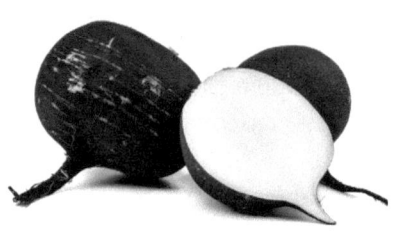

одно очень ценное свойство сока этого корнеплода заключается в способности растворять желчные камни и очищать печень от токсинов.

Употребляя редьку, мы стимулируем иммунную систему, ускоряем обменные процессы, избавляемся от холестериновых бляшек и шлаковых отложений, обогащаем организм витаминами.

Как хрен спас меня от гепатита

«...Мое здоровье всегда было достаточно крепким. Много пришлось перенести в годы Великой Отечественной войны. Приходилось общаться с тифозными больными, они умирали, а меня никакая болезнь не брала. Потом мне пришлось принимать участие в освоении целинных земель Северного Казахстана, а там и сейчас гепатит А не редкость, а в те годы болезнь просто свирепствовала. Там я и заболел гепатитом — в один день пожелтел и попал в госпиталь. 45 дней пролежал в госпитале, но время было тяжелое, так до конца и не вылечился тогда. Вернулся домой, в Белоруссию, отощавший, ослабший.

Выхаживала меня моя тетя, которая знала народную медицину. Она отпаивала меня настоем хрена. Она утверждала, что это самое эффективное и быстродействующее лекарство при острых гепатитах.

Тетушка брала 0,5 кг вымытого и очищенного корня хрена, натирала на терке. Эту кашицу она заливала литром кипятка, плотно закрывала крышкой и настаивала ровно 24 часа. Затем настой процеживала, отжимала и давала мне пить по 1/4 стакана 3 раза в день до еды. Снадобье подействовало очень быстро. Уже через неделю мое состояние значительно улучшилось, понял, что наконец выздоравливаю, а еще через 2 недели я понял, что здоров. Это было как чудо! С тех пор печень меня ни разу не беспокоила.

Тетушка говорила, что гепатит можно лечить так же эффективно и корнем лопуха обыкновенного. Для этого надо взять 1 ст. ложку измельченного корня, заварить стаканом кипятка и дать настояться. Этот настой нужно пить по 1/4 стакана 3-4 раза в день, добавляя по вкусу мед. Так что народные средства и гепатит лечат — на себе убедился».

Николаев А.А., г. Орел

КОММЕНТАРИЙ СПЕЦИАЛИСТА

Уникальные целебные свойства **хрена** объясняются тем, что он содержит много активных компонентов и эфирное масло, обладающее антисептическими свойствами. Этот острый корень очень питателен: в сыром виде в нем содержится приблизительно 16% углеводов, около 3% азотистых веществ, а также жиры.

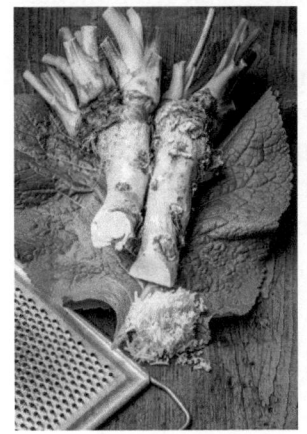

▶ *Витамина С в хрене больше, чем в лимонах, а уступает он только черной смородине и шиповнику.*

Этот овощ богат кальцием, калием, серой, натрием, железом, фосфором и другими минеральными веществами. В его составе имеются также сахар, фитонциды, крахмал, клетчатка, смолистые вещества, витамины группы В, РР. В свежих листьях много каротина. Хрен активизирует обменные процессы, помогает процессам переваривания, уменьшая нагрузку на печень, активизируя ферментную активность пищеварительных желез.

Лопух в народной медицине применяется при многих заболеваниях, при гепатитах и других проблемах с печенью он усиливает ее антитоксическую функцию, стимулирует обмен веществ, помогает вывести желчь и холестерин, улучшает состав крови и мочи, препятствует озлокачествлению процесса.

Соки лечат печень

Свежеотжатые соки — великая сила. Это животворящие напитки, обладающие удивительными лечебными свойствами. Народная медицина широко применяет соки и в лечении заболеваний печени и желчного пузыря. Их можно применять дополнительно к основному лечению.

Пить или не пить?

Читателей часто беспокоит вопрос: можно ли пить соки при гепатите, холецистите, желчнокаменной болезни? Что вы можете им посоветовать?

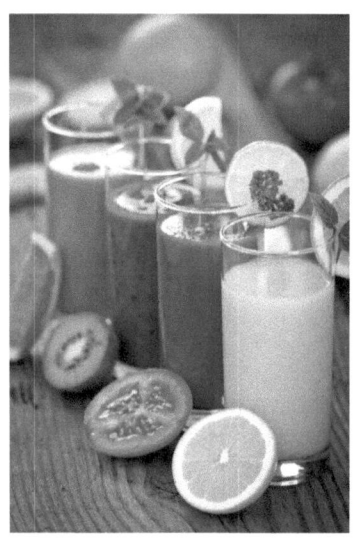

Соки сладких фруктов и овощей разрешается употреблять уже с первых дней болезни, только их нужно развести пополам водой.

▶ **Соки снимают интоксикацию, выводя шлаки и ядовитые отходы метаболизма, а также насыщают организм витаминами, минералами, наполняют больного жизненной силой.**

Только всегда надо помнить, что при наличии сопутствующих заболеваний желудочно-кишечного тракта перед использованием соков нужно обязательно проконсультироваться со своим лечащим врачом.

Картофель поможет при циррозе

«...У моего мужа развился цирроз печени. Конечно, он сам виноват — выпить любил в молодые годы и в не очень молодые тоже. А теперь печень не выдержала. Развилась желтуха, а когда пошли к врачу, то поставили этот страшный диагноз — цирроз. Пока лежал в больнице, сосед посоветовал одно средство — лечение соком свежего картофеля. Его рекомендуют при желтухе и циррозе, а пить сок нужно по стакану в день в течение 2 дней. Больше нельзя, так как может произойти сильное расстройство желудка. Повторить прием разрешается только через 7 дней. От желтухи это средство действительно помогло. Периодически муж пьет сок короткими курсами, и развитие цирроза сейчас остановилось. Думаю, что средство действительно мужу помогает, а лишние химические лекарства в таком состоянии могут только навредить».

Тимофеева И.И.,
г. Зеленогорск

КОММЕНТАРИЙ СПЕЦИАЛИСТА

Картофельный сок — очень интересное средство, его часто применяют в гастроэнтерологии. Но с ним нужно быть осторожным. Потому что этот сок резко понижает кислотность желудочного сока, зато при язве с повышенной кислотностью он незаменим.

▶ *Благотворно картофельный сок влияет и на печень. В народной медицине его используют как средство от желтухи. Он улучшает отток желчи и помогает печени. При циррозе его также рекомендуют и используют.*

Но перед применением обязательно посоветуйтесь с врачом на предмет противопоказаний.

Сокотерапия — это оправдавшее себя направление народной медицины при многих болезнях.

Овощные и фруктовые соки **богаты органическими кислотами и обладают ферментной активностью, они активизируют общие обменные и пищеварительные процессы. Кроме того, они ощелачивают внутреннюю среду, которая обычно поддерживает процессы камнеобразования в желчном пузыре и протоках. Соки нормализуют состав желчи, тем самым устраняя основную причину желчнокаменной болезни, а также способствуют опорожнению желчного пузыря, препятствуя застою желчи.**

Порекомендую еще несколько рецептов сокотерапии, применяемых при болезнях печени и желчного пузыря.

1. Гранатовый сок полезен при болезнях печени, желчевыводящих путей, гастритах со сниженной кислотностью.

2. Сок айвы полезен при хронических воспалительных поражениях печени и желчных путей. Принимают его по 1/2-1 стакану с 1 ст. ложкой меда 3 раза в день до еды.

3. Соки цитрусовых (апельсина, мандарина, лимона, грейпфрута) рекомендуются при заболеваниях печени и ЖП. Сок грейпфрута обладает наиболее выраженным желчегонным действием, предотвращает образование камней в ЖП, полезен при остром и хроническом гепатите, холецистите, желчнокаменной болезни. Сок разбавляют на 1/3 водой и пьют по 1 стакану до еды за 30 минут.

4. Смесь соков свеклы с лимоном оказывает выраженное желчегонное действие, стимулирует иммунитет и показана при желчнокаменной болезни и болезнях печени. Принимают, начиная с 1 ч. ложки смеси 3 раза в день и доводят до 1/2-1 стакана 3 раза в день.

5. Персиковый сок. Улучшает работу печени и желчного пузыря, усиливает секрецию пищеварительных желез. Принимают по 1/2-1 стакану 2-3 раза в день за полчаса до еды.

6. Сок рябины садовой (красной) помогает при гастритах с пониженной кислотностью, обладает мягким желчегонным эффектом и показан при гепатите, холецистите и желчнокаменной болезни. Принимают по 1 ст. ложке 3-4 раза в день за 30 минут до еды.

7. Сок артишока. Готовят из мясистого цветоложа корзинок нераскрывшихся соцветий с удаленными цветками. Распустившиеся корзинки для приготовления сока непригодны. Им лечат желтуху, холециститы, желчнокаменную болезнь, гепатиты. Принимают по 1/4 стакана с 1 ст. ложкой меда.

Фитотерапия гепатитов

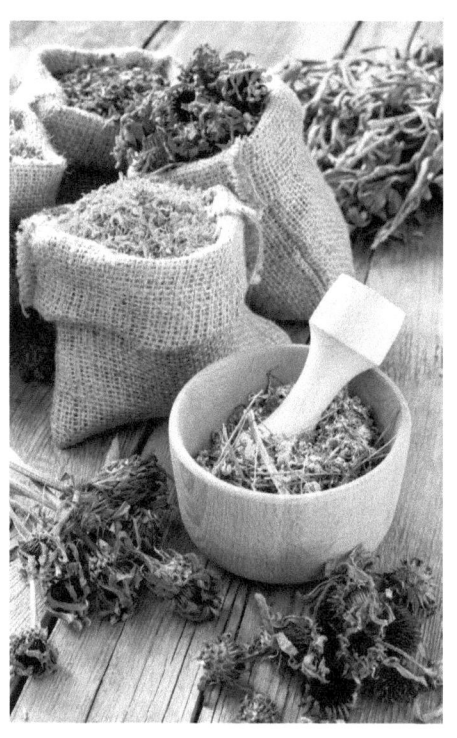

Фитотерапия, и как самостоятельное лечение, и как дополнение к основному, помогает замедлить воспалительные и дистрофические процессы в тканях печени. Средства на основе растений уменьшают вероятность осложнений, ускоряют выздоровление при гепатитах. Основными направлениями воздействия трав будут: гепатопротективное, противовирусное, желчегонное, антитоксическое и общеукрепляющее. О желчегонных травах пойдет подробно речь в выпуске, посвященном заболеваниям желчного пузыря. Антитоксическое, сорбирующее и общеукрепляющее воздействие присуще многим пищевым продуктам и природным веществам, информацию о которых вы встретите в различных разделах выпуска. Наибольшее внимание в разделе фитотерапии мы уделим гепатопротекторам растительного происхождения и травам с противовирусным эффектом, которые очень актуальны при вирусных гепатитах.

Что такое гепатопротекторы?

У читателей большой интерес к фитотерапии гепатитов различной природы. Больше всего интересуют растительные гепатопротекторы. Расскажите, пожалуйста, подробнее: что такое вообще гепатопротекторы, какие растения выступают в этой роли и как они работают?

Очень важны в лечении гепатита травы гепатопротекторного действия, т.е. защищающие печень. Наиболее распространенными растительными гепатопротекторами выступают расторопша пятнистая, артишок.

Растительные гепатопротекторы — один из главных компонентов лечения любого гепатита. Восстановление печеночных клеток и функции печени — основная задача лечения гепатита А и неотъемлемая часть лечения гепатитов другой природы.

> С помощью *растительных гепатопротекторов* можно нормализовать белковосинтетическую функцию печени, стимулировать регенерацию ее клеток, уберечь печень от воздействия негативных факторов и улучшить процесс пищеварения.

На основе этих растений выпускаются аптечные препараты, но можно просто использовать эти растения для лечения и защиты печени.

Дополнят лечение группа общеукрепляющих, витаминизирующих трав. Их перечень очень велик: плоды шиповника, крапива, листья земляники, черной смородины и многие другие. Они также необходимы в лечении гепатита. При гепатите можно, конечно, использовать монотерапию отдельными травами, но эффективнее применять сборы с разнонаправленными действиями трав, поскольку они охватывают все направления действия, о которых было сказано.

Расторопша возвращает к жизни

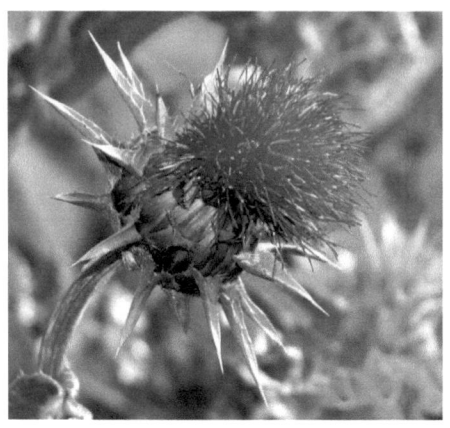

«...Случилось так, что болела я очень долго и тяжело воспалением легких после гриппа. Пришлось принимать большие дозы антибиотиков, гормоны — тогда еле спасли жизнь, но в результате пострадала сильно печень, развился хронический гепатит. В таком состоянии после долгого лечения, ослабевшая, с больной печенью поехала к своей тетушке в деревню, чтобы поддержать здоровье на натуральном молочке, яичках из-под курочки и т.п. Я была так измучена болезнью, что с радостью согласилась на приглашение тетушки, потому как другой отдых для меня был бы в тягость. И это было очень правильным и своевременным решением. Помимо натуральных продуктов и чистого воздуха, тетушка взялась лечить мою печень травами. Она принесла мне семена одной травы и сказала, что лучше средства для восстановления печени просто нет. Это была расторопша пятнистая. Тетушка специально выращивает ее в огороде. Теперь многие знают богатые целебные свойства этого простого растения, а тогда для меня это было открытием, что расторопша — одно из эффективнейших природных средств защиты и восстановления печени. Это натуральный гепатопротектор. Сейчас из этого растения выпускают самые известные лекарственные препараты для защиты печени: корсил, гепабене и др. Вот этой травкой меня и лечила моя тетушка. Тогда отпуск был длительным — отдыхали целый месяц. Весь месяц я пила отвар семян расторопши, а когда уезжала, то тетушка дала мне из своих запасов семена с собой.

Уже за то время, пока гостила в деревне, мое состояние изменилось коренным образом: прибавилось сил, энергии, а главное — печень перестала беспокоить. Изменилась я и внешне — кожа очистилась, посвежела. Еще полгода я пила отвар семян и употребляла их в сухом виде. С тех пор прохожу профилактику ежегодно дважды, чтобы поддержать мою печень, поскольку поняла, насколько это важный орган».

Коростылева И.П., г. Воркута

КОММЕНТАРИЙ СПЕЦИАЛИСТА

Основным действующим веществом расторопши является силимарин. Именно это вещество входит в препараты для печени.

▶ *Выяснилось, что силимарин расторопши препятствует проникновению ядовитых веществ в клетки печени и разлагает другие яды, прежде чем они успевают оказать свое пагубное действие. Кроме того, силимарин способствует восстановлению клеток печени и функции органа.*

На самом деле, расторопша, имея около 200 активных компонентов, защищает все клетки нашего организма, а клетки печени в особенности. Она содержит микроэлементы (селен, цинк, медь), жирорастворимые витамины, полиненасыщенные кислоты, аминокислоты, помогает нормальному пищеварению. Расторопшу применяют при всех видах гепатита, при циррозе печени, заболеваниях желчного пузыря и желчевыводящих путей. Расторопша входит в следующие аптечные препараты:

а) *монокомпонентные*: дарсил, карсил, симепар, легалон, плоды расторопши и др.;

б) *комбинированные* (гепабене, экстракт расторопши и прополиса и др.).

⊘ **Но имейте в виду, что расторопша не показана для применения детям до 2 лет, беременным и кормящим матерям.**

Расторопшу можно применять в виде отвара семян, отвара корней и сухого порошка семян для непосредственного приема.

Для приготовления *отвара семян расторопши*: 30 г измельченных в порошок семян заливают 0,5 л горячей воды, кипятят на водяной бане до тех пор, пока количество воды не уменьшится в 2 раза, процеживают через 2-3 слоя марли. Принимают по 1 ст. ложке через час. Курс лечения — 1-2 месяца.

Отвар корней расторопши готовят из расчета: 1 ст. ложка сырья на 1 стакан кипятка. Сырье кипятят в закрытой эмалированной посуде на водяной бане 30 минут, процеживают горячим через 2-3 слоя марли, отжимают и доводят объем кипяченой водой до исходного. Принимают по 1 ст. ложке 3 раза в день до еды.

Применение семян в сухом виде. По 1 ч. ложке порошка семян 3-4 раза в день за 20-30 минут до еды, запивая теплой водой. Лучше всего принимать семена. Они применяются при лечении гепатитов, желчнокаменной болезни, циррозах, дистрофии печени, при отравлениях ядами, нарушающими функции печени, при алкоголизме и в борьбе с его последствиями.

> *Измельченные в муку семена очищают даже сильно зашлакованную кровь, излечивают варикоз и снижают уровень сахара в крови. Также широко применяется расторопша при лечении кожных болезней, таких как витилиго, псориаз, угревая сыпь, облысение. Это и понятно, потому что состояние кожи тесно связано с работой печени.*

Травы против вирусов

Понятно, что при вирусном гепатите нужно бороться с вирусом. Есть ли травы, которые способны справиться с вирусами гепатита А, В, С?

Да, такие травы существуют. Для лечения гепатитов фитотерапия использует травы, обладающие одновременно и противовирусным, и желчегонным эффектом. Применение таких трав хорошо помогает при гепатитах, вылечивает (дает устойчивую ремиссию) даже гепатит С. Лекарственных растений, обладающих одновременно противовирусным и желчегонным действием, достаточно много: бессмертник, календула, ферула, лист березы, зверобой, дербенник, володушка.

Спасибо володушке

«...У меня обнаружили гепатит С. Диагноз страшный, я слышала, что это может закончиться циррозом и даже раком. Когда выявили вирус, то хронический гепатит уже имелся, может, и не только от вируса, потому как работала я некоторое время с вредными растворителями. В общем, ситуация была не из лучших, и чем лечиться, я не знала. Но одна травница посоветовала мне траву володушку попить, она и от гепатита хорошо, и против вируса, и желчь выгоняет. Послушалась я ее совета. Готовила настой из сухой травы, поскольку покупала траву в аптеке. Я — житель городской, и взять больше траву неоткуда, но пила регулярно, 4 месяца подряд.

Настой володушки готовила следующим образом. Столовую ложку травы володушки залить стаканом воды, поставить на огонь и кипятить 15 минут, затем снимите с огня, настаивайте 15 минут, процедите. Этот отвар следует выпить равными порциями в течение дня за 15-20 минут до еды.

Курс приема: 2-3 и более месяцев. В летнее время для приготовления настоев лучше использовать свежее растение.

Мое упорство оправдалось. Постепенно концентрация вируса становилась все меньше, и показатели работы печени пришли в норму. Я думаю, что эта трава поможет мне окончательно и с гепатитом справиться, и вирус победить. Спасибо володушке и мудрой травнице».

Мотина В.Л., г. Москва

КОММЕНТАРИЙ СПЕЦИАЛИСТА

Володушка золотистая оказывает желчегонное, антисептическое, ранозаживляющее, тонизирующее действие, усиливает секреторную деятельность желудка, печени и поджелудочной железы, обладает противовирусной активностью по отношению к вирусам гепатита.

Желчегонный эффект володушки способствует повышенному выделению из желчного пузыря в двенадцатиперстную кишку желчных пигментов, что способствует улучшению пищеварения и усиливает перистальтику тонкого и толстого кишечника.

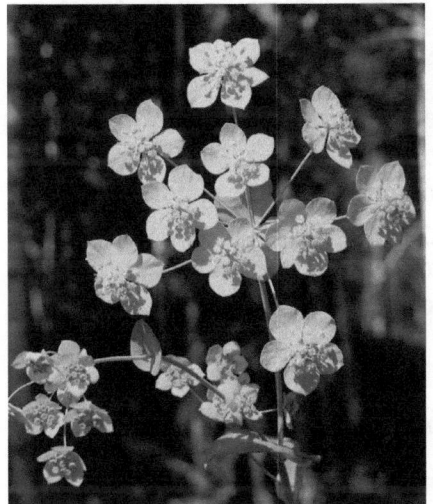

► *Используют володушку при заболеваниях печени и поджелудочной железы: хроническом гепатите, хроническом панкреатите, дискинезии желчного пузыря, хроническом холецистите, холангите.*

Применяют володушку при гастрите, особенно протекающем со сниженной секреторной функцией, синдроме раздраженного кишечника, сопровождающемся запорами. В этом случае хороший лечебный эффект дают гастроэнтерологические фиточаи, в состав которых входят зверобой, володушка, аир, подорожник, цветы бессмертника, семена расторопши, трава цикория и другие желчегонные лекарственные растения.

Володушку не следует назначать при желчнокаменной болезни, хроническом гастрите, протекающем с повышенной секреторной функцией, и при язвенной болезни желудка и двенадцатиперстной кишки в стадии обострения.

▶ *Прием настоев володушки не только усиливает выделение желчи, но и изменяет ее состав и консистенцию — происходит разжижение выделяемой желчи, повышается выведение холестерина и желчных пигментов, что важно при начальных стадиях атеросклероза сосудов сердца.*

Лечила гепатит бессмертником

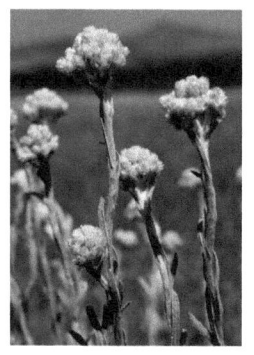

«...Когда я заболела гепатитом А после отдыха в Керчи, лечилась по совету одной травницы из журнала по народной медицине бессмертником. У нее я прочитала, что эта трава даже вирус убивает и печень восстанавливает. Принимают бессмертник не меньше месяца. Ежедневно нужно заваривать столовую ложку бессмертника стаканом крутого кипятка, затем процедить и принимать по трети стакана настоя перед едой 3 раза в день. Больше я ничего не принимала от гепатита, да и врачи говорили, что просто нужно соблюдать диету и не перенапрягаться физически. Ну и подтвердили, что травки могут ускорить выздоровление. Действительно, за месяц у меня нормализовались все анализы, чувствовала себя хорошо, и сейчас, через два года, тоже все нормально, обследования прошла дополнительно. Думаю, что все прошло без последствий — ем теперь все, и печень не беспокоит».

Никифорова Р.И.. г. Зеленогорск

КОММЕНТАРИЙ СПЕЦИАЛИСТА

Если говорить о монотерапии, то есть о лечении не сборами трав, а какой-нибудь одной травой, то очень хорошо помогает **бессмертник**. Он работает аналогично володушке.

Также применяют **зубчатку позднюю** — заваривайте ее и пейте так же, как и бессмертник.

Можно использовать также **репешок, горечавку.**

● Столовую ложку репешка обыкновенного залейте стаканом воды. Доведите до кипения, затем дайте настояться в течение примерно 40 минут, процедите. Принимайте по трети стакана 3 раза в день до еды.

● 0,5 ч. ложки мелко порубленной травы горечавки залейте стаканом кипятка, настаивайте до остывания, процедите — это порция на день.

● Однако удобнее из травы горечавки приготовить 10%-ную настойку, которую принимают по 10 капель 3 раза в день до еды.

Хорошим противовирусным действием обладают календула, лист березы, зверобой и дербенник. Их заваривают в такой же пропорции, что и бессмертник: столовую ложку сырья на стакан кипятка.

▶ *Лечение противовирусными травами при гепатитах В и С длится до года, травы нужно чередовать (принимать по кругу), чтобы не было привыкания к какой-то определенной траве.*

Исцелила себя горечавкой

«...Я сама целительница, лечу людей травами, иногда заговорами, что моя бабушка мне оставила в наследство, а то и просто добрым словом. Но, видно, не уберглась где-то, саму меня настигла болезнь: заболела у меня печень. Трав я знаю много, перепробовала разные, подлечила свою печень, но чтобы совсем беспокоить перестала — никак было не добиться. А вылечила я в результате свою больную печень настойкой горечавки, которую приготовила сама в соотношении 1:10 и принимала ее по 10 капель 3 раза в день до еды с небольшим количеством воды.

Заодно при помощи горечавки восстановила кислотность желудочного сока, которая была в избытке, и так вылечила больной желудок. С тех пор это одна из моих любимых трав, и я частенько рекомендую ее тем, кто обращается с печеночными проблемами.

Из горечавки можно приготовить и настойку и настой. Для приготовления настойки берут 50 г растительного сырья на 500 мл водки, настаивают 2-3 недели в темном месте. Принимать ее внутрь нужно очень осторожно: средство относится к сильнодействующим и имеет горький вкус. В среднем на прием берут 5 капель настойки горечавки, разведенных в столовой ложке воды. Это лекарство очень хорошо помогает при повышенной кислотности желудочного сока — оно гасит любую кислоту, прекрасно помогает при изжоге.

Вообще же травы, содержащие горечи, очень полезны для печени, они способствуют ее очищению. Заболевания печени часто связаны с закупоркой печеночных протоков, а горечавка их раскрывает и таким образом исцеляет печень. К растениям подобного действия Авиценна также относил полынь горькую, цикорий обыкновенный, повилику европейскую, воловик лекарственный, одуванчик лекарственный и некоторые другие. Все эти растения, как и горе-

чавка, оказывают очень хороший лечебный эффект при затвердении печени и селезенки.

Возможность применения таких растений используется практически при всех заболеваниях печени: гепатитах, холециститах, опухолевых заболеваниях. В местах произрастания горечавки ее относят к магическим растениям и называют посохом Петра.

Помимо всего, горечавка лечит желудок, поэтому ее целесообразно принимать при язве желудка, ведь горечавка обладает и ранозаживляющим действием, и гасит избыточную кислотность. Многим больным горечавка помогает при изжоге, которая возникает при повышенной кислотности желудочного сока, причем на запущенных стадиях болезни, когда препараты официальной медицины часто оказываются неэффективными».

Петрова В.Д.,
Калужская область

КОММЕНТАРИЙ СПЕЦИАЛИСТА

Горечавка бывает нескольких видов. Так, горечавка бородатая используется как самостоятельно, так и в составе многокомпонентных рецептов при острых токсических гепатитах, холециститах, циррозах и других болезнях печени; злокачественных и доброкачественных опухолях; при болезнях ЖКТ: расстройствах желудка, дискинезии желчевыводящих путей.

Все виды горечавок — горечавка перекрестнолистная, бородатая, жел-

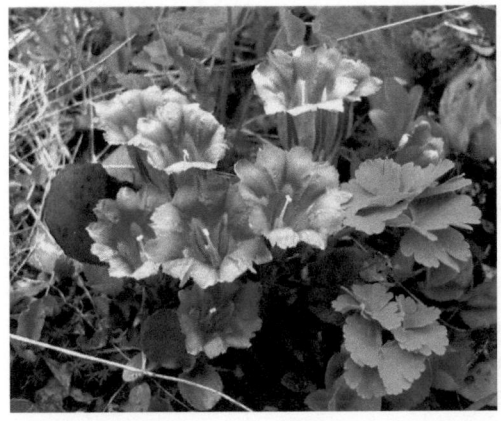

тая, крупнолистная, легочная — оказывают антигистаминное, противовоспалительное, гепатопротективное, иммуностимулирующее, противоопухолевое, тонизирующее, антиоксидантное действие.

Горечавка является одним из компонентов знаменитого бальзама Битнера. При гепатите А одной этой травы бывает достаточно, чтобы помочь печени.

 Но учтите, что прием горечавки противопоказан при беременности, так как она оказывает сильное абортивное действие.

Таволга и зверобой уничтожат вирус

«...Вирусный гепатит настиг мою дочь, когда ей было 17. Сами понимаете, не хотелось, чтобы печень оставалась больной на всю жизнь. Вот и обратилась я к травам. Грамотную травницу мне Бог послал, до сих пор ее добрым словом вспоминаю. Она сказала, что помогут мне две травы: таволга и зверобой. При гепатите вирусного происхождения рекомендуется прием настоя из цветов лабазника (таволги вязолистной).

Лабазник я настаивала на лечебных винах «Кагор» или «Мадера» в соотношении 1:10, то есть брала 50 г высушенного сырья на 500 мл лечебного вина.

Цветы лабазника, кроме то-го, можно принимать внутрь и в сыром виде — съедать по чайной ложке цветов с вареньем 3 раза в день до еды в течение 2 недель.

Зверобой готовила так: поскольку он боится кипячения, то бутылку с завинчивающейся пробкой, наполненную травой и лечебным вином, ставим на 2-3 часа в кастрюлю с очень теплой, но не кипящей водой, или настаиваем в течение 10-12 дней в темном месте при комнатной температуре.

Приготовленный настой зверобоя дочка пила по столовой ложке 3 раза в день перед едой в течение 2 недель.

Травница сказала, что зверобой и таволга уничтожат вирус и помогут восстановить печень, а также не допустят осложнений.

Рецепт травницы помог. Правда, и на диете дочка сидела год, и потом по возможности придерживалась здорового питания. Теперь печень ее не беспокоит уже многие годы».

Зуева Н.Г., Казахстан

КОММЕНТАРИЙ СПЕЦИАЛИСТА

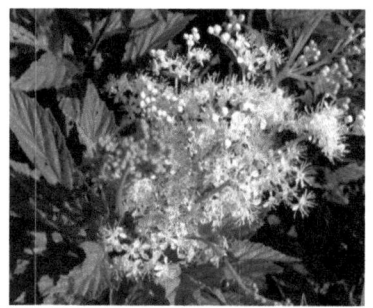

Лабазник вязолистный имеет чрезвычайно широкий спектр применения в медицине. Благодаря богатому химическому составу он может использоваться в качестве тонизирующего, общеукрепляющего, успокоительного, бактерицидного, диуретического, вяжущего, кровоостанавливающего, ранозаживляющего и противогельминтного средства.

▶ *Лабазник также обладает желчегонным свойством и усиливает способность печени бороться с токсическими поражениями организма. Препараты лабазника также могут применяться как противовирусное средство.*

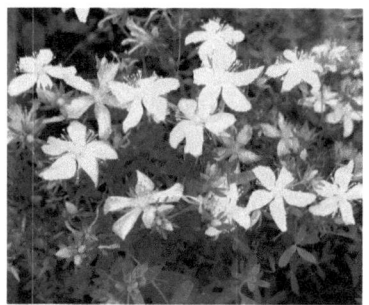

Одним из вариантов природного антисептика может выступать **зверобой**, который содержит вещества, стимулирующие иммунную систему. Гиперицин, содержащийся в зверобое, характеризуется еще и сильными противовирусными свойствами. Присутствует в зверобое и растительный антибиотик — имманин, который активен против различных бактерий, что тоже не лишнее при гепатите, поскольку в данном случае нарушается флора кишечника и начинают развиваться патогенные бактерии.

▶ *Среди основных целебных качеств зверобоя особенно можно выделить противомикробные, противовирусные, глистогонные, ранозаживляющие, кровоостанавливающие, противовоспалительные и тонизирующие. Зверобой успешно применяется даже в борьбе со стафилококками, стрептококками, возбудителями дизентерии и туберкулеза.*

Заметим лишь, что при кипячении в отваре зверобоя теряется имманин и сохраняются лишь желчегонные свойства. Действуя по такой лечебно-профилактической программе, как прием таволги и зверобоя, мы убережем свою печень от грозящего ей цирроза.

Ферула — ценнейшее лекарство от гепатита

«...У меня родственники по мужу живут в Узбекистане — сестра его с семьей. Случилось так, что я заболела гепатитом С. Когда золовка узнала о моей беде, то прислала мне одно средство — ферулу вонючую, ее еще называют асафетидой. Это смола, которую получают из корня растения с таким названием, а растение это растет в Узбекистане. Способ сбора и приготовления ферулы достаточно сложен. Но это ценнейшее лекарство — средство, обладающее сильным противовирусным действием.

Золовка прислала мне прямо порошок и сказала пить по щепотке 3 раза в день, разбалтывая в воде. Вонючей ферулу прозвали недаром, но кто сказал, что лекарство должно быть вкусным? Я пила это средство, как велела золовка, и очень быстро справилась с вирусом. Даже все врачи были удивлены. Это средство можно сейчас купить и в аптеке в качестве пищевой добавки, если же у вас имеется настойка ферулы, то ее принимают по 10-15 капель перед едой. Ферула прекрасно помогает от любых инфекций и даже паразитов, просто не все слышали и знают об этом чуде природы. А я теперь все время пользуюсь этим средством, если какая инфекция — хоть грипп или простуда, или что еще. А вообще, сестра сказала, что в Казахстане асафетиду используют в качестве приправы (у нее имеется отдаленный чесночный вкус), в Индии и восточных странах она тоже в большом почете.

И еще я пила отвар шиповника в больших количествах, заваривая как чай, чтобы поддержать печень, так посоветовала мне врач».

Рашидова Н.П.,
г. Санкт-Петербург

КОММЕНТАРИЙ СПЕЦИАЛИСТА

Асафетида (специя) — ароматическая смола корней растения Ferula asafoetida. Эта пряность имеет много названий — хинг, асмаргок и

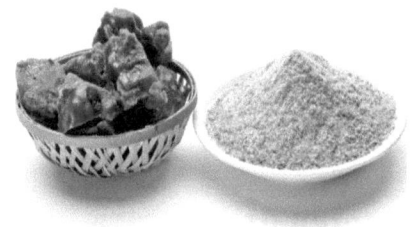

илан, но самое распространенное — ферула вонючая. Асафетида применяется в небольших количествах, имеет специфический вкус и обладает лечебными свойствами. По вкусу несколько напоминает чеснок и с успехом может заменить его в овощных блюдах. Едкий и стойкий специфический запах этой специи обусловлен большим содержанием в ней серных веществ.

▶ *Эта пряность неспроста уважаема на Востоке, ведь в тех регионах очень распространены желудочно-кишечные инфекции, а это средство может очень эффективно лечить любую из них и налаживать пищеварение.*

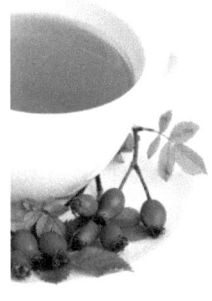

Асафетида продается в виде смолы или мелкого порошка. Смола чище, чем порошок, однако ее нужно молоть. Порошок асафетиды обычно имеет небольшую примесь. Обычно это мука (рисовая или пшеничная), которая делает аромат асафетиды менее резким и предотвращает слипание кусочков смолы. Щепотку асафетиды кладут в горячее растительное или топленое масло за 1-2 секунды перед тем, как закончить приготовление масалы. В европейской и русской кулинарии асафетида употребляется пока достаточно редко, но как лекарственное средство она уже получила широкую популярность.

Настой плодов шиповника очень полезен для печени. Это известное общеукрепляющее и способствующее регенерации средство, а для печени оно имеет особую пользу. Пейте этот настой как чай, причем заваривайте несколько раз одну и ту же порцию шиповника.

Учтите, что измельченные плоды шиповника лучше подходят для лечения печени, в то время как целые плоды эффективнее как витаминное средство.

Сборы для максимального эффекта

Много вопросов от читателей с просьбой порекомендовать противовирусные сборы при гепатитах, потому как про отдельные травы пишут

Помимо монотерапии травами при гепатите хорошо использовать противовирусные сборы, они, действительно, зачастую более эффективны.

• Я часто назначаю, например, такой **противовирусный сбор**: корневища аира болотного, лист мяты перечной, плоды укропа огородного, семя льна, трава земляники — по 2 части, листья крапивы двудомной, трава зубчатки поздней, трава репешка, тимьяна ползучего (чабреца), цикория — по 3 части, трава будры плющевидной, фиалки (полевой или трехцветной) — по 4 части, трава володушки — 5 частей. Вечером 1-2 ст. ложки смеси поместите в термос, залейте 0,5 л кипящей воды, настаивайте ночь и процедите. Принимайте по 0,5 стакана 4 раза в день до еды. Этот сбор можно принимать 2-3 месяца без перерыва.

• Лечение данным сбором хорошо сочетать с клизмами из настоя ромашки аптечной, которые делают 2-3 раза в неделю. Такие клизмы очищают кишечник от шлаков и улучшают самочувствие.

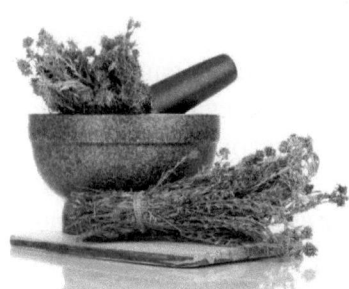

▶ **Если у вас нет всех трав, входящих в приведенный сбор, то составьте сбор из тех из них, которые у вас имеются, и принимайте по указанной схеме. А такие компоненты сбора, как тимьян ползучий, фиалка, цикорий, репешок, володушка, можете использовать и в качестве монотерапии.**

• Столовую ложку **тимьяна ползучего** залейте стаканом воды, доведите до кипения, затем настаивайте до охлаждения и процедите. Это количество лекарства на день, которое принимайте равными порциями за 15-20 минут до еды.

• Столовую ложку **травы цикория** залейте стаканом воды, кипятите 10 минут на слабом огне, затем настаивайте 15 минут и процедите. Для получения порции лекарства на день из фиалки столовую ложку сырья заливают крутым кипятком и настаивают до остывания.

Еще можно использовать такие настои:

- **Настой для лечения гепатита:** требуется по 1 ст. ложке корня цикория обыкновенного, травы хвоща полевого, тысячелистника обыкновенного, зверобоя, 500 мл воды. Сырье измельчить и перемешать, залить кипятком 2 ч. ложки смеси. Настоять 1 час. Процедить. Принимать настой по 1 стакану 2 раза в день — утром и вечером.
- **Настой травы зверобоя и цветков бессмертника:** требуется по 1 ст. ложке травы зверобоя продырявленного, цветков бессмертника песчаного, 200 мл воды. Сырье измельчить, 1 ст. ложку смеси залить кипятком. Настоять 1-2 часа, процедить. Принимать по 2 ст. ложки настоя 3 раза в день за 30 минут до еды.
- Также в борьбе с гепатитом поможет **отвар из трав:** возьмите по 1 ст. ложке цветков ромашки аптечной, корня солодки, травы зверобоя продырявленного, чистотела большого, спорыша и 2 ст. ложки мяты перечной. Залейте 1 ст. ложку сбора 500 мл кипятка, поставьте на огонь и подержите 5-10 минут. Затем отвар охладите и принимайте перед едой 2 раза в день по 1 стакану.

Грибы повышают иммунитет

«...Моя сестра заболела гепатитом С. Занесли вирус ей где-то с кровью, может, зубы когда лечила, теперь не знаешь, но болезнь настигла ее внезапно, когда проходила обследование по поводу проблем с поджелудочной железой. Очень мы расстроились все из-за этого, потому как слышали, что избавиться от данного вируса очень сложно, к тому же, если его не лечить, он еще и рак печени может спровоцировать. Лечилась она интерфероном большой концентрации, но очень тяжелое это лечение — температура поднимается, все болит, как при гриппе. Прошла 4-месячный курс, было очень тяжело, но подлечилась вроде, и печень сестру не беспокоила. А вот вирус в крови все равно находили. Тогда и попалась нам информация, что с этим вирусом грибы шиитаке и веселка могут справиться. Нашли мы, где купить порошки из этих грибов, и стала сестра их пить.

Из порошка шиитаке она готовила настой: залить чайную ложку порошка стаканом теплой воды и настаивать в течение 8 часов. После перемешайте и выпейте с осадком, нужно пить по такой порции 3 раза в день за полчаса до еды.

Веселку сестра купила в виде экстракта, но можно пить порошок аналогично шиитаке. Водорастворимый экстракт веселки нужно разводить по 1 пакетику в небольшом количестве теплой воды и выпивать 1 раз в день во время еды.

Так сестра лечилась 3 месяца, после каждого месяца делая перерыв 1 неделю, а потом еще 3 месяца, сделав перерыв после курса 1 месяц. После 6 месяцев лечения вируса в крови не обнаружили, вот где была наша радость!»

Григорьева А.О.,
г. Санкт-Петербург

КОММЕНТАРИЙ СПЕЦИАЛИСТА

Зачастую лечение вирусных поражений печени, особенно если речь идет о вирусе гепатита С, крайне неэффективно. Считается, что печень способна выдерживать колоссальные нагрузки, и поэтому для борьбы с вирусами гепатита используют лекарственные средства, направленные на подавление вирусов, которые тяжело переносятся. Поэтому такой тяжелый и долгий реабилитационный период у прошедших лечение вирусного гепатита.

Но есть и альтернативные пути, один из них — это применение лекарственных грибов в реабилитационном периоде. Данный вариант предполагает прием водных растворов экстрактов лекарственных грибов, которые принимают минимум 4 месяца, а профилактически для борьбы с рецидивами курс может продолжаться и несколько лет (после интенсивных курсов проводят профилактические с перерывами в полгода).

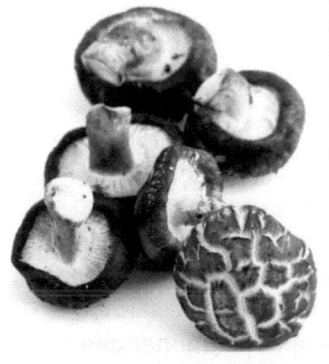

▶ *Программа лечения будет считаться исчерпанной, если все биохимические показатели крови в норме, эффект устойчив, вирус выведен из активной фазы и исчезли все клинические признаки заболевания.*

Шиитаке обеспечивает защиту клеткам печени при их возможном повреждении от различных вирусов, лекарств, аутоиммунной агрессии. При этом восстанавливается нормальный обмен веществ в печени и выработка ферментов.

▶ *При гепатитах шиитаке обеспечивает гепатопротективный эффект, улучшает функциональное состояние печени, уменьшает нарушение выработки ферментов, увеличивает способность тканей к восстановлению от повреждений.*

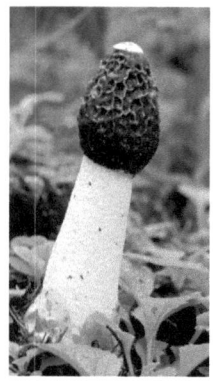

Установлено, что помимо высокой концентрации фитонцидов **веселка** содержит вещества, которые стимулируют активность лимфоцитов, основных клеток иммунной системы. По сути, благодаря свойству стимулировать собственные защитные силы организма, лечение веселкой показано при большинстве заболеваний, в том числе и вызванных вирусами герпеса, гепатита А, В и С, папилломы и даже ВИЧ, а также как общеукрепляющее средство у ослабленных пациентов и тех, кто восстанавливается после перенесенных тяжелых заболеваний, объемных оперативных вмешательств, у людей, подвергшихся радиационному воздействию.

Регулярное использование веселки в лечебных целях способствует снижению уровня холестерина, что весьма благотворно воздействует на сердечно-сосудистую систему. Помимо этого лечение веселкой применяется при заболеваниях кровеносной, пищеварительной, дыхательной, опорно-двигательной и иммунной систем.

В качестве противопоказания к применению следует отметить: беременность и период лактации; противопоказаны препараты и детям до 1 года, а также лицам, у которых имеется склонность к внутренним кровотечениям.

Цирроз печени

Цирроз печени — это наиболее серьезное заболевание печени, если не считать онкологию.

При *циррозе* происходит замещение тканей органа на соединительную ткань. В результате его функция утрачивается по мере прогрессирования этого процесса. Печень деформируется, сморщивается, уплотняется, что препятствует нормальному снабжению ее кровью. При заболевании наблюдаются слабость, похудание, боли в животе, метеоризм, диспепсия.

Кто в группе риска и есть ли надежда?

Заболевание опасно тем, что может привести к летальному исходу. Все очень серьезно, но когда-то я думала, что от цирроза страдают только алкоголики, а оказывается, что это далеко не так...

Действительно, алкоголь — одна из наиболее частых причин развития токсического гепатита и цирроза печени, особенно у мужчин. Но заболевание может развиваться не только из-за алкогольной интоксикации, но и под действием токсических химических веществ, лекарств. А вообще цирроз печени может возникнуть как конечный этап любых хронических гепатитов, особенно гепатита С и В.

Дефицит потребления белка также сказывается отрицательно на печени, и кстати, это тоже чаще наблюдается у алкоголиков, поскольку до 30% потребности в калориях они покрывают за счет алкоголя. При этом также образуется дефицит некоторых витаминов, в частности группы В.

Цирроз может развиваться и на фоне сахарного диабета и при поражениях щитовидной железы.

Наряду с медикаментозным лечением специалисты народной медицины предлагают активно использовать фиторецепты. Здесь очень важен комплексный подход, а чем раньше будет начато лечение, тем больше шансов на успех.

Цикорий одерживает победу

«...Хочу поделиться своей радостью, своей победой над такой серьезной, сложной и чрезвычайно опасной болезнью, как цирроз печени. А произошло следующее: я присматривала за очень старым, добрым и мудрым дедушкой. И при посещении врача, кстати, очень опытного, случилось страшное. Врач, выпроводив дедушку из кабинета, закрыла за ним дверь и сказала мне очень доверительно, что жить старику осталось недолго, не больше месяца, «так что готовьтесь и ничего ему кушать и пить не запрещайте».

Мы пришли домой, я, естественно, была расстроена таким

сообщением. Но на следующий день я случайно попала в магазин, где продавали отрывные календари. Там я купила себе один и, придя домой, начала листать его. Вдруг на глаза мне попалась фраза: «цирроз печени излечивает цикорий». Я внимательно изучила описанный способ лечения и решила его попробовать. Причем идея так захватила меня, что я немедля запасла цикория в таком количестве, что хватило на всю зиму.

Отваривала и корни, и цветы, и стебель. Вначале понемногу, а теперь, уже в течение 5 лет, завариваю много. И пил мой дедуля из всех жидкостей только этот отвар из цикория. Причем ни чай, ни кофе, ни воду он не пьет до сих пор. После достаточно продолжительного лечения (гораздо больше напророченного врачом месяца) мой любимый старичок дважды отдохнул в г. Краснодаре в Военном госпитале и дважды в Геленджике в санатории. И все шло на улучшение. Да и сейчас дедушка чувствует себя неплохо, щечки розовые, выглядит вполне здоровым. Он прошел УЗИ, рентген, анализы — все нормально, на удивление всем лечащим его врачам. Вот вам и цикорий!»

Крамарова Е.Д., Краснодарский край

КОММЕНТАРИЙ СПЕЦИАЛИСТА

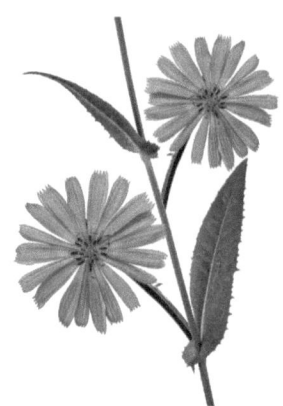

Корни **цикория обыкновенного** содержат значительное количество инулина. В них обнаружены холин, белковые вещества, пектин, фруктоза, горькое вещество интибин, смолы. Цикорий имеет широкий спектр применения в народной медицине, благодаря своим целебным свойствам. В медицинских целях используется не только его корень. Согласно экспериментальным данным, настой соцветий цикория оказывает успокаивающее действие на центральную нервную систему и тонизирует работу сердца.

▶ *Авиценна применял цикорий для лечения колита, гастрита, энтерита и гепатита. Поскольку отвар корня (1 ч. ложка на стакан, кипятят 5 минут) обладает желчегонным и мочегонным действием, его рекомендуют при циррозе, гепатите, желчнокаменной болезни, нефрите, цистите.*

Корень цикория обыкновенного — эффективное слабительное средство, применяемое при запорах, особенно в пожилом возрасте.

При желтухе, заболеваниях желудочно-кишечного тракта надо пить отвар цикория (цветы, стебли, корни — все, что есть): 40 г сырья залить литром воды, кипятить 10 минут, процедить. Пить по полстакана 3 раза в день.

При водянке и отеках надо пить сок цикория по 20 капель на полстакана молока 3 раза в день, хоть до, хоть после еды. Пить до улучшения состояния: 10 дней пьете, 7 отдыхаете. Также такой сок можно пить *при злокачественных новообразованиях*.

Сок делают из молодых побегов во время цветения: срезаете весь побег, обдаете кипятком и пропускаете через мясорубку, затем кипятите сок 10 минут на слабом огне — сок готов, хранить в холодильнике.

Лопух: ценность простоты

«...Люди нередко используют слово «лопух» в переносном смысле для обозначения простоватого, несообразительного человека, а также говорят «пристал, как репей» — о том, кто ведет себя навязчиво, надоедливо. Конечно, обидно за наш лопух, ведь среди лекарственных растений он заслуженно занимает почетное место.

Лопуху как нельзя более подходит старинная восточная пословица: «лекарство, что стоит тысячу монет, растет у самого плетня».

Вот и сына моего выручило это простое и известное всем растение. Заработал он себе цирроз печени. Врачи сказали, что болезнь неизлечимая, пророчили, что проживет недолго и безрадостно. Вот тогда я и обратилась за помощью к лопуху. Читала, что от цирроза он может помочь. Далеко за этой травой ходить не надо, решила попробовать.

Готовила я целый сбор по рецепту, что нашла у целителя И.П.Куреннова.

• В равных частях смешайте корни лопуха и девясила высокого, траву зверобоя продырявленного, тысячелистника, череды трехраздельной и горца птичьего, цветки пижмы и ромашки аптечной, плоды шиповника. Столовую ложку сбора залейте стаканом воды, кипятите 15-30 минут на медленном огне, настаивайте в течение 30 минут, затем сырье отожмите. Принимайте по полстакана 3 раза в день за 30 минут до еды.

Помимо этого сбора готовила и давала сыну пить то настой, то отвар из корня лопуха. Пил регулярно каждый день.

- Настой: чайную ложку измельченных корней лопуха залейте стаканом кипяченой воды комнатной температуры, настаивайте примерно 1-2 часа. Выпейте настой в течение дня.

- Отвар: 3-5 г измельченного корня лопуха залейте стаканом воды, томите 10 минут, процедите. Принимайте по 1/3 стакана 3 раза в день до еды.

Помогло лечение — подняла я своего сына, вернула к жизни. Спасибо простому растению лопуху».

Смирнова П.Н.,
Псковская обл.

КОММЕНТАРИЙ СПЕЦИАЛИСТА

Препараты **лопуха** применяют в качестве противовоспалительного средства при гастритах, колитах.

▶ *Некоторые зарубежные ученые утверждают, что корни лопуха являются одним из лучших средств для лечения больной печени и поджелудочной железы, и включают его в состав соответствующих сборов. Он эффективен даже при циррозе, лучше в сборах с другими травами.*

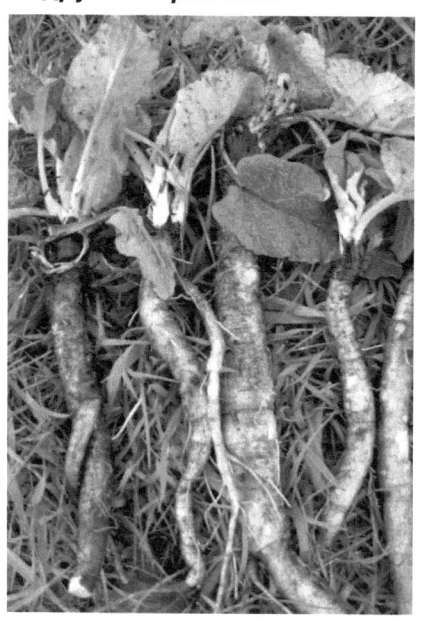

Заготовка растения имеет свои особенности. Листья собирают в июне-сентябре, корни — осенью (сентябрь-октябрь) первого года жизни растения или весной (конец апреля — начало мая) второго года. К концу первого года жизни в корне растения откладывается максимальное количество питательных веществ, а на второй год лопух расходует накопленный запас и для лекарственных целей не годится. Выкопанные корни моют в холодной воде, очищают от наружной части коры, разрезают на куски 10-15 см длиной и 1-1,5 см толщиной. Сушат на открытом воздухе, расстилая тонким слоем на бумаге или ткани, либо в духовке при температуре не выше 50°C.

Летнее лекарство из лопуха. Летом лопух (возьмите все растение с корнем, тщательно промойте) можно пропустить через мясорубку и законсервировать водкой в соотношении 1:1. Так, если у вас получилась пол-литровая банка кашицы лопуха, то залейте ее 0,5 л водки. Пусть эта смесь настаивается 2 недели — и ваше лекарство из лопуха готово. Принимайте его по чайной ложке 3 раза в день, лучше за час до или через час после еды. Срок лечения лопухом не ограничен.

> **Но если есть возможность, то лучше использовать настои и отвары лопуха, т.к. при многих заболеваниях печени или поджелудочной железы спирт противопоказан.**

Помогла чудесная настойка

«...Мой муж заболел циррозом печени. Причиной послужило его увлечение алкоголем. Когда поставили этот грозный диагноз, пить-то он сразу бросил, но печень была уже серьезно повреждена. Пророчили ему считанные месяцы жизни. Помогла одна пожилая женщина — случайно рассказала об удивительном растении Петров крест. Оказалось, что это одно из лучших растений, очищающих и регенерирующих печень.

Использовать для лечения цирроза следует спиртовую настойку из свежевыкопанных корней Петрова креста, т.к. она дает макси-мальный эффект при лечении.

Заполняем стеклянную банку почти до самого верха промытыми корнями и заливаем спиртом (50-60%). Настаивать Петров крест следует в темном прохладном месте в течение 3-х недель. При этом нужно ежедневно встряхивать банку. Принимать по 20-30 капель настойки на 50 мл воды 2-3 раза в день за 30 минут до еды.

Помогла чудесная настойка. Живет мой муж до сих пор, про алкоголь и вспоминать не хочет. А уж минуло с тех пор, слава Богу, 6 лет».

Кукушкина П.О., г. Псков

КОММЕНТАРИЙ СПЕЦИАЛИСТА

В силу своей уникальности **Петров крест** мало кому удается увидеть в природе. Дело в том, что появляется на свет он лишь на короткое время весной, в апреле-мае, во время цветения черемухи и даже чуть рань-

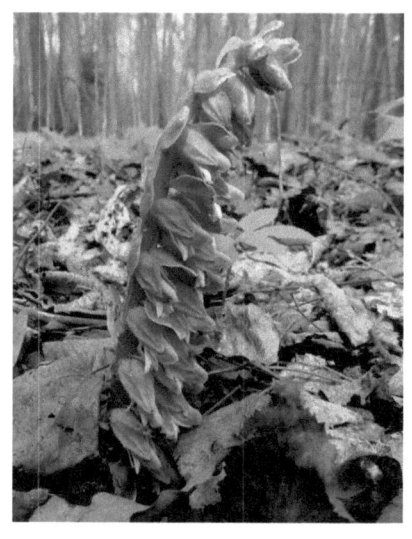

ше. Петров крест прославился на весь мир тем, что у него никогда не бывает зеленых листьев, они ему просто не нужны — для растений это феноменально. Это растение-паразит, которое присасывается к корням некоторых деревьев и кустарников и берет оттуда необходимые питательные вещества.

▶ *Хорошие результаты дает Петров крест при лечении заболеваний печени (рак, цирроз, гепатит, жировой гепатоз и др.), желчного пузыря (холецистит), почек, желудочно-кишечного тракта. Петров крест является уникальным средством, избавляющим больных циррозом печени от асцита. Растение выводит любую лишнюю жидкость из организма, стимулируя работу сердца, печени и почек.*

С лечебной целью используют все растение вместе с корнями, собранное во время цветения.

Полезные рецепты от цирроза

«...Цирроз печени — серьезный диагноз, которого многие ужасно боятся. Мой муж заболел им по известной причине — увлекался алкоголем. Теперь мне приходится мучиться с ним, выхаживать. Сейчас, конечно, не пьет, но поздно. Раньше, когда говорила, что плохо кончит — махал на меня рукой. Да что говорить... Теперь вот у людей собираю, кто что скажет, как бороться с такой бедой. Несколько советов могу теперь и сама дать:

● Тюбажи и жесткая чистка при циррозе противопоказаны, поэтому 2 раза в год по месяцу принимайте отвар овса. Я чуть было не совершила ошибку — стала настаивать, чтобы муж почистил печень оливковым маслом, но хорошо, что приятельница категорически сказала, что этого делать нельзя.

● Мед принимайте по 1 ч. ложке постоянно. Мед печень любит — это и питание, и лечение. Еще можно сделать смесь: по 1 кг черной смородины и меда, и принимать это по 1 ч. ложке 3 раза в день.

• Хорошо заваривать плоды шиповника и давать пить как чай. Такие витаминные средства нужно давать обязательно, потому что печени нужны дополнительные полезные вещества, такие как витамины группы В, а также А, Е, С. И еще цинк, селен, липоевая и фолиевая кислоты. Можно эти препараты покупать в аптеке.

• Из трав используйте расторопшу, репешок, зверобой, шиповник, девясил, крапиву, одуванчик, желчегонные сборы.

• При циррозе печени рекомендуется выпивать полстакана морковного сока перед каждым приемом пищи. К нему рекомендуется добавить настой из лопуха или крапивы. Морковный сок можно чередовать со свекольным (отстоянным в холодильнике в течение 1-2 часов). Они производят одинаковый эффект.

• Если постоянно беспокоят боли в правом подреберье, можно делать горячие компрессы из картошки. Для этого ее нужно сварить в мундирах, размять и приложить на место печени.

• Цирроз также можно лечить соком картофеля. Его нужно принимать по полстакана натощак.

• Питание должно быть дробным, 5-6 раз в день. Больше овощей, зелени, моркови и свеклы. Также необходим белок в легкоусвояемой форме. Жареное противопоказано.

Хочу пожелать всем терпения в лечении таких мужей».

Самойлова Е.И., г. Москва

КОММЕНТАРИЙ СПЕЦИАЛИСТА

Травяные сборы очень благоприятно воздействуют на печень. Среди перечисленных трав все вам уже знакомы. Одним словом, при циррозе следует выбирать комплексный подход, и медикаменты, назначенные врачами, ни в коем случае не отвергайте.

 Еще раз хочу обратить внимание, что при циррозе не следует принимать никаких резких мер типа тюбажа оливковым маслом.

Витаминная и микроэлементная поддержка обязательна. Питание такое же, как и при гепатите, — стол № 5, о котором мы уже говорили.

Соки очень эффективны в самом начале развития цирроза, они могут даже остановить его развитие, ведь печень вообще-то очень склонна к регенерации.

Коктейль, который стоит попробовать

«...Хочу посоветовать от цирроза оригинальный коктейль из трав с соками. Я даю его моему отцу, который получил где-то гепатит С, и сейчас у него развивается цирроз печени.

Шаг 1. Сделать любой травяной сбор, рекомендуемый при циррозе. Могу предложить один из вариантов: взять цветы календулы, траву череды трехраздельной, крапивы двудомной — по 2 ст. ложки, траву цикория, лист одуванчика, траву подмаренника, лист лопуха — по 3 ст. ложки, траву чистотела — 1 ст. ложку. Все хорошо перемешать. Затем взять 1 ст. ложку с верхом смеси и залить 1 стаканом кипятка в термосе. Настоять ночь. Утром процедить.

Шаг 2. Смешать в одинаковых пропорциях соки лопуха, моркови, донника, крапивы, тысячелистника и овса и заморозить смесь в специальных пакетах для льда.

Принимать настой так. В 1 стакан травяного настоя добавить кубик льда из сока трав и выпить за день в 3-4 приема за 30 минут до еды. Перед приемом смесь подогреть, чтобы была теплой. Кубики льда из соков здесь не для того, чтобы охлаждать настой, а для удобства применения соков.

Также нужно принимать 2-3 раза в день перед едой по 1 ч. ложке смеси цветочной и сосновой пыльцы. Курс лечения 1,5-2 месяца. Потом перерыв 10 дней. Провести 4-6 курсов.

Перед приемом настоя еще очень хорошо пожевать 10 зерен расторопши и запить настоем. Самая сильная трава в этом сборе — цикорий. Курс лечения — 1 месяц, 2 недели перерыв, и снова повторить. Лечиться долго, но это того стоит».

Климов М.И., г. Нижнекамск

КОММЕНТАРИЙ СПЕЦИАЛИСТА

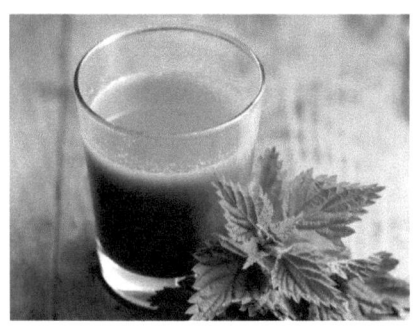

Сочетание настоя и соков лекарственных растений дает значительное усиление лечебного эффекта. О травах, используемых в настое, мы говорили уже много. Можно брать любые травяные сборы от цирроза для такого метода. Главная изюминка в том, что добавляется натуральный сок растений.

Жировой гепатоз: не пропустите начало!

Жировой гепатоз — *процесс накопления в печени клеток жировой ткани. Заболевание может развиваться в связи с воздействием на организм различных веществ (алкоголя, лекарственных препаратов, жирной пищи и т.д.). Когда с пищей в организм поступает избыточное количество жиров, они накапливаются в клетках печени (гепатоцитах), которые в какой-то момент начинают перерождаться в жировые. Так как клетки заменились, печень больше не может выполнять свои функции и обезвреживать токсические вещества.*

Со временем жировые клетки также могут перерождаться. Зачастую после жирового гепатоза развивается фиброз печени, а затем цирроз печени (разрастание соединительной ткани в печени и замещение ею клеток печени).

Избавиться от жирового гепатоза, а также его предупредить помогут народные средства. Главное — знать это и не пропустить начало заболевания.

Неужели это старость?

Многие считают, что жировой гепатоз — неотъемлемая часть процесса старения организма, что это нормально, если после 40 лет женщина имеет это заболевание печени. Так ли это? Насколько неизбежна эта болезнь?

Существуют различные причины жирового гепатоза, которые объясняют его появление. Однако среди них есть только несколько, которые в действительности могут привести к перерождению печени в жировую ткань:

- **Заболевания с нарушением липидного обмена:** сахарный диабет второго типа, ожирение и повышенный уровень липидов в крови. Первым и главным условием избавления и профилактики жирового гепатоза печени будет соблюдение строгого ограничения потребления животных жиров.

- **Недостаточное количество потребления белков или голодание.** Последний вариант часто встречается у девушек, желающих похудеть за короткий срок — они истощают организм, и клетки печени прекращают выполнять свои функции.
- **Токсическое воздействие на печень** в результате потребления алкоголя и избытка лекарств, в частности антибиотиков.
- **Радиационное излучение.** В населенных пунктах с повышенной радиацией возможность появления жирового гепатоза достаточно высока.
- **Нарушения пищеварения.** При нарушении всасывания жиров и выделения желчных кислот может развиваться жировой гепатоз.
- **Эндокринные заболевания.** Больше всего отрицательно влияет избыточное действие гормонов коры надпочечников и недостаток гормона щитовидной железы — тироксина.

Основные симптомы

Одним из основных признаков жирового гепатоза являются тошнота и рвота. Симптомы проявляются по мере поражения клеток печени и ярче всего выражены на 3-й стадии заболевания, когда лечить уже поздно. Тяжесть в правом подреберье, появление дисбактериоза, падение остроты зрения, ухудшение состояние кожи (кожа становится тусклой). Симптомами сопровождается только острый жировой гепатоз. Часто при данном заболевании симптоматика стертая.

> ⓘ Лечение жирового гепатоза должно основываться в первую очередь на диете. Без диеты избавиться от данного заболевания нельзя.

Диета должна максимально ограничивать поступление жира в организм, чтобы задействовать его собственные жировые депо. В первую очередь от жира будет избавляться печень. При данном заболевании к употреблению показаны творог и молоко низкой жирности, растительные масла должны по максимуму заменить животные жиры.

Эффективные народные рецепты

«...У меня была большая проблема — никак не удавалось похудеть. Когда стойко поднялось давление, стала беспокоить одышка, то врач сказала — похудеете, и проблемы уйдут. Я не очень-то поверила, но решила принять все меры. Сначала ничего не получалось, но как-то я попала на прием к гастроэнтерологу, и он сказал, что проблема в том, что у меня жировой гепатоз, т.е. клетки печени наполнены жиром, а потому не могут справиться с его утилизацией. Надо вылечить гепатоз, тогда и вес пойдет вниз. Встал вопрос, чем лечиться. Медикаментозное лечение этого недуга эффективно, только если сочетается с правильным питанием и народными методами, которые доступны каждому человеку и достаточно просты. Лечение жирового гепатоза народными средствами предусматривает использование различных отваров, которые помогают выводить лишние жиры из печени и организма, а также употребление в пищу различных продуктов, которые ускоряют процесс сжигания жиров. Поделюсь рецептами.

- 1 ч. ложечка кедровых орехов в день поможет укрепить клетки печени.

- В утренний чай обязательно нужно добавлять листик мяты или мелиссы. Можно 20 г листьев мяты залить половиной стакана кипятка и ночь настоять, разделить на 3 равные части и выпить в течение суток.

- Чтобы улучшить функцию клеток печени и помочь им вывести ненужные жиры, следует каждый день есть зелень. Укроп, петушка, салат — это все следует понемножку употреблять в пищу каждый день. Зелень поможет предотвратить жировой гепатоз.

- Вывести жиры можно с помощью настоя шиповника. Для этого 50 г шиповника заливают 0,5 л кипятка и настаивают в термосе 8-12 часов. Пить такой настой нужно по стакану 3-4 раза в день.

- Точно так же, как отвар шиповника, можно заваривать кукурузные рыльца. Они обладают аналогичным эффектом — выводят простые жиры.

- Замените черный чай на зеленый — это очень хорошее средство для выведения жиров из печени.

- Каждое утро натощак нужно выпивать по половине стакана морковного сока, который тоже способствует вымыванию жиров из печени.

Гастроэнтеролог оказался прав. Я начала по этим рецептам лечить гепатоз, и вес стал поддаваться, а за ним одышка и давление. Так я значительно поправила свое здоровье, начав свое лечение с печени».

Рудокопова И.И., г. Казань

КОММЕНТАРИЙ СПЕЦИАЛИСТА

Больной печени необходимо повышенное количество белка.

▶ *Кедровые орешки поставляют этот белок, а также жирные кислоты и жирорастворимые витамины, которые необходимы для восстановления клеток печени, очищения их от жира.*

Только следует учитывать, что орешки очень калорийны (100 г — 700 Ккал), а потому увлекаться ими при избытке веса не рекомендуется. **Мята, мелисса, зелень петрушки, кинзы, укропа, сельдерея** — все это травы, улучшающие усвоение жиров и жировой обмен, а также повышающие активность обменных процессов в целом и пищеварительную активность. Недаром считается, что петрушка, кинза помогают усваивать даже жирную баранину и поэтому подаются к ней как приправа.

Шиповник — прекрасный и всем известный витаминный напиток, содержащий большое количество активных веществ, способствующих защите, очищению и оздоровлению печени.

Кукурузные рыльца — это первое средство для выведения жиров из печени, обладает желчегонным эффектом, что также способствует активизации данного процесса.

Зеленый чай содержит огромное количество антиоксидантов, которые помогают печени выводить из организма вредные вещества. Чтобы очистить печень от токсических веществ и простых жиров, достаточно выпивать по 3-4 чашки зеленого чая в день.

Как восстановить печень при гепатозе

«…На УЗИ у меня обнаружили, что ткань печени стала плотной, а это связано с заменой части клеток печени на жировые клетки. Мне 54 года, и врач сказала, что это происходит почти у всех в моем возрасте. Однако понятно, что от такой замены клеток функция печени ухудшается. Я стала искать рецепты, как помочь печени. Оказалось, что травы могут решить эту проблему, если, конечно, еще и вес сбавить. Я нашла несколько рецептов, которые больше всего мне понравились, а практика подтвердила, что польза от них немалая.

1. Полезно заваривать и пить репешок обыкновенный. 1 ст. ложку репешка залейте стаканом воды, доведите до кипения, затем снимите с огня и настаивайте до охлаждения, процедите и пейте вместо чая.

2. Плоды рябины красной также считаются эффективными. Их можно применять в виде отвара, настоя, компота, киселя, варенья.

3. Обязательно нужно принимать отвар тысячелистника. Столовую ложку измельченной травы тысячелистника залейте стаканом крутого кипятка, настаивайте 40 минут, процедите. Пейте по 0,5 стакана этого настоя утром и вечером до еды.

4. Чайную ложку измельченного корня одуванчика залейте стаканом крутого кипятка, настаивайте до остывания, процедите. Выпивайте по 0,5 стакана полученного настоя утром и вечером за 30 минут до еды. Из корня одуванчика можете приготовить и отвар. Для этого чайную ложку измельченного сырья залейте стаканом воды, доведите до кипения и кипятите в течение 10 минут, затем снимите с огня и сразу процедите. Принимайте так же, как и настой.

5. Горечавку удобнее всего применять в виде 10%-ной настойки, принимайте ее по 10-30 капель с водой до еды 3 раза в день в течение 20 дней, затем сделайте недельный перерыв и повторите лечение.

6. Чайную ложку измельченной травы чистотела заварите стаканом крутого кипятка, настаивайте 40-45 минут, процедите и принимайте по 1 ст. ложке 2-3 раза в день.

Я села на диету, сбросила 7 кг и полгода пила травы по этим рецептам. УЗИ показало, что печень пришла в норму. Я убедилась, что любая болезнь отступает, если за нее взяться как следует».

Коршунова И. О., г. Псков

КОММЕНТАРИЙ СПЕЦИАЛИСТА

При жировом гепатозе печени фитотерапия рекомендует, главным образом, **репешок** и **рябину красную**. Помимо этих двух трав обязательно надо использовать травы, содержащие горечи, их обычно применяют при разных видах ожирения.

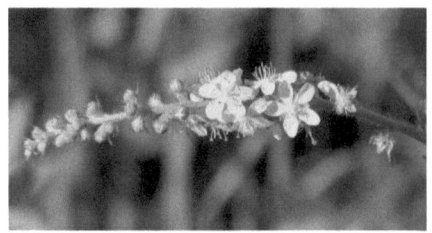

▶ *Горькие травы активизируют работу печени, поджелудочной железы, улучшают работу всего желудочно-кишечного тракта, способствуют расщеплению жира.*

Вы можете воспользоваться **горечавкой, тысячелистником, чистотелом, полынью горькой, золототысячником, одуванчиком, вахтой трехлистной, а также девясилом**.

Очень полезен **тысячелистник**. Недаром он входит почти во все сборы для лечения печени. Тысячелистник эффективен при болезнях печени и желчного пузыря, при диспепсии. Из него можно приготовить и 10%-ную настойку на водке, которую принимают по 20 капель 2-3 раза в день.

Одуванчик замечательно чистит кровь и печень. Мы уже много говорили о нем. Одуванчик можно пить длительное время, не делая никаких перерывов. Корень одуванчика применяют от болезней печени и желчного пузыря, атеросклероза, от болезней суставов, в качестве кровоочистительного средства.

Горечавка, как и любая горечь, улучшает работу печени, поджелудочной железы, кишечника, улучшает общий обмен веществ в организме.

А **чистотел** при жировом гепатозе просто незаменим.

Очищение поможет выздороветь

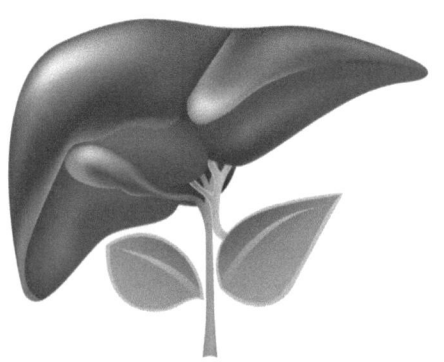

При любых видах заболеваний печень требует в первую очередь очищения, ведь там перерабатываются все токсины, а если печень плохо справляется с этой задачей, то эти яды в ней и накапливаются. Также при нарушении работы печени происходит застой желчи, и здесь без процедур очищения тем более не обойтись.

Как чистить больную печень?

? *Какие методы очищения допустимы, если печень больная? Многие опасаются проводить процедуры очищения, чтобы не навредить. Что можно посоветовать нашим читателям?*

Совершенно справедливые опасения. Такие жесткие методы очищения печени, как известная методика с оливковым маслом и лимонным соком, создают очень большую нагрузку, которую не всякая печень выдержит. Поэтому главное и основное правило — перед любой процедурой очищения посоветуйтесь с врачом, особенно если у вас имеется серьезное заболевание печени или пищеварительного тракта вообще.

Наши читатели делятся своими методами очищения. Мы выбрали наиболее мягкие методики.

Лечебный настой для печени и кишечника

«...Мой сын уже почти 30 лет тому назад во время службы в армии в Средней Азии переболел гепатитом А. Там этим заболеванием никого не удивишь — у них тогда переболел весь взвод. Вернулся домой — кожа да кости, печень болит, бледный, желтый. Надо было его восстанавливать.

Посоветовала мне одна моя знакомая, которая все время лечится травами и других лекарств не признает, рецепт, до сих пор его помню, потому что помог он здорово сыну.

Надо смешать в равных количествах тысячелистник, кукурузные рыльца, ромашку, мяту, календулу, крапиву, березовые почки и листья. Взяв горсть смеси этих трав (это норма на сутки), залейте ее 3 стаканами кипятка и оставьте настаиваться в термосе на ночь. Утром, только проснувшись, выпейте стакан горячего настоя: так вы сразу омоете желудок, приготовите его к работе. Затем — стакан в обед, а перед сном (через 2 часа после еды) еще стакан настоя, но уже добавив в него 1 ч. ложку меда (чтобы лучше спалось). Пить траву нужно 3-4 недели, с перерывами на субботу и воскресенье.

Плюс к этому она сказала, что обязательно надо поработать с кишечником. Ему полезна глубокая еженедельная клизма. Вначале сделайте два захода (по 1,5-2 л) с чистой водой, а третий — с отваром ромашки. У сына в армии развились запоры, и эти процедуры очень помогли снизить токсические нагрузки на печень.

В общем, через месяц мой сын забыл, что у него болит печень, повеселел, прибавил в весе, стал выглядеть человеком. Правда, диету соблюдал еще 8 месяцев, потому что хотел, чтобы следа от этой болезни не осталось. Теперь ест все, о болезни не вспоминает».

Крылова Е.И.,
г. Санкт-Петербург

КОММЕНТАРИЙ СПЕЦИАЛИСТА

Тысячелистник и кукурузные рыльца — эффективные желчегонные средства. **Ромашка и мята** снимают спазмы желчного пузыря и протоков, улучшая прохождение камушков и песка при очищении. **Ромашка, календула, березовые почки и листья** дезинфицируют и снимают воспаление, а крапива очень многопланового действия — очищает кровь, нормализует обмен веществ, насыщает витаминами, останавливает кровотечения. Этот сбор в сочетании с очищением кишечника клизмами с ромашкой очень бережно и эффективно почистит больную печень.

Изюм очистит печень и кишечник

«...Когда я болела гепатитом, это было давно, меня пичкали изюмом, говорили, что это хорошее средство для печени. И тут недавно я встретила рецепт средства очищения печени и кишечника с помощью изюма. Это средство не только чистит печень, но и помогает от запоров, а эта проблема у меня тоже присутствует. Попробовала — понравилось. Теперь всем рекомендую. Возьмите 200 г изюма, залейте его 2 л воды, доведите до кипения, затем всыпьте 1 пачку травы сенны и подержите на слабом огне 30 минут. Потом отвар процедите, остудите и влейте в него 100 г холосаса. Получится примерно 1,5 л настоя. Принимайте его на ночь по 1 стакану (можно днем по 1/2 стакана)».

Кириллова З.И.,
г Ульяновск

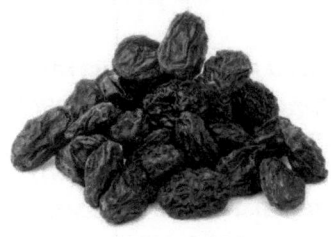

Изюм сохраняет 70% витаминов и 100% макро- и микроэлементов, которые содержались в свежем винограде. Содержит изюм белки, жиры, углеводы, клетчатку, глюкозу, фруктозу, витамины А, группы В (В1, В2, В3, В5, В6, В9), Е, К, С, калий, железо, селен, хлор, фтор, фосфор, натрий, цинк, марганец. В 100 г изюма содержится 850 мг калия.

▶ *Изюм укрепляет и повышает наш иммунитет, устраняет отеки. Врачи рекомендуют употреблять его как витаминное средство при заболеваниях почек и печени. Это ценный для больной печени источник витаминов, глюкозы, фруктозы, а также макро- и микроэлементов.*

Холосас — мощное желчегонное средство, а **сенна** — известное слабительное. Получается полное и полноценное очищение кишечника и печени.

Мне помогло горчичное масло

«...С тех пор, как я достаточно тяжело переболела гепатитом А, печень как-то все время чувствуется. Но недавно я прочитала в кулинарной книге, что хороший способ очищения печени — это добавлять в еду горчичное масло. Оно содержит массу витаминов и очищает печень. Решила попробовать, стала заправлять теперь им салаты и готовые блюда вместо подсолнечного масла, оно придает очень интересный вкус пище, даже заменяет специи. И всей семье тоже нравится, а самое главное — польза для организма несомненна.

Горчичное масло помогло, печень я подлечила. Ем, конечно, по-прежнему выборочно, но приступы прекратились, состояние улучшилось».

Терентьева С.Р., г. Киров

Горчичное масло отличается высоким содержанием биологически активных веществ, ежедневно необходимых человеческому организму (витамины Е, А, D, В3, В6, В4, К, Р, полиненасыщенные жирные кислоты (витамин F), фитостеролы, хлорофилл, фитонциды, гликозиды, эфирное горчичное масло и др.).

▶ *В составе горчичного масла в значительном количестве присутствуют линолевая кислота (относящаяся к группе Омега-6) и линоленовая кислота (группа Омега-3 кислот). В комплексном сочетании эти две незаменимые жирные кислоты способствуют нормализации жирового обмена, улучшению функции пищеварительной системы, укреплению иммунитета, защите от вредного влияния на организм человека токсинов, радионуклидов, солей тяжелых металлов.*

Витамин А выступает в роли важного антиоксиданта. Из жирорастворимых витаминов горчичное масло богато витамином Е. Этот витамин обладает иммуноукрепляющими, противовоспалительными, ранозаживляющими и омолаживающими свойствами.

Горчичное масло содержит витамин В6, а также способствует синтезу этого витамина кишечной микрофлорой. Витамин В6 играет важную роль в различных обменных процессах (жировой, углеводный, белковый, водно-солевой). Входящий в состав горчичного масла витамин В3 (РР) необходим для осуществления в организме человека энергетического обмена, для слаженной работы пищеварительной системы.

▶ *Важной составляющей горчичного масла является холин, входящий в состав лецитина. Этот компонент горчичного масла не только благотворно действует на состояние нервной системы, но и участвует в процессе синтеза организмом фосфолипидов — веществ, предупреждающих жировую инфильтрацию печени.*

Фитостеролы горчичного масла обладают бактерицидными и противоопухолевыми свойствами, предупреждают перерождение клеток печени. Горчичное масло также содержит в большом количестве фитонциды, хлорофиллы, эфирное горчичное масло и другие вещества, обладающие мощными бактерицидными и противоопухолевыми свойствами. В комплексном сочетании эти составляющие горчичного масла активно стимулируют пищеварительный процесс, а витамины, входящие в его состав, усиливают моторные функции кишечника, повышают функцию печени.

Овес восстановит здоровье

«...Мне не повезло — я работала на вредном производстве с лаками и красками и не защитила печень должным образом, потому как молодая была, не думала особенно о здоровье. Так и заработала токсический хронический гепатит. Думала, что никогда от этого уже не избавлюсь, но на счастье не так давно научили меня одному средству оздоровления моей печени. Стакан чистого овса залейте 1 л воды комнатной температуры, настаивайте 12 часов. Затем поставьте на слабый огонь в плотно закрытой посуде, доведите до кипения и варите 30 минут. После настаивайте отвар еще 12 часов, укутав кастрюлю чем-нибудь теплым. Принимайте средство по 1/2 стакана 3 раза в день до еды.

Храните лекарство в холодильнике. Оно помогает при любых формах гепатита. Принимать такой отвар можно все время, ведь это продукт питания. С тех пор, как я начала пить этот отвар регулярно, прошло 4 месяца, и тогда я ощутила значительный эффект от этого простого лекарства, печень перестала меня беспокоить, я перестала ее ощущать, и стул перестал нарушаться. Всем рекомендую».

Владимирова О.И., г. Москва

КОММЕНТАРИЙ СПЕЦИАЛИСТА

Настой овса — одно из самых известных и эффективных средств для восстановления здоровья печени.

▶ *Овес — это еще один натуральный сорбент для кишечника и печени. Кроме того, в его состав входят уникальные ферменты, благодаря действию которых значительно улучшается усваивание организмом углеводов.*

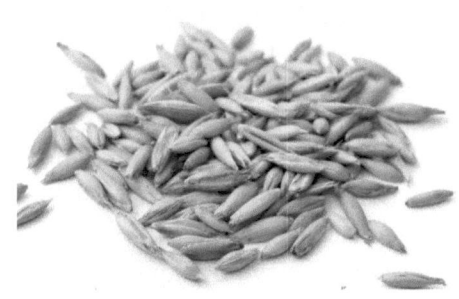

Овес является уникальным растением, которое способствует повышению иммунитета, он содержит идеальное количество жиров, белков, углеводов, минералов и витаминов, а также магний, поэтому широко используется для улучшения функционирования нервной и сердечной системы и, конечно, процесса обмена веществ.

При токсическом гепатите особенно важно произвести очистку печени. Перед началом очищения перейдите на вегетарианскую систему питания, увеличьте потребление желтых продуктов, таких как лимоны, мед, сыр, растительное масло и пшено. Вам также необходимо отказаться от копченостей, солений, алкоголя, мяса, яиц и рыбы.

В письме женщина просто принимала настой овса, что уже работает очень хорошо, но лучше провести более полное очищение печени. Чистить печень овсом лучше всего весной. Необходимы 3 курса с перерывом в 3 недели между ними. Каждый курс должен состоять из двух фаз. Первая фаза включает питье травяного сбора, а вторая фаза — принятие отвара овса.

Приготовление травяного сбора: возьмите 1 ст. ложку толокнянки, зверобоя, спорыша и кукурузных рыльцев, смесь залейте 2 л воды и прокипятите. Настаивайте отвар в тепле. В день надо пить 1 стакан отвара за 30 минут до еды. Курс — 2 недели, а потом можно приступать к приему отвара овса. Можно использовать для его приготовления рецепт, предложенный в письме. Очень важно знать, как правильно заваривать овес для очистки печени, чтобы он не потерял все свои полезные свойства.

▶ *Следует помнить о том, что овес эффективен только при его регулярном применении в течение 2-3 месяцев, но улучшение будет заметно уже после первого месяца применения.*

Во время очищения печени необходимо очищать язык от желтого налета. Когда печень будет в порядке, он перестанет появляться. Очищают язык от налета мягкой зубной щеткой. Снимать налет с языка необходимо легкими движениями. Проводить процедуру лучше 2 раза в день: утром и вечером. Щетку, которой вы чистите язык, после применения необходимо мыть и хранить в соли.

Свекольный квас избавит от гепатита

«…Необычный для многих, но очень полезный свекольный квас помог мне восстановить печень от хронического гепатита. Этот напиток не просто очищает печень, но и насыщает ее минеральными веществами. Нужно 2-3 свеклы очистить и залить 3 л охлажденной кипяченой воды. Варить при полуоткрытой крышке 2-4 часа, пока воды не останется 1 л. Затем свеклу выньте, а отвар остудите

184

до 40° и слейте в литровую банку. Положите туда кусочек черного хлеба и поставьте в темное место, тепло укутав, но крышкой не накрывайте, прикройте только чистой марлей. Через трое суток квас процедите и пейте 3 раза в день по стакану до или во время еды в течение 2 недель. Потом сделайте перерыв в неделю и пейте еще 2 недели. До этого я пробовала лечиться настоем полыни, но не смогла из-за горечи, а этот квас мне понравился — и на вкус приятен, и для желудка полезен».

Бабкова Е.И., г. Тюмень

КОММЕНТАРИЙ СПЕЦИАЛИСТА

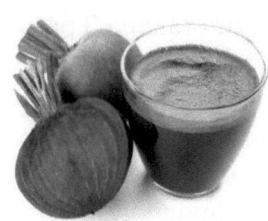

Мы уже упоминали свеклу в числе лучших сорбентов в период болезни печени.

▶ *В свекле содержится бетаин, который активизирует работу клеток печени и предупреждает их жировое перерождение.*

Темноокрашенные сорта свеклы укрепляют стенки капилляров. Они способствуют выделению избыточной жидкости из организма. Желательно ежедневно натощак съедать по небольшой свежей свекле. Кроме того, свекла поднимает гемоглобин, укрепляет весь организм.

Разные советы для больной печени

В этом разделе мы собрали письма, которые не вошли в тематические выпуски данной главы, но могут быть интересны читателям.

Киста печени

«...У меня в печени обнаружили кисту. Может быть, она была уже очень давно, может, даже с рождения. Врачи сказали, что ничего страшного, если не будет расти. Я не стала дожидаться, чтобы она росла, а решила пролечить ее травами. Я немного знакома с фитотерапией — сама собираю, заготавливаю травы, иногда людям помогаю, когда обращаются. Так вот, от кист лучшим средством является подмаренник цепкий. Его найти не трудно в сельской местности.

Столовую ложку травы подмаренника цепкого залейте 500 мл кипятка, настаивайте до остывания и полученный настой выпейте в течение дня.

Лечение травами всегда длительное — 2-3 месяца пейте подмаренник цепкий и, чтобы не было привыкания к этому растению, переходите на другую траву. Это могут быть такие лекарственные травы, как буквица, коровяк, лопух, календула, тысячелистник.

Столовую ложку надземной части буквицы лекарственной залейте стаканом крутого кипятка, настаивайте до остывания, процедите. Принимайте по трети стакана 3 раза в день до еды. Аналогично заваривают и принимают надземную часть коровяка. Календулу и тысячелистник тоже заваривают в пропорции столовая ложка на стакан и принимают эти настои до еды: по трети стакана 3 раза в день.

С кистой я в результате справилась. Травы имеют большие возможности, только надо терпеливо относиться к процессу лечения травами».

Ильина И. А., Кировская обл.

КОММЕНТАРИЙ СПЕЦИАЛИСТА

Киста в печени — это полое образование, может содержать жидкость. Если она небольшая, то обычно не проявляет себя, а если размеры значительные, то может проявляться тошнотой, болями в правом подреберье. Обычно предлагают хирургическое решение проблемы. Если киста небольшая и не грозит разрывом, то можно полечить ее травами.

▶ *От любых кист эффективным средством является подмаренник цепкий. Этот вид подмаренника хорошо выводит влагу из организма и подсушивает кисты. Буквица, коровяк, лопух, календула, тысячелистник — все эти травы дополнят лечение подмаренником. Они и почистят печень, и обмен в печеночных клетках подправят. Совместно с этими травами вполне реально справиться с кистой.*

К сожалению, подмаренник, буквица и коровяк используются только в народной медицине, так что в аптеке этих трав не бывает.
Но иногда киста может быть образована паразитом — при эхинококко-

зе. Тогда операция обязательна, это очень опасное заражение. В любом случае, при обнаружении кисты надо обязательно наблюдаться у врача.

Пчеловоды рекомендуют

«...Всем, кого беспокоит печень, очень советую полечиться продуктами пчеловодства. Это целая аптека с огромными целебными возможностями. Мой деверь любил спиртное попивать — до цирроза хоть и не дошел, но печень попортил изрядно. Вот я и собирала для него всякие рецепты, да подлечивала, ведь человек-то хороший, помочь хотелось. Сейчас уж и пить бросил, но если бы тогда силу воли собрал в кулак, быстрее дела на поправку бы пошли. Но травы все же ему очень хорошо помогли. Вот пара рецептов. Принимайте по 20-30 г пчелиного меда 3 раза в день, растворив в 100 мл теплой кипяченой воды. По 1/2 ч. ложки пыльцы цветочной 3 раза в день и 0,05 г маточного молочка (можно Апилак, продается в аптеках) 2 раза в день. Такое лечение весьма полезно при различных заболеваниях печени. Только лечиться надо не менее 1,5 месяца. И после 2-3 недель перерыва курс можно повторить».

Николаева Е.К., г. Сызрань

КОММЕНТАРИЙ СПЕЦИАЛИСТА

Про мед и маточное молочко уже много сказано. В целом пыльца каждого растения имеет широкий спектр действия, а пчелиная обножка имеет в своем составе пыльцу многих растений. Употребление пыльцы должно проходить под контролем врача. Для взрослых поддерживающая доза — 20 г в день, лечебная — 32 г в день. Дозы для детей: от 3 до 5 лет — 12 г в день, от 6 до 12 лет — 16 г в день, после 12 лет — 20 г в день. Курс лечения составляет не менее 1-1,5 месяца. Начинать и заканчивать лечение нужно постепенно в течение недели, увеличивая (уменьшая) суточную дозу. Лечебную дозу принимают в 3 приема до еды (и вечером — перед сном). Профилактическую дозу принимают утром за один прием.

▶ *Лучший способ приема — растворить пыльцу в теплой медовой воде и настоять для набухания пыльцевых зерен.*

Печень лечит мумие

«...Хочу предложить эффективный рецепт для больной печени: разведите 0,5 г мумие в 0,5 л кипяченой воды. Принимайте раствор по 1 ст. ложке 3 раза в день за полчаса до еды в течение 24 дней.

Затем 10 дней пейте травяной настой. Готовьте его так: возьмите по 2 ст. ложки цикория, хвоща полевого, тысячелистника и зверобоя. 1 ст. ложку сбора залейте стаканом кипятка и 30 минут грейте на водяной бане. Затем остудите, процедите и принимайте по 1/3 стакана в день.

Затем опять пейте раствор мумие 24 дня, только количество целебного препарата в этот раз должно быть не меньше 0,7 г. После снова принимайте настой из трав. Лечение длительное, но результативное, проверила на своем опыте, да и знакомые, кто последовал моему совету, благодарят — помогло».

Завьялова Н.И., г Киров

КОММЕНТАРИЙ СПЕЦИАЛИСТА

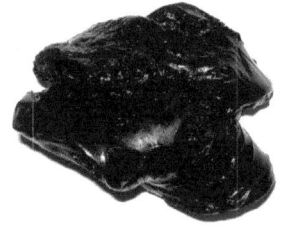

И свойства, и состав мумие достаточно сложны. Мумие — это природное вещество, которое удивительно богато по своему составу: в нем есть такие элементы, как кобальт, кремний, алюминий, марганец, свинец, железо, магний, кальций, никель, свинец, титан, фосфор. Присутствуют в мумие также эфирные масла, аминокислоты, жирные кислоты, витамин Р, витамины группы В, смолы, гуминовые основания, а также ряд неизученных веществ. Весь опыт применения мумие в народной медицине — эмпирический. Но практика показывает, что мумие способно поднять даже тяжелобольных, оно укрепляет организм, усиливает иммунитет, способствует очищению и регенерации.

Что вредно, что полезно: нестандартный взгляд

Рекомендации о том, что вредно, а что полезно для печени, порой удивляют нас открытиями. В печати появляются нестандартные взгляды и

Действительно, в последние годы проводится очень много исследований по изучению действия на печень различных привычных для нас факторов, и выводы порой удивляют и меня. Но все же это результат научной деятельности ученых, а потому стоит взять их на заметку и иметь в виду. Приведу несколько наиболее интересных результатов.

Спаржа

Ученые-медики из Великобритании утверждают, что ежедневное употребление спаржи в пищу может улучшить состояние печени у пациентов с циррозом. Они пришли к выводу, что спаржа содержит настолько уникальные химические соединения, каких нет ни в одном другом продукте питания. Больные циррозом печени нуждаются в этих веществах и должны есть ее каждый день. И хотя численность участников эксперимента была не очень большой, факт имел место. Так что стоит прислушаться к такому результату.

Алкоголь

Давно ведутся споры о вреде и пользе алкоголя. Но с позиции влияния алкоголя на печень ученые уверены, что даже минимальное регулярное употребление пива может привести к трагическим последствиям, а именно — стать причиной развития цирроза печени.

Миф о полезных свойствах алкоголя, по их мнению, — это обыкновенный рекламный ход с целью увеличить продажи алкоголя. На самом деле никакой ценности для организма алкоголь не имеет. По результатам исследований ученых США, в которых они проанализировали 22 000 историй болезней пациентов, которые умерли от цирроза печени, 64% из них не были хроническими алкоголиками, а только довольно часто и регулярно употребляли небольшое количество вина или пива. Выводы делайте сами!

Кофе

Китайские ученые изучали влияние кофе на печень. Их исследования в очередной раз подтвердили утверждение о том, что регулярное употребление натурального кофе благотворно сказывается на ее функции, потому что активизирует ферментацию в печени.

Благодаря кофе в печени активизируется выработка ферментов. Это способствует восстановлению печени, ведь печень — орган удивительный по своей способности к регенерации. Даже при таких тяжелых заболеваниях, как рак печени и цирроз, если начать заботиться о печени, она может полностью восстановиться. Ученые отмечают множество случаев, когда больные полностью выздоравливали. Они утверждают, что натуральный кофе — это тот напиток, который как раз помогает печени в этом. Конечно, к лечению печени необходимо подходить комплексно и менять весь образ жизни и питание, но в данном случае кофе, как утверждают китайцы, помогает печени восстанавливаться значительно быстрее. Исследования проводились в Национальном институте рака. Ученые рекомендуют употреблять 2-3 чашки натурального кофе каждый день.

Шоколад

Изменилось и отношение к шоколаду. В апреле 2010 года на ежегодном собрании Европейской ассоциации по изучению печени, проходившем в Вене, шла речь о положительном влиянии шоколада на хронические заболевания печени. Ученые утверждают, что облегчить состояние больного и предупредить развитие осложнений сможет обычный шоколад.

Медики стали признавать терапевтические свойства шоколада. Во всяком случае, относительно его влияния на цирроз печени не остается уже никаких сомнений. Темный шоколад препятствует образованию рубцовых изменений тканей печени, что не дает развиваться жизненно опасным осложнениям, сморщиванию печени.

Лишний вес у женщин

К сожалению, результаты этих исследований не порадуют полных женщин. Женщины с лишним весом заболевают циррозом печени на 75% чаще, чем с нормальным весом. Речь идет даже не о жировом гепатозе, а именно о циррозе. Правда, говорится о циррозе печени, развивающемся под воздействием чрезмерного употребления алкоголя.

При одинаковых условиях печень у полных женщин страдает значительно больше.

Лишний вес перегружает печень жирами, ей приходится работать значительно интенсивнее. И тяжесть течения цирроза у полных и худых пациенток сильно отличается не в пользу полных, и результаты лечения при лишнем весе у пациенток редко бывают хорошими. Так что, милые дамы, следите за своим весом и помните о вреде алкоголя, так как это может привести к печальным последствиям, вплоть до летального исхода.

Глава 4.

Восстанавливаем микрофлору кишечника

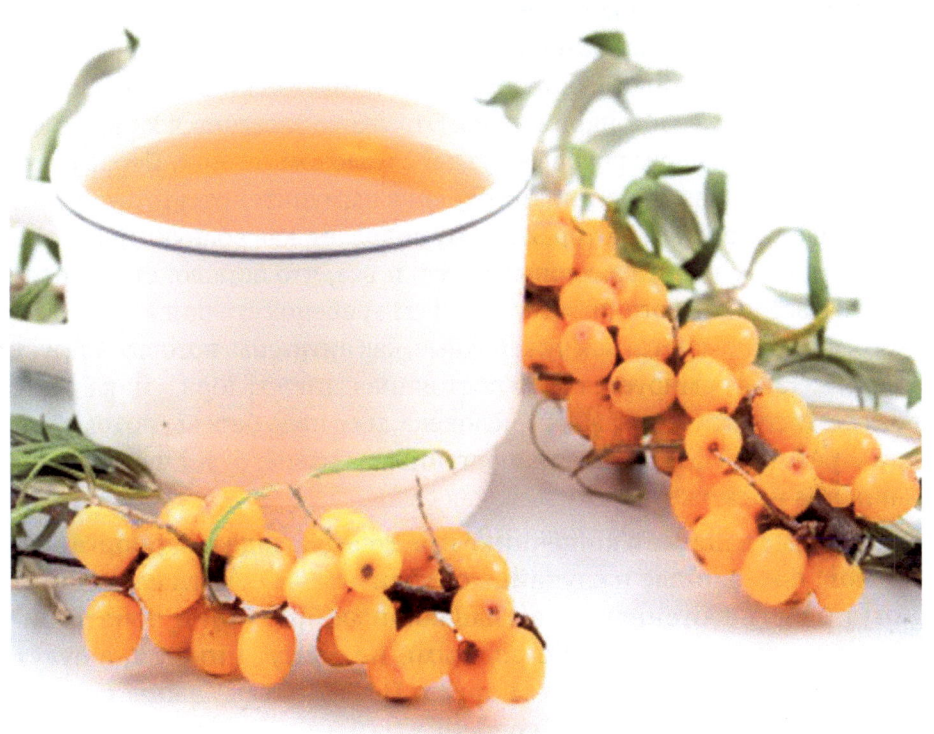

Дисбактериоз

Прежде чем представить вам народные рецепты и полезные советы по борьбе с весьма распространенным в наше время состоянием дисбактериоза, следует пояснить, что это такое как явление для организма.

Дисбактериоз, или дисбиоз, что звучит более правильно с современных позиций — это изменение состава и количественных соотношений микрофлоры, в норме заселяющей полые органы, сообщающиеся с окружающей средой (например, верхние дыхательные пути, кишечник), и кожу человека.

 Дисбиоз — это не заболевание, а состояние организма, возникающее как реакция адаптации на любое заболевание или воздействие неблагоприятных факторов.

Чаще всего мы сталкиваемся с кишечным дисбиозом. На сегодняшний день практически каждый знает, что кишечник населяет определенная микрофлора, без которой человеческий организм существовать не может. В норме она в основном живет в толстой кишке, и в небольшом количестве — в тонкой кишке. Эта флора заселяется к нам сразу после рождения через родовые пути и с молоком матери. Первые три дня после рождения у организма ребенка иммунитет отсутствует, и он принимает всю флору, которая к нему попадает, как родную. Через три дня иммунные ворота захлопываются, и все, что попало, становится своим, а все микроорганизмы, с которыми ребенок сталкивается после этого, воспринимаются как чужеродные, как антигены, которые следует удалить. Так формируется своя постоянная микрофлора, уникальная по своему составу для каждого человека, и ее надо беречь, потому что при утрате этой флоры другая, поступившая извне, будет чужеродной и никогда не сможет прижиться, как своя.

▶ **Поэтому в норме в кишечнике имеется два вида микроорганизмов: постоянные и случайные (транзитные). А эти случайные могут быть патогенными (вызывающими болезнь) и непатогенными, даже полезными, но родными не станут никогда, а будут отторгаться как чужеродный орган. Поэтому так важны первые три дня после рождения для ребенка.**

Зачем организму нужна нормальная микрофлора?

Эти полезные микроорганизмы, населяющие наш кишечник, участвуют в процессе переваривания пищи, в образовании иммунитета организма.

▶ **Бактерии кишечника синтезируют для нас витамины, биологически активные вещества и чутко реагируют на любые изменения, которые происходят с нами — стресс, болезнь, недостаток питания и т.п. Наша полезная микрофлора всячески помогает организму пережить различные изменения, происходящие с нами.**

Поменяли привычную пищу на новую, незнакомую, и пока организм перестраивает ферментную систему, усвоить ее помогают полезные бактерии, потому что кишечная микрофлора способна очень быстро реагировать на все изменения, помогая организму пережить неблагоприятную ситуацию.

Наша нормальная микрофлора — такая же неотъемлемая часть организма, как любой орган.

В норме постоянные микроорганизмы присутствуют в кишечнике всегда, и это способствует образованию биологически активной пленки, которая защищает слизистую оболочку от воздействия патогенных микроорганизмов.

▶ **Случайные же микроорганизмы проходят через кишечник транзитом. Когда в результате болезни или потребления антибактериальных средств или другого токсического фактора нормальная микрофлора погибает в большом объеме, то туда беспрепятственно заселяется посторонняя микрофлора, нарушая структуру слизистой оболочки кишки.**

Это приводит к заболеваниям не только кишечника, но и зачастую к общему недомоганию, к кожным заболеваниям, а также ослаблению иммунитета. В результате развивается состояние *дисбиоза*, что означает в переводе *расстройство нормального биотического сообщества кишечника*. Это выражается в значительном увеличении количества микроорганизмов в тонкой кишке и в изменении состава микрофлоры в толстой кишке. В разной степени выраженности дисбиоз отмечается практически у всех больных с хроническими заболеваниями кишечника, а также при нерациональном питании и после приема антибактериальных лекарственных препаратов.

❗ При отсутствии жизнеспособной, нормальной микрофлоры кишечника не приходится рассчитывать на нормальный синтез и усвоение витаминов и минералов, не будет нормальной эвакуации содержимого кишечника, и, как следствие, закономерное снижение защитных сил организма.

Почему гибнет полезная флора?

Число полезных микроорганизмов в кишечнике может существенно снизиться, если:

- изменяется кислотность среды (панкреатит, холецистит, гастрит, заболевания кишечника, гепатит, язвенная болезнь);
- непереваренные остатки пищи подвергаются брожению, что имеет место при недостаточной выработке пищеварительных ферментов (нарушение функций печени, желудка, поджелудочной железы);
- мышцы кишечника не продвигают его содержимое (спазмы, снижение тонуса из-за операций или стресса);
- пища не содержит достаточно веществ, способствующих росту полезной флоры (жесткие диеты, употребление консервантов);
- в кишечнике есть болезнетворные микробы или паразиты (дизентерия, вирусные заболевания, сальмонеллез, гельминтозы, лямблиоз);
- имело место лечение антибиотиками.

Симптомы дисбиоза

Дисбиоз — это состояние, отражающееся негативно на всех функциях организма.

Помимо кишечных проявлений для больных дисбиозом характерен астеноневротический синдром: больные апатичны, часто жалуются на головную боль, общую слабость, быструю утомляемость, ухудшение сна; физическая и умственная трудоспособность их снижена. Появляются признаки пищевой аллергии, часто в виде крапивницы, различных высыпаний на коже и атопического дерматита.

► Дисбиоз может развиться не только в кишечнике, но и на других слизистых и на кожном покрове. Тогда будет иметь место дисбиоз ротовой полости, вагинальный дисбиоз и кожные заболевания.

Наряду с биопрепаратами для лечения дисбиозов применяют народные средства: лекарственные растения, целебные продукты питания, диету.

О том, как с помощью этих средств справиться с нарушением микрофлоры различной локализации, вы узнаете из этого выпуска.

Дисбиоз кишечника

При дисбиозе возникает резкое нарушение функций пищеварения, которое проявляется изжогой, отрыжкой, тошнотой, поносом, вздутием живота и болью, запором, неприятным привкусом и запахом изо рта.

⚠ Начинать лечение дисбиоза кишечника надо с лечения основных заболеваний, и только как звено в единой цепи необходимо оказывать специфическое воздействие на кишечную микрофлору.

Основными направлениями воздействия на микрофлору будут следующие:

● Торможение роста и размножения болезнетворных и условно-патогенных микроорганизмов;

● Создание оптимальных условий для развития нормальной микрофлоры (создание нужной среды);

● Иммуномодуляция;

● Прямое влияние на состояние и функции организма.

► В официальной медицине существует две основных группы препаратов, используемых для воздействия на процессы восстановления собственной микрофлоры: пробиотики и пребиотики.

К *пробиотикам* относят только такие препараты, которые содержат живые культуры микроорганизмов: монокультуру или комбинацию из нескольких видов микроорганизмов (симбиотики). Это обычно представители нормальной микрофлоры человека: лакто- и бифидобактерии. В ряде случаев в качестве пробиотиков используют микроорганизмы, которые не являются представителями нормальной кишечной микрофлоры человека, но способны уничтожать болезнетворные микроорганизмы, например бактериофаги.

Однако следует четко понимать, что все полезные микроорганизмы, которые мы заселяем в процессе лечения, будут жить там недолго, а потому их функция — временно защитить организм от болезнетворной флоры (включая патогенные грибы) и создать условия для размножения собственной микрофлоры.

Группа веществ различного происхождения, которые способны избирательно стимулировать нормальную микрофлору кишечника, была выделена в особую группу — ***пребиотики***. Все эти вещества создают условия и стимулируют к развитию собственную нормальную микрофлору кишечника.

Это могут быть низкомолекулярные углеводы — дисахариды, олигосахариды. Они содержатся в молочных продуктах, кукурузных хлопьях, крупах, хлебе, луке, цикории, чесноке, фасоли, горохе, артишоке, бананах и многих других продуктах питания. Это могут быть пищевые волокна, растительные и микробные экстракты (дрожжевой, морковный, чесночный и др.), ферменты микробного происхождения, моносахариды, полисахариды (пектины, декстрин, инулин и др.), незаменимые аминокислоты валин, аргинин, глутаминовая кислота, антиоксиданты (витамины А, С, Е, каротиноиды, соли селена и др.), ненасыщенные жирные кислоты, экстракты водорослей.

Все эти вещества питают нормальную микрофлору кишечника, главным образом, бифидо- и лактобактерии, повышают их рост и метаболическую активность.

В настоящее время на основе вышеперечисленных соединений создаются биологически активные добавки к пище и лекарственные препараты.

При выборе препаратов обязательно следует руководствоваться назначениями врача, которые обычно проходят под контролем анализов.

Все основные народные методы лечения дисбиоза основаны на использовании трав и продуктов питания, обладающих бактерицидным и пребиотическим действием. А также используются лекарственные растения с противовоспалительными и иммуномодулирующими свойствами и симптоматическим действием в зависимости от того, какой клиникой проявляется дисбиоз.

Травы помогут восстановить микрофлору

Известно множество лекарственных растений, которые оказывают антибактериальное, противогрибковое, дезинфицирующее, антисептическое действие на организм и способствуют восстановлению нормальной микрофлоры кишечника. Эти же средства можно использовать местно при наличии дисбиозов другой локализации. При этом прием внутрь перечисленных трав обязателен, поскольку от состояния микрофлоры кишечника напрямую зависит нормализация флоры других слизистых и кожи.

К таким натуральным средствам относятся трава чабреца, цетрария, кладония, плоды барбариса, корень девясила, трава зверобоя, душицы, эхинацеи, цветы ромашки, календулы, плоды фенхеля, листья и плоды черемухи и многие другие. Из них готовят настой или отвар, используя по отдельности или составляя лечебные сборы.

Фототерапия дисбиоза — процесс поэтапный.

На первом этапе лечения назначаются растения с **антибактериальными свойствами**, особенно аир, бессмертник, зверобой, кровохлебка, лапчатка. **При поносах** включаются растения с вяжущим действием — барбарис, арония черноплодная, зверобой, пижма и др. **При запорах** используются послабляющие растения.

После 1-2-недельного лечения рекомендуется назначение растений с **противогнилостным и нормализующим микробную флору свойствами** (аир, алтей, земляника, чабрец, чеснок и др.). Указанные растения обладают разносторонним действием, чаще пребиотическим, т. к. содержат полисахариды, эфирные масла, фитонциды, фенолы, витамины и другие биологически активные вещества. **Источниками полисахаридов, пектина, инулина** являются корни алтея, одуванчика, горечавки, мать-и-мачеха, подорожник, солодка, лопух и др. Рецептура составляется с учетом микрофлоры кишечника и состояния других органов пищеварения. Обязательно включение **витаминных растений**. Полезны настои, отвары зерен овса, пшеничных и овсяных отрубей.

Чай от дисбактериоза

«...Случилось так, что я очень тяжело заболела гриппом. Получила осложнение — воспаление легких, лечилась в больнице и пропила большую дозу антибиотиков. Конечно, в результате развился дисбактериоз. Мучили то запоры, то понос, живот вздувался, пропал аппетит. Самочувствие было тяжелое. Хоть и пила я линекс, когда кололи антибиотики, но самочувствие не намного улучшилось. Пошла я в фитоаптеку, в задумчивости стала рассматривать витрину, а фармацевт попалась внимательная — спросила, что я хочу. Я пожаловалась на свою проблему. Тогда она посоветовала попить травяной сбор «Чай от дисбактериоза».

Я обрадовалась, что не надо ничего выдумывать, и купила этот сбор. Оказалось — очень эффективное средство. Попила 2 недели — и желудок наладился. Даже стул нормализовался! Чай был в фильтр-пакетиках, но потом я купила эти травы отдельно и смешала, как в этом сборе, всех трав по 1 части. Заваривала по 1 ст. ложке на стакан кипятка в термосе в течение 30 минут, потом процеживала и пила по 1/3 стакана 3 раза до еды. Состав сбора (в равных частях каждого растения): аир болотный, вероника лекарственная, анис обыкновенный, ежевика сизая, мать-и-мачеха, зверобой.

Теперь каждый раз, когда приходится принимать антибиотики, я одновременно и после курса пью этот сбор. С этими травами кишечник всегда благополучно переносит антибиотикотерапию».

Тимофеева О.М., г. Николаевск

КОММЕНТАРИЙ СПЕЦИАЛИСТА

При дисбактериозе в кишечнике увеличивается количество условно-патогенных и патогенных бактерий, а также появляются вирусы, грибки и простейшие. Травы с противомикробными свойствами уничтожают патогенную флору, не затрагивая нормальных обитателей кишечника.

Выраженным антибактериальным действием обладают **корень кровох-лебки, лист мать-и-мачехи, корень аира, анис, зверобой, эвкалипт, шалфей, ромашка.**

▶ *Часто дисбактериоз сопровождается воспалением слизистой толстой кишки, тонкой кишки, т.е. получается клиника коли-та. Лечение травами в таких случаях помогает быстрее снять вос-паление слизистой и устранить симптомы дисбиоза. В качестве противовоспалительных средств широко используются ромашка, календула, зверобой, тысячелистник.*

Вероника лекарственная. В ее стеблях, листьях и цветках содержатся каротин, аскорбиновая кислота, горечи, гликозиды, дубильные веще-ства. Это растение также обладает дезинфицирующими свойствами и уничтожает разных микробов. Кроме того, оно обладает болеутоляю-щим, противовоспалительным, кровоостанавливающим и ранозажив-ляющим действиями.

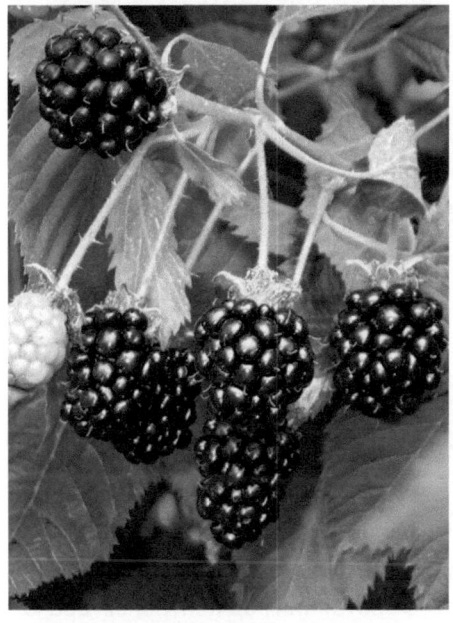

Листья ежевики (а именно они вклю-чены в сбор) содержат дубильные, вяжущие вещества. Они богаты ми-нералами, аскорбиновой и другими ценными кислотами. Это часто реко-мендуемое средство при пищевом от-равлении. Отвары и чаи из листьев этого растения снимают воспале-ние и снижают проницаемость сосу-дов, благодаря дубящим свойствам. Аскорбиновая кислота выступает в роли антиоксиданта. Эти отвары так-же применяют при комплексном лече-нии гастритов, язвенной болезни, ис-пользуют даже при дизентерии. Еже-вичные корни обладают вяжущими свойствами, оказывает мочегонное действие.

▶ *Кстати, ягоды ежевики также можно использовать при непо-ладках с кишечником: маленькая горсть незрелых ягод отлично справится с запором, а спелые ягоды, съеденные натощак, оста-новят понос.*

Сбор для флоры кишечника

«...Моя дочка потеряла мужа и осталась с маленьким ребенком на руках. Муж погиб в автокатастрофе. Конечно, это был очень сильный стресс для нее, да и для всех нас. Она очень тяжело переносила утрату. В результате этого стресса у дочери развился дисбактериоз. Я даже не думала, что стресс может дать такое осложнение. Кишечник у нее совсем разладился. Кефиры с бифидобактериями не помогали, а аптечные препараты с бактериями давали только временный эффект, а потом опять все возвращалось. Решила я помочь ей травами. Пошла сама к травнице за советом. Травница прописала сбор трав и сказала, что это поможет и от дисбактериоза, и от стресса.

Сбор при дисбактериозе кишечника: валериана, ромашка — по 2 г, аир, володушка, зверобой, крапива, душица, пустырник, подорожник — по 1 г, цветки тысячелистника, пижмы — по 1,5 г, полынь, солодка — по 0,5 г. Можно взять в таких же пропорциях, но любыми мерами (частями), а затем смешать и брать для заваривания по 1 ст. ложке. Приготовить 0,3 л отвара, принимать по 75-100 мл 3 раза в день до еды. Курс лечения составляет 3-4 недели.

Травница оказалась права — травки помогли. Неделю дочка попила и уже почувствовала себя лучше, а через месяц и вовсе забыла о проблемах с кишечником. Пошла на анализ флоры, и он показал, что флора восстановилась! А столько времени не могли получить результат! И эмоционально ей стало полегче — депрессия отступила, интересы какие-то стали появляться. Так что порой травы лучше всяких самых полезных бактерий и аптечных средств».

Трофимова И. Т., г. Вологда

КОММЕНТАРИЙ СПЕЦИАЛИСТА

Травы могут оказать существенную помощь в борьбе с дисбиозами, но всегда следует проводить лечение этого состояния под контролем врача, поскольку случаи бывают очень сложные. В данном случае бактериальные препараты не оказывали стабильного действия, скорее всего, по причине продолжающегося стресса, а это фактор, очень сильно влияющий на микрофлору. В состав сбора вошли травы, обладающие антистрессовым действием: успокаивающая **валериана, ромашка, пустырник,**

душица, а также **зверобой**, который обладает антидепрессивным действием. Возможно, именно эта составляющая стала решающей в случае, описанном в письме. Но эти травы оказывают положительное действие в случае дисбиозов не только стрессового происхождения. Они успокаивают нервную систему кишечника.

▶ *Кроме того, ромашка, душица, полынь и зверобой пагубно воздействуют на патогенные микроорганизмы, что необходимо при лечении дисбиозов. Сильным антимикробным действием отличается и тысячелистник.*

Аир, полынь, подорожник дают важный противогнилостный эффект, цветки тысячелистника и володушка помогают печени, пижма останавливает понос, а подорожник, солодка и крапива служат источниками витаминов, инулина, полисахаридов для стимуляции роста нормальной микрофлоры. Кроме того, многие из этих трав обладают противовоспалительным действием (**ромашка, зверобой**), а **солодка** еще и обволакивающим. Такие многокомпонентные сборы воздействуют на разные звенья развития дисбиоза, в итоге давая хороший лечебный эффект.
Очень популярными средствами в борьбе с дисбактериозом являются также **крапива**, обладающая отличными очищающими и регенерирующими свойствами, и **шиповник**, обладающий массой полезных веществ. Эти растения можно использовать как моноотвары. Крапиву заваривают по 1 ст. ложке на 2 стакана воды, а шиповник — как витаминный чай, в термосе по 2 ст. ложки сухих ягод на 0,5 л воды.

Три средства от брожения в кишечнике

«...У меня давние проблемы с кишечником. Ставят диагноз колита, имеется панкреатит, гастрит, в общем, букет богатый. При этом в кишечнике у меня часто развивается брожение. Так сказал мне доктор, когда я жаловался на нестабильный стул, метеоризм, отрыжку. Эти и другие симптомы часто меня посещают. Конечно, диету стараюсь соблюдать, но как же без греха? Вот и приходится периодически с этими процессами брожения сражаться. В результате длительного опыта я нашел для себя три эффективных средства, которые безошибочно мне помогают при обострении.

Осокорь (тополь черный). 1 ч. ложку сухих измельченных почек тополя черного заливаем 1-1,5 стакана кипятка, выдерживаем около 15 минут и процеживаем. Пьем по трети стакана 3 раза в сутки. Можно также использовать настойку: 1 ст. ложку сырья заливаем 1/2 стакана 40%-ного чистого спирта, настаиваем на протяжении недели и процеживаем. Принимаем по 20 капель настойки 3 раза в сутки.

Ежевика. 10 г корней куста ежевики обыкновенной варим в 0,5 л воды до упаривания трети объема жидкости. Отвар процеживаем и смешиваем с таким же количеством красного вина. Принимаем понемногу каждые 4 часа, если процесс пищеварения неактивный. Смесь из листьев ежевики обыкновенной (3 ст. ложки) и цветов календулы (2 ч. ложки) запариваем в литре кипятка, пьем по полстакана после или до еды.

Сельдерей. Чтобы приготовить отвар сельдерея от брожения в кишечнике, нужно взять 20 г корневища сельдерея, порезать и залить его 400 мл кипятка, после чего проварить смесь на огне несколько минут и далее настаивать отвар в течение ночи. Принимать нужно по 50 мл до еды 3 раза в день.

Можно использовать семена растения: ложку семян заливаем двумя чашками очищенной кипяченой воды, настаиваем пару часов и процеживаем. Принимаем по паре ложек несколько раз в сутки.

Свежевыжатый сок из корней очень хорошо гасит бродильные процессы. Его надо пить по 50-100 мл несколько раз в день».

Платонов А.И., г. Кострома

КОММЕНТАРИЙ СПЕЦИАЛИСТА

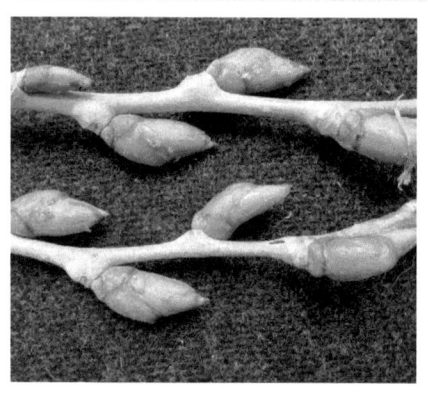

Целый ряд ценных веществ содержится в **почках черного тополя**. В них присутствуют такие биологические компоненты, как смола, флавоноиды, жирные и эфирные масла, дубильные вещества, салицин. Также почки тополя черного богаты яблочной, аскорбиновой и галловой кислотами. Почки этого дерева обладают противовоспалительным, антиаллергическим, мочегонным, бактерицидным, антисептическим и болеутоляющим свойствами. Высоко ценятся антимикробные и успокаивающие качества почек. Отвар, настой и настойки эффективны против стафилококковой и грибковой флоры. Применение препаратов на основе этого природного компонента показано при дисбиозах, колитах, диарее, поскольку они обладают обволакивающим и противовоспалительным эффектами.

▶ *Благодаря наличию стольких лекарственных свойств настои из почек восстанавливают деятельность кишечника и снимают неприятные симптомы расстроенного желудка.*

Это средство также хорошо снимает усталость, слабость, нервную возбудимость.

Ежевика. С лечебной целью используют однолетние побеги ежевики с листьями, сами листья, корни и ягоды. Побеги и листья заготавливают в период цветения, корни выкапывают осенью. Ягоды собирают на протяжении всего лета, по мере созревания. Ежевика обладает общеукрепляющим, жаропонижающим, кровоочистительным, мочегонным, потогонным, дезинфицирующим, успокаивающим действиями. Ягоды ежевики регулируют пищеварение, улучшают аппетит, перистальтику кишечника. Их применяют при заболеваниях желудка и печени, воспалении желчного пузыря, гастритах, колитах и дисбактериозах.

▶ *Стоит запомнить, что незрелые плоды ежевики крепят, зрелые — слабят.*

Ягоды употребляют как в свежем виде, так и в отваре. Свежие ягоды едят при простуде, колите, гастритах, атеросклерозе. Сок из свежих ягод ежевики, настой пьют при повышенной температуре как лечебное и витаминное средство.

Сельдерей богат витаминами А, В1, С, РР, каротином, эфирными маслами, марганцем, фосфором, клетчаткой. Также в растении присутствует лутеолин, который обладает омолаживающим и противовоспалительным эффектами. Сельдерей улучшает водно-солевой баланс в организме, может использоваться как слабительное, противоаллергическое, антисептическое и успокаивающее средство. Он улучшает аппетит и нормализует деятельность желудка, устраняя процессы брожения в кишечнике.

▶ *При бродильной диспепсии также применяют отвары и настои других лекарственных растений, подавляющих бродильные процессы: мяты, ромашки, брусники, барбариса, кизила, шиповника, малины, земляники, календулы, шалфея, крапивы.*

Травы вводят осторожно, начиная с 50 мл в сутки, затем при условии хорошей переносимости увеличивают до 200 мл в сутки. Суточную дозу разбивают на 3-4 приема.

Фитотерапия при метеоризме

«...Вздутие живота, или метеоризм — симптом, знакомый многим. Когда накапливаются газы, то и боли в животе возникают, и дышать тяжело, и на сердце давит. И ходить, и сидеть плохо. Только и думаешь, что предпринять, чтобы газы не образовывались, чтобы избавиться от этого неприятного симптома. Говорят, что это один из признаков дисбактериоза, а с ним бороться при наличии букета болезней ЖКТ очень нелегко.

Я применяю в таких случаях настои и отвары трав. Чаще всего использую следующие рецепты:

● **Настой при метеоризме.** Взять 1 ст. ложку измельченной травы полыни горькой, 1 ч. ложку меда, залить кипятком (200 мл).

Настоять 30 минут, затем процедить. Добавить мед. Принимать по 1/4 стакана 3 раза в день за 30 минут до еды.

● **Отвар при вздутии живота.** Взять по 1 ч. ложке листьев мяты перечной, семян аниса, семян тмина обыкновенного, фенхеля обыкновенного. 1 ст. ложку сбора залить 300 мл горячей воды, кипятить 15 минут. Настоять 1 час, процедить. Принимать по 1/2 стакана 3-4 раза в день за 30 минут до еды.

Эти рецепты хорошо помогают мне, но они не только снимают симптом, а еще и лечат при длительном применении. Я это почувствовал».

Борисов И.И.,
г. Санкт-Петербург

КОММЕНТАРИЙ СПЕЦИАЛИСТА

Полынь замечательно очищает кишечник от токсинов и даже паразитов. Она быстро останавливает процессы брожения и газообразования, ведь метеоризм — это симптом бродильной диспепсии.

Мед смягчает горький вкус полыни, а также нормализует состояние желудка и кишечника, ведь в нем много биологически активных веществ с различными свойствами, включая противомикробное действие.

Семя аниса, тмина, лист мяты содержат много эфирных масел, очень активных. Они заставляют активно работать кишечник, улучшают кровоснабжение стенок кишки, благотворно действуют на микрофлору.

▶ *За счет дезинфицирующего действия летучих веществ эти растения хорошо помогают при дисбиозах, особенно с бродильными процессами. Травы быстро снимают вздутие, прекращают брожение.*

Фенхель, как и укроп, содержит уникальные эфирные масла, которые способствуют лучшему образованию желчи, ферментов пищеварения, а также обладают дезинфицирующими свойствами, убивая патогенную микрофлору в пищеварительной и мочеполовой системах, дезинфекция и восстановление функции дают эффект прекращения излишнего газообразования в кишечнике.

Исправляем последствия белковой диеты

«...Моя дочка попала под влияние моды худеть всем без разбору и всякими методами без разбору, и чтобы сбросить вес, стала питаться одними мясом и рыбой — села на так называемую белковую диету. Долго она так измывалась над собой, но вместе с тем, что похудела, заработала себе понос с таким дурным запахом, что я даже испугалась. Кроме всего, начались у нее головные боли, сил не было, настроения, соответственно, тоже. Послала я ее срочно к врачу. Оказалось, что у нее от такой диеты развился дисбактериоз по типу гнилостной диспепсии. Врач хорошая попалась, посоветовала для начала травки попить, прежде чем к химическим препаратам прибегать, ну и, конечно, строго велела рацион поменять на нормальный. Пила дочка два сбора для нормализации стула и флоры.

● **Отвар от гнилостной диспепсии.** Взять по 1 ст. ложке листьев черной смородины, брусники, облепихи, кипрея узколистного, земляники лесной, калины обыкновенной, тимьяна ползучего, корней красного корня, по 2 ст. ложки корневищ с корнями золотого корня, черных листьев бадана толстолистного, 500 мл воды. Растения измельчить. С вечера залить холодной водой 1 ст. ложку смеси, утром довести настой до кипения. Настоять еще 1 час. Процедить. Принимать при расстройствах желудочно-кишечного тракта по 3 ст. ложки, лучше с медом.

● **Отвар закрепляющий.** Взять по 2 ст. ложки травы полыни обыкновенной, хвоща полевого, зверобоя продырявленного, золототысячника малого, корневищ с корнями дудника обыкновенного, по 2 ч. ложки листьев мяты перечной, корневищ с корнями валерианы лекарственной, 500 мл кагора. Растительные компоненты измельчить. Взять все растения в указанных пропорциях, кроме мяты и валерианы, залить вином и кипятить на водяной бане 30 минут. Сняв с огня, добавить мяту и валериану. Настоять еще 30 минут, процедить. Принимать по 2-4 ст. ложки отвара 3 раза в день.

Мы чередовали эти два рецепта через день. Понос вскоре прекратился, а потом и общее состояние выровнялось. Вот каким «боком» могут обойтись модные диеты!»

Авдеева И.П., г. Ярославль

КОММЕНТАРИЙ СПЕЦИАЛИСТА

Такой стул, с резким гнилостным запахом, который при этом обычно содержит кусочки непереваренной пищи, чаще всего бывает признаком гнилостных процессов в кишечнике, т.е., гнилостной диспепсии. Она может развиться как симптом дисбиоза при употреблении белковых диет.

▶ *Задача при таком типе дисбиоза — уничтожить гнилостную микрофлору, которая активно развилась в избыточной белковой среде, и создать условия для развития полезной микрофлоры.*

Обычно при таком поносе используют те же травы, что и при бродильной диспепсии, но больше трав с бактерицидным действием, которые использованы во втором рецепте, и трав — источников витаминов и полезных биологически активных веществ для восстановления обмена, таких как лист черной смородины, брусники, облепихи, кипрея узколистного, земляники лесной, калины, которые использованы в первом рецепте. Кроме указанных в рецептах, при гнилостной диспепсии рекомендуются также настои и отвары из мелиссы, полыни, коры дуба, калгана, шишек ольхи, листьев дуба, тимьяна, шалфея, подорожника, одуванчика, исландского мха, тмина.

Лекарство — у нас под ногами

«...Как-то отравилась я какими-то продуктами питания в деревне. Дело было летом, у детей каникулы, а у меня отпуск с отгулами, вот и вывезла я их к бабушке отдохнуть на природе, да сил набраться... Но что-то не задался у меня отдых, а кроме активированного угля ничего не было у меня из лекарств. Тошноту и боли в животе удалось ликвидировать, а вот с поносом никак не могла справиться. Мучилась недели две, пока не пожаловалась маминой соседке. В деревне все травами лечатся, потому как и далеко к врачам бегать, и дорого. Соседка тогда отругала меня, что сразу не обратилась за помощью, и посоветовала мне попить травы, что под ногами росли. Это шалфей и полынь с кровохлебкой.

- **Настой шалфея.** 50 г листа залить стаканом крутого кипятка, укутать посуду и дать настояться около часа. Процедить, добавить в настой 0,5 л натурального красного вина, перемешать и принимать по 1/2 стакана каждые 2 часа.

- **Полынь горькая.** Трава полыни растет повсеместно, поэтому в летний период ее не составит труда найти. Можно съесть при поносе 1 ч. ложку резаных листьев полыни за полчаса до приема пищи, 3-4 раза в сутки.

- Можно сделать **настой** из 1 ч. ложки кровохлебки и 1 ст. ложки полыни, заварив листья кипятком (200 мл), дать постоять минут 25, процедить и выпить за один прием до еды.

За три дня моего поноса как не бывало! Я еще и отдохнуть успела, мы с детишками и в речке накупались, и в лесу ягод-грибов набрали».

Леонова М.Е., г. Санкт-Петербург

КОММЕНТАРИЙ СПЕЦИАЛИСТА

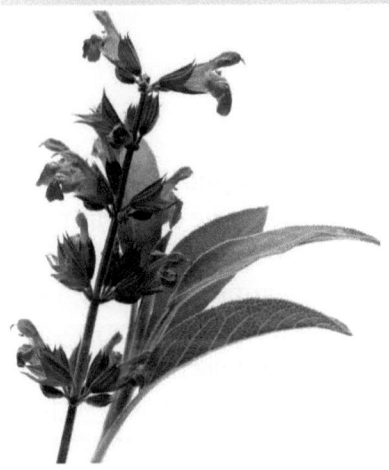

После различного рода пищевых отравлений могут возникать дисбиозы, проявляющиеся длительными поносами. Травы — первое средство в таких случаях. Сухие листья **шалфея** прекрасно крепят при поносе. Он является эффективным средством при лечении заболеваний желудочно-кишечного тракта. Шалфей помогает во время гастритов и колитов. А благодаря вяжущему свойству шалфей хорошо помогает при лечении диареи. Кроме всего, шалфей активен против многих патогенных микроорганизмов, в том числе и в кишечнике.

▶ *Шалфей обладает целой палитрой целебных свойств, помогающих при поносе и дисбиозе: противовоспалительными, антисептическими, вяжущими, противомикробными, кровоостанавливающими, общеукрепляющими, расслабляющими, спазмолитическими, восстанавливающими, жаропонижающими. Его можно использовать и при острых случаях кишечных расстройств, и при хронических.*

Полынь вместе с **кровохлебкой** также способны эффективно останавливать понос и помогают восстановить микрофлору. Горечи вообще являются очень эффективными и полезными для желудочно-кишечного тракта. Они еще и от паразитов очистят, а те часто могут служить причиной дисбиоза.

Можно порекомендовать еще несколько рецептов от дисбиоза с поносом:

- **Настой от поноса.** Взять по 3 ст. ложки семян фенхеля обыкновенного, корней аира болотного, по 4 ст. ложки корневищ с корнями валерианы лекарственной, травы мяты перечной, 6 ст. ложек цветков ромашки аптечной, все смешать, залить 500 мл кипятка 1 ст. ложку смеси, настоять 1 час, процедить. Принимать по 1/2 стакана 3 раза в день за 1 час до еды.
- **Настойка корневищ кровохлебки.** Взять 2 ст. ложки корневищ кровохлебки лекарственной, измельчить, залить 1 л водки. Настоять в течение недели. В настойку добавить 3 ст. ложки меда и настоять еще 2 недели. Принимать 2 раза в день по 2 ст. ложки при желудочно-кишечных расстройствах.
- **Настойка корней горечавки.** Взять 2 ст. ложки корней горечавки, залить 500 мл водки или вина и настоять в темном прохладном месте 3 недели, помешивая. Принимать по коньячной рюмке 3 раза в неделю. Хранить настойку в темном прохладном месте.

Калган остановил понос

«...У моего мужа обнаружили рак поджелудочной железы. К сожалению, диагноз поставили поздно. Тянули с обследованиями, как это принято у нас, пока тайное не стало явным. Год ушел на постановку диагноза! Операцию сделали, когда уже было поздно, пошли метастазы. Но сейчас я хочу рассказать о другом. После неоднократных химий у него возникли серьезные проблемы с пищеварением. В частности, понос замучил. Врачи говорили, мол, что вы хотите, это дисбактериоз в результате лечения. Мы всякие средства перепробовали, пока не вспомнили о классике — корне калгана. Подсказала одна знакомая случайно. Решили попробовать — и помогло! Это стало спасительным средством для мужа, ведь он все еще работает, несмотря на болезнь.

На всякий случай сразу даю рецепт, как готовили средство.

- **Отвар калгана.** Для приготовления отвара 30 г измельченного корня заливают стаканом го-

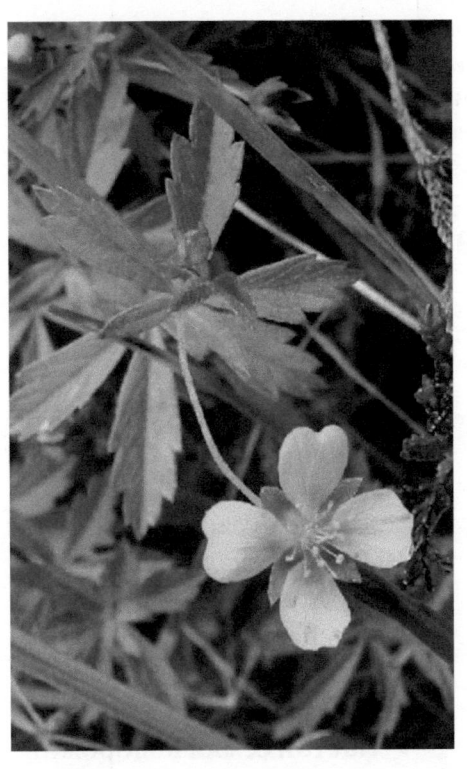

рячей воды и кипятят 20 минут, после чего процеживают. Принимают отвар по 1 ст. ложке за час до еды 3 раза в день. Отвар корня калгана используют при лечении болезней ЖКТ, печени, подагре, диарее, метеоризме, колитах.

● **Настойка калгана.** Для приготовления настойки 30 г корня калгана залить 0,5 л спирта (или хорошей водки) и настоять в темном месте 3 недели, взбалтывая как минимум раз в сутки. Принимают настойку по 30 капель за полчаса до еды, разбавляя водой.

Бывает, что мы забываем то, что знаем, в самый необходимый момент. Совет со стороны нас выручил».

Казанская Ю.И., г. Ульяновск

КОММЕНТАРИЙ СПЕЦИАЛИСТА

Корень калгана (альпинии лекарственной) — одно из традиционных средств при поносе любого происхождения. Корень калгана содержит дубильные вещества, флавоноиды, органические кислоты, жирные кислоты, витамины, в том числе большое количество витамина С, гликозиды, камедь, смолы и воск, богатый набор микроэлементов. Препараты на основе калгана обладают бактерицидными, кровоостанавливающими, антисептическими, обезболивающими, желчегонными, вяжущими и ранозаживляющими свойствами. Внутрь отвары и настойки с корнем калгана принимают при поносах, энтероколитах, энтеритах, дизентерии, гастритах, язвенной болезни желудка, как желчегонное средство при желтухе, холециститах, гепатитах. Экстракт калгана можно также приобрести в аптеке. Принимается по 6 капель (дети по 3-4 капли) 3 раза в сутки в тех же случаях, что и настойка.

В российских лесах растет калган-трава, или **лапчатка прямостоячая**, которую часто ошибочно называют калганом. Это лекарственное растение не родственник подлинного калгана, хотя иногда применяется как его заменитель. Корни лапчатки используют как заменитель калгана при приготовлении спиртово-водочных настоек. Она обладает схожими лечебными свойствами, но альпиния считается более эффективной.

Мягкое слабительное

«...Дисбактериоз у кого как проявляется. Бывает, что поносит, а у меня начались запоры после того, как я пролечила пищевое отравление левомицетином (к врачу не ходила, поэтому не знаю, что это было). В эпоху моего детства этот антибиотик частенько применяла мне мама, когда понос настигал, чтобы долго не разбираться и в инфекционную больницу не попасть, а помогал он всегда 100%, хоть от дизентерии, только потом долго со стулом были мучения — отсутствовал по неделе. Теперь-то я знаю, что злоупотреблять этим средством не стоит, но тут со мной приключилась такая же история — что-то попало не то, боли в животе, понос, а надо было лететь по важному делу, билеты уже куплены, вот я и приняла левомицетин. Болезнь остановила, но после этого просто беда с запорами началась. Кефир, свекла и квашеная капуста не помогали, а от таких средств, как крушина, сенна, у меня сильные боли всегда в животе появляются — не подходят мне эти травы. Клизмы только и помогали, но это не могло продолжаться до бесконечности.

Стала я искать еще рецепты трав и нашла более мягкие по действию. Как ни странно, но эти мягкие слабительные мне помогли. Имею в арсенале несколько таких рецептов, чтобы не возникало привыкания у кишки. Эти рецепты мало кто знает. Поэтому пишу их для всех.

- **Настой семян подорожника.** 10-15 г семян подорожника залить кипятком (1 стакан), дать настояться 20 минут. Выпить настой на ночь как мягкое слабительное.

- **Настой семян льна.** 1 дес. ложку льняного семени залить кипятком (1 стакан воды), процедить и остудить. Принимать по 0,5 стакана утром и вечером.

- **Настой золототысячника.** 1 ст. ложку травы золототысячника залить 1 стаканом кипятка, настоять 30 минут. Принимать по 2 ст. ложки 3-4 раза в день за 30 минут до еды.

- **Отвар корня одуванчика.** 30 г корня одуванчика лекарственного залить 1 л воды и отварить 5 минут на слабом огне. Отвар принимать по 0,5 стакана 1 раз в день при хронических запорах.

И еще я помогала себе клизмами, они не очень объемные, поэтому хорошо переносятся, а эффект за счет трав хороший.

- **Настой для клизм.** Взять 1 ст. ложку семян льна посевного, 2 ст. ложки цветков ромашки аптечной, смешать. 2 ст. ложки смеси залить водой (500 мл), настоять 6 часов, кипятить 1-2 минуты. Для приготовления клизмы смешать 1 стакан отвара и 300 мл воды. При необходимости процедуру нужно повторить, делать клизму следует не более 3 раз с интервалами в 10 минут.

А с антибиотиками будьте осторожны — лучше все-таки с врачом советоваться».

Кривошеева М.И., г. Самара

КОММЕНТАРИЙ СПЕЦИАЛИСТА

Семена подорожника обладают слабительным эффектом. Так как они содержат много слизи, их применяют для лечения колита и воспаления кишечника. Слизь, содержащаяся в семенах, обволакивает стенки кишечника, тем самым защищая их от раздражения. Таким же образом работает отвар семени льна. Это очень щадящие послабляющие средства, да еще и прекрасно справляющиеся с воспалением.

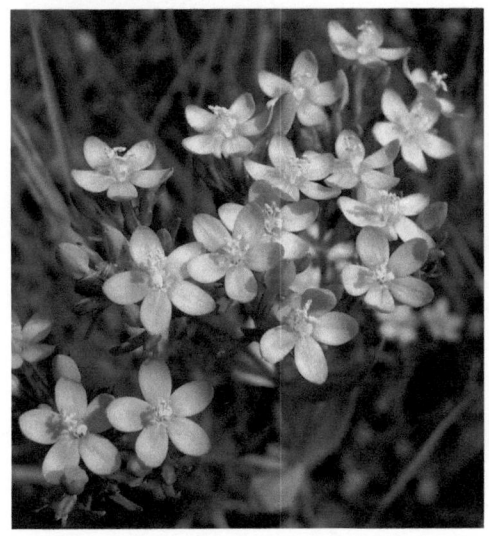

Золототысячник. Издавна настой золототысячника использовали как горечь для возбуждения аппетита.

▶ *Препараты золототысячника способствуют укреплению тонуса и усилению перистальтики кишечника. Он подходит для ликвидации упорных брюшных завалов, накопления вязкой слизи, привычного запора. Помимо всего, он способствует восстановлению микрофлоры, как пребиотик, а также выводит паразитов и убивает патогенную флору, как все горечи.*

Корень одуванчика. В традиционной медицине растение используют как средство, повышающее аппетит и улучшающее пищеварение. Горькие вещества, содержащиеся в одуванчике, раздражают вкусовые рецепторы и усиливают выделение желудочного сока. Настой корня полезен при желчнокаменной болезни, гастритах с пониженной кислотностью и хронических запорах и дисбиозах с запорами.

▶ *Клизма с травами всегда была одним из оправданных средств от запоров, ведь воздействовать надо на толстую кишку, а клизмами ее достать сравнительно легко. При использовании отваров трав для клизм не требуется большого объема самой клизмы. Вводят холодный отвар, в результате активируется перистальтика.*

Кишечник будет работать как часы

«...Медики все чаще говорят о том, что с возрастом человек не просто так наживает болячки, в первую очередь это происходит из-за дисбактериоза. Сначала из-за дисбаланса микрофлоры идет нарушение в пищеварении, потом отравление токсинами, ну а потом и все остальное тут как тут. Так вот запоры, если они хронические, и приводят к самоотравлению. Но что делать, не пить же все время слабительные, ведь это же вредно, кишечник становится ленивым, и тогда совсем беда. Сейчас много рекламируют всяких разных средств от запоров, но не надо забывать, что есть старые, давно проверенные рецепты трав. Они работают ничуть не хуже рекламируемых дорогих препаратов, а стоят дешево и более безопасны.

• **Настой от запоров.** Взять 5 ст. ложек коры крушины слабительной; по 2 ст. ложки листьев вахты трехлистной, травы донника лекарственного, пустырника сизого, 1 ст. ложку плодов тмина обыкновенного, смесь залить 200 мл кипящей воды, настоять в течение 20 минут, процедить. Принимать на ночь по 1/2 стакана.

• **Настой бузины.** 2 ст. ложки сушеных ягод бузины черной, 200 мл холодной воды. Залить сушеные ягоды бузины кипяченой водой. Настоять в течение 12 часов, процедить. Принимать настой подогретым по 1/2 стакана 1 раз, желательно на ночь.

• **Отвар жостера.** 20 плодов жостера слабительного залить кипятком (200 мл воды), кипятить на слабом огне в закрытом сосуде

15 минут, процедить. Принимать по 1 стакану на ночь.

● **Настой слабительный.** Взять по 1 ст. ложке листьев крапивы двудомной, травы донника лекарственного, 3 ст. ложки коры крушины слабительной, смесь залить кипятком (200 мл), настоять в течение 30 минут, процедить. Принимать на ночь по 1/2 стакана при запорах.

Главное — менять настои, чтобы не было привыкания. Тогда и кишечник будет работать как часы, и здоровье будет в порядке».

Сазонова Т.М., г. Рязань

КОММЕНТАРИЙ СПЕЦИАЛИСТА

Все указанные травы, конечно, работают безупречно, но не стоит их идеализировать. Это раздражающие кишечник травы, поэтому ими не стоит злоупотреблять. Они могут вызывать рези и спазмы. Кроме всего, к ним развивается привыкание, как и ко многим другим слабительным средствам.

(!) Чтобы смягчить их жесткое действие, слабительные травы нужно употреблять в сборах, сочетая с противовоспалительными травами.

Противовоспалительным и в то же время мягким слабительным эффектом обладают та же ромашка, крапива, мелисса, алоэ, семя льна (за счет слизей) и др.

(!) Всегда следует начинать с более мягких слабительных, и лучше, если это будут просто натуральные плоды и ягоды, например ягоды земляники, вишни, крыжовника, свежая черника, виноград (за счет сахаров), дыня.

Питание против дисбиоза

Лечение дисбиоза не бывает быстрым, скорее речь идет о постепенной смене образа жизни в лучшую сторону, потому что роль питания в борьбе с дисбиозами неоценима.

Можно влиять на рост некоторых микроорганизмов, включая в рацион определенные продукты питания.

Существуют продукты, которые неблагоприятно влияют на нормальную микрофлору кишечника. Их надо исключить в первую очередь.

Это: макаронные изделия из муки высшего сорта, консервы из мяса, рыбы, свинина, баранина, печень, почки, мозги, сладости.

Пребиотическими свойствами будут обладать изделия из ржи, кукурузы, гречихи, проса, бобовые, лук, чеснок, артишок, цикорий, а также свежие овощи и фрукты, свежеотжатые соки, орехи, кисломолочные продукты.

В последние годы используют так называемое «функциональное питание», подразумевающее регулярное применение продуктов естественного происхождения, содержащих живые бифидо- и лактобактерии, факторы, способствующие росту этой группы бактерий, пищевые волокна, антиоксиданты и их комплексы.

Это распространенные сейчас молочные смеси, заквашенные бифидобактериями в сочетании с кефирной закваской. Продукты гидролиза казеина молока стимулируют размножение бифидобактерий, способствуют образованию микрофлорой метаболитов, которые снижают pH кишки и тормозят рост избыточной условно-патогенной микрофлоры. Хотя, на самом деле, для этих целей подойдут любые кисломолочные продукты, но при выборе продуктов питания следует учитывать, какого рода симптомы сопровождают конкретный дисбиоз у конкретного человека и вид патогенных бактерий, населивших кишечник.

Если говорить о симптомах, то в первую очередь следует ориентироваться на состояние стула: понос или запор. При этом понос могут вызывать как процессы брожения в кишечнике, так и процессы гниения.

Бродильная диспепсия обычно возникает при преобладании в рационе пищи с избыточным количеством легкоусвояемых углеводов, подавляющих рост нормальной кишечной флоры и создающих условия для роста аэробных условно-патогенных микроорганизмов, ведущих к сбраживанию сахаров. При этом образуется большое количество воды и газов, особенно водорода, метана, а также уксусной кислоты, масляной кислоты, приводящих к снижению pH кишечника.

Клинически бродильная диспепсия первоначально проявляется метеоризмом, урчанием в животе. Возникает потеря аппетита, неопределенные боли во всем теле, быстрая утомляемость вследствие кишечной аутоинфекции. Типично обильное отхождение обычно не слишком дурно пахнущих газов («звучные, но не зловонные»). Характерны поносы умеренными, светлыми испражнениями, часто пронизанными многочисленными пузырьками газа, без примеси слизи и крови.

Гнилостная диспепсия и расстройства стула на ее основе развиваются в результате длительного употребления в пищу преимущественно продуктов, содержащих большое количество белка. Это способствует избыточному росту условно-патогенных

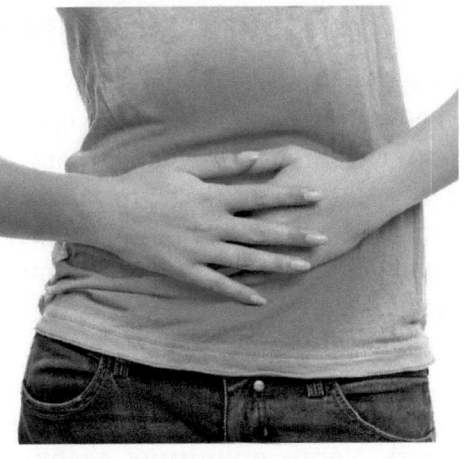

анаэробов и патогенных микробов, вызывающих гнилостные процессы в кишке. При этом образуются токсические продукты обмена. Кроме метана, сероводорода образуются индол, скатол, которые раздражают кишечную слизистую оболочку и вызывают учащенный стул.

При гнилостной диспепсии отмечаются признаки интоксикации, головная боль, спазмы и боли в конечном отделе прямой кишки. Метеоризм не столь выражен, как при бродильной диспепсии, отхождение газов соответственно меньше, однако газы более зловонные («зловонные, но не звучные»). Стул обычно имеет жидкую или кашицеобразную консистенцию, коричневого цвета, с резким гнилостным запахом, содержит кусочки непереваренной пищи.

Запором считается хроническая задержка стула на срок свыше 2 суток. О запорах говорят и при ежедневном затрудненном и недостаточном опорожнении кишечника. Это один из возможных видов проявления дисбиоза кишечника. При запоре, вызванном нарушением микрофлоры кишечника, происходит нарушение моторики, т.е. двигательной активности кишечника, процессов водно-солевого обмена толстой кишки и состава каловых масс.

Есть в арсенале народной медицины продукты питания, способные губительно воздействовать на различные виды патогенной флоры: грибы и бактерии кишечника. О том, как корректировать расстройства стула разного характера, избавить организм от тех или иных патогенных бактерий, населивших кишечник, питанием, вы узнаете в этой рубрике.

Продукты, исцеляющие от запоров

«...Запор часто сопровождает дисбиоз, точнее, является его прямым следствием, ведь наши полезные бактерии способствуют не только пищеварению, но и нормальной перистальтике. А виной всему порой бывает просто неправильное питание.

Я страдал запорами долгие годы, с детства была такая склонность, часто принимал слабительные, а на диету особого внимания не обращал, не считал, что это может кардинально изменить ситуацию. Но жизнь повернулась так, что я заболел диабетом, и пришлось питание менять. Сначала было сложно менять свои привычки, но когда привык, новый стиль питания стал даже нравиться. А потом я вдруг обнаружил, что запоры меня больше не беспокоят. Тогда я понял, что всему виной было мое питание, и стал интересоваться продуктами со свойствами послаблять стул. Хочу поделиться своим опытом со всеми.

Из пищевых растений, обладающих слабительными свойствами, можно рекомендовать, как наиболее полезные: виноград, вишню, дыню, сырую тыкву, салат, брюкву, редьку, морковь, капусту, огурец, спаржу, перезрелые ягоды ежевики, шиповник, крыжовник, арбуз, свеклу, хмель обыкновенный и др. Вообще, предпочтителен прием овощей и фруктов в сыром виде. Особенно рекомендуется свекла, морковь, помидоры, лиственный салат, кабачки, тыква, цветная капуста, яблоки. Сухофрукты (чернослив, курага, инжир) рекомендуются в размоченном виде и в блюдах. Это вкусные продукты, которые кроме пользы могут принести еще и удовольствие.

Вот еще несколько рецептов:

- Мед (1 ч. ложку) растворить в стакане воды и выпить натощак.
- Теплый раствор квашеной капусты принимать по 1/2 стакана 3-4 раза в день.
- Огуречный рассол можно употреблять до 4 стаканов в сутки, при отсутствии противопоказаний со стороны сердечно-сосудистой системы и почек.
- Вода, в которой долго варились овес или сливы.
- Кисломолочные продукты нужно употреблять ежедневно перед сном.
- Взвар (настой) из сушеной вишни или сушеных яблок.

Жаль, что эти знания пришли ко мне так поздно».

Николаев А.И., г. Москва

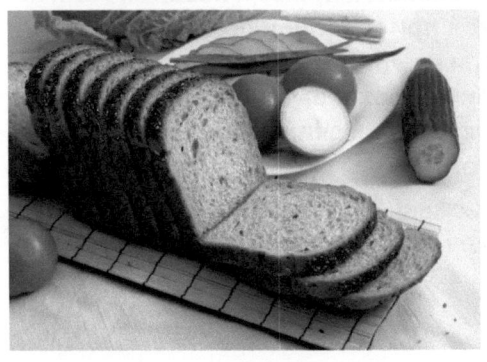

При запоре, вызванном дисбиозом, показано рациональное питание с увеличенным содержанием послабляющих продуктов и блюд и ограничением продуктов и блюд, замедляющих перистальтику и опорожнение кишечника.

▶ **К продуктам и блюдам, усиливающим двигательную функцию кишечника, относятся:**

1) богатые сахарами — сахар, варенье, сиропы, мед.

2) богатые поваренной солью — соленая рыба, соленые овощи и др.

3) богатые органическими кислотами — кислые плоды и их соки, квашеные овощи, кисломолочные напитки с повышенной кислотностью, квас, морс;

4) богатые пищевыми волокнами, особенно грубой клетчаткой — отруби, бобовые, орехи, грибы, сухофрукты, хлеб из муки грубого помола, перловая, ячневая, гречневая, овсяная крупы, пшено, многие сырые овощи и плоды;

5) богатое соединительной тканью мясо;

6) все напитки, содержащие углекислый газ;

7) жиры, применяемые в свободном виде (не в блюдах), натощак или одномоментно в больших количествах (сметана и сливки по 100 г и более, растительные масла, желтки яиц и др.);

8) холодные блюда (ниже 15- 17 °C), особенно при употреблении натощак или в качестве первых блюд обеда — напитки, свекольник, окрошка, холодные заливные блюда и др.

Но не все из перечисленных продуктов являются полезными, особенно если есть заболевания желудочно-кишечного тракта. Так, хотя жиры способствуют ускорению опорожнения кишечника, больным с запорами не следует потреблять их больше физиологической нормы (80-100 г). В частности, это из-за того, что они могут провоцировать рак толстой кишки. В качестве источников жиров применяют сливочное и оливковое масла, которые добавляют в готовые блюда. При хорошей переносимости разрешаются и другие сорта растительного масла (подсолнечное, кукурузное, хлопковое, соевое).

При употреблении перечисленных продуктов нужно обязательно учитывать имеющиеся заболевания. Например, избыток соли не рекомендуется при гипертонии, а при язвенной болезни не следует употреблять кислые продукты и т.д. При воспалительных заболеваниях кишечника овощи применяют в вареном виде. Поэтому свою диету при наличии прочих хронических заболеваний нужно согласовывать с лечащим врачом.

Если нет специальных противопоказаний (болезни сердца, отеки), больной, страдающий запорами, должен выпивать в сутки примерно 1,5-2 л жидкости.

Соки нормализуют стул

«Мы поспорили с женой: она говорит, что при поносах можно пить свежие соки и тем самым даже остановить понос, а я считаю, что свежие соки при поносе могут только навредить, ведь они только усилят перистальтику. Дело в том, что я стал страдать этой напастью после того, как переболел отитом, получил много антибиотиков, вот и начались неприятности со стулом. Врачи ставят дисбактериоз, но лечение их как-то не очень помогает. Мне сказали, что нужно менять питание и пить соки, а я боюсь, что будет хуже, да и не знаю, какие соки можно пить при поносе. Пожалуйста, рассудите нас с женой.

С благодарностью, Иван Митрофанович Селезнев, г. Тамбов»

КОММЕНТАРИЙ СПЕЦИАЛИСТА

То, что при дисбактериозе, особенно после антибиотиков, надо следить за диетой, вводить растительные продукты, это правда, и соки надо пить непременно, потому что они выводят антибиотики из организма. Но соки разных плодов и овощей действуют по-разному на перистальтику кишечника, и есть соки, рекомендуемые как закрепляющие, а есть как послабляющие. Расскажу о каждом из них.

▶ *СОКИ ПОСЛАБЛЯЮЩИЕ*

● **Сок лука репчатого**. Отжать сок из 1/2 луковицы. Принимать только свежеприготовленным по 1 ч. ложке 3-4 раза в день до еды.

● **Свекольный сок**. Приготовленный сок должен постоять 2 часа, но обязательно в холодильнике, для удаления летучих веществ. Начинают его принимать с 1-2 ст. ложек и доводят до 100-120 мл на прием. Для

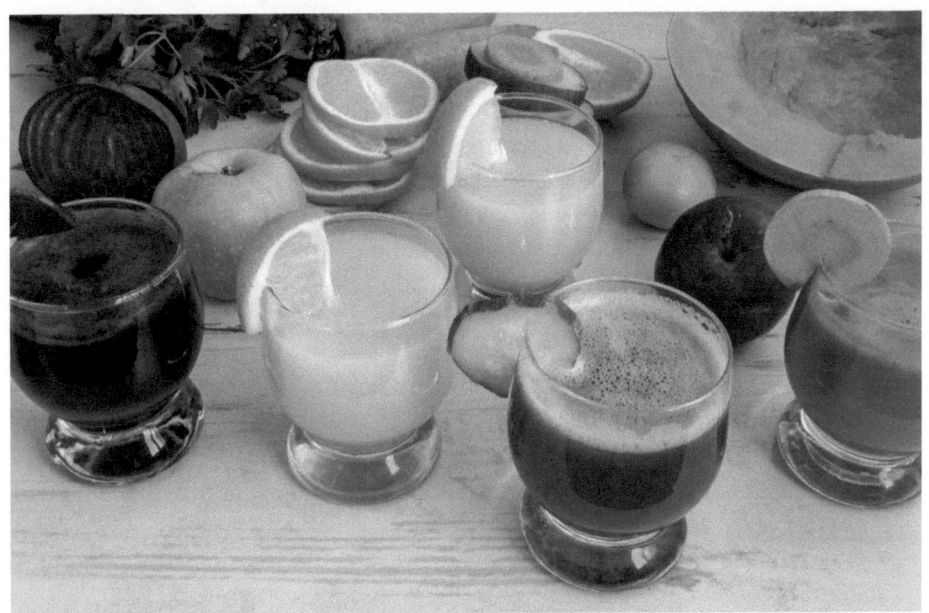

лучшей переносимости его можно смешивать с овсяными хлопьями или кефиром. Противопоказан при диабете, а также мочекаменной болезни с оксалатами и фосфатами.

● **Абрикосовый сок**. Принимают 1-2 стакана в день. Можно использовать в разгрузочные дни для очищения кишечника 1 раз в неделю. 300 г размельченной кураги заливают 0,5 л абрикосового сока, лучше с мякотью, и съедают в 4 приема.

● **Виноградный сок**. Начинать надо с 1/2 стакана, можно доводить до 3-6 стаканов в сутки. Принимают натощак. Чтобы не повреждать зубы, надо полоскать после этого рот водой.
Противопоказан при обострении язвенной болезни желудка и 12-перстной кишки.

● **Морковный сок**. Применяют как при поносах, так и при запорах. Он повышает секреторную активность пищеварительных желез. Рекомендуют по 200 мл 2-3 раза в день до еды. Противопоказан при гастрите с повышенной кислотностью и обострении язвенной болезни.

● **Сливовый** сок рекомендуют принимать по 1/2-1/3 стакана 3 раза в день до еды или по утрам натощак. Противопоказан при сахарном диабете.

● **Сок дыни** назначают по 1 стакану 2-3 раза в день, имеет дополнительно противоглистный эффект. Может вызывать вздутие, противопоказан при диабете и обострениях заболеваний ЖКТ.

- **Сок из плодов ирги** обладает вяжущими и противовоспалительными свойствами, поэтому является хорошим лечебным средством при колитах, энтероколитах и других расстройствах желудочно-кишечного тракта. Принимают по 1/4 стакана 3 раза в день.

- **Сок черной смородины** используют при энтероколитах с поносами, принимают по 1/4 стакана 3-4 раза в день.

- **Морковный сок** является хорошим средством при гастритах, энтеритах, сопровождающихся поносом. Вместе с тем им пользуются при запорах и геморрое. Свежевыжатый сок (с мякотью) рекомендуется пить натощак по 150 мл. Маленьким детям дают по 1 ст. ложке утром и вечером. Принимать не более 7-10 дней.

- **Гранатовый сок**. Хорошее закрепляющее средство, обладает вяжущим и бактерицидным действием. Принимают по 0,5 -1 стакану 3-4 раза в день до еды за 30 минут.

- **Сок груши**. Содержит много дубильных веществ, поэтому обладает закрепляющим свойством. Принимают по 0,5 -1 стакану до еды.

- **Черничный сок** обладает вяжущим, антибактериальным, противовоспалительным, желчегонным действием. Поэтому он прекрасно действует при заболеваниях кишечника, особенно сопровождающихся поносами, даже при дизентерии и других кишечных инфекциях. Обычно его принимают по 1/2 стакана 3 раза в день до еды.

Так что не бойтесь, начинайте пить соки.

Главное правило — не навредить, поскольку переносимость соков у каждого может быть индивидуальной, начинайте с малых доз, например с чайной или столовой ложки. И только убедившись, что организм хорошо переносит сок, прибавляйте постепенно до рекомендуемой дозы.

К лекарствам нужна диета

«...После курса антибиотиков, как это часто бывает, у моего сына развился дисбактериоз. Сын учился в школе, на уроках выходить из класса стеснялся, и дома просто до скандала — не хотел ходить в школу. Я давала ему для профилактики, когда он пил антибиотики, препараты от грибков, что прописала врач, но, видно, это не помогло, флору не уберегли. Я пробовала давать ему разные средства для восстановления флоры, но эффект был небольшой: мучили газы, стул был пенистый и жидкий.

Не знаю, сколько еще мы мучились бы, если бы одна женщина не подсказала, что нужно еще и диету соблюдать. Почему врач забыла нам сказать об этом? А я сама не сообразила. Оказалось, для уменьшения процессов брожения следует ограничить количество углеводов. Главным образом, ограничиваются быстро всасывающиеся углеводы, которыми богаты белые каши, картофельное пюре, кисели, сладкие фрукты и сухофрукты, сладости (мед, варенье, конфеты, сдобное печенье и др.), белый пшеничный хлеб, сдоба. Для уменьшения скорости прохождения кишечного содержимого ограничивают и пищевую клетчатку, содержащуюся в больших количествах в хлебобулочных изделиях из цельносмолотого зерна, в отрубях, орехах, бобовых, сухофруктах, капусте, сырых овощах и фруктах.

Суточное количество белков, напротив, следует увеличить путем дополнительного введения отварного мяса и рыбы нежирных сортов, гречневой и овсяной каши, белковых омлетов.

Назвала знакомая еще и продукты-целители, которые уничтожают бродильную флору, это продукты с антибактериальными свойствами: лук, чеснок, хрен, петрушка, укроп, а также посоветовала использовать специи: лавровый лист, гвоздику, красный и черный перец.

Как только я стала соблюдать эти рекомендации, так дело пошло на лад. Стул наладился через неделю, и все наши беды были позади, мальчик опять с удовольствием посещал школу».

Григорьева Е.И., г. Курск

КОММЕНТАРИЙ СПЕЦИАЛИСТА

Известно, что брожению подвержены углеводы, поэтому естественным является ограничение сладкого и мучного при бродильной диспепсии. Об этом часто забывают, когда имеется **понос, характерный для дисбиоза с брожением**, ограничивая в основном раздражающие и кислые продукты. Частой ошибкой бывает употребление при поносе таких легкоусвояемых каш, как манная, а также совершенно ненужное, даже вредное ограничение мяса и рыбы. Указанные продукты с антибактериальными свойствами показаны при любом виде дисбактериоза. Они богаты природными фитонцидами, которые убивают вредные бактерии, а также служат антиоксидантами. Но при этом не следует забывать, что понос может быть симптомом, например, колита, тогда лук и чеснок, хрен и перец могут усилить воспаление в слизистой. Эти продукты можно употреблять только по переносимости, еще лучше при наличии точного диагноза.

Другой жалобой, которую часто предъявляют больные дисбиозом с бродильной диспепсией, является метеоризм. Это мучительное для них вздутие живота, урчание, переливание в животе. Помочь таким пациентам можно коррекцией их лечебного питания.

Для уменьшения явлений метеоризма следует исключить из рациона продукты питания и напитки, содержащие большое количество газов (газированные напитки, взбитые сливки, суфле; напитки, приготовленные при помощи миксера), а также необходимо ограничить продукты, стимулирующие процессы газообразования в кишечнике.

Итак, не стоит употреблять: блюда с большим содержанием жира, цельное молоко, бобовые, брокколи, белокочанную, спаржевую и цветную капусту, орехи, сладкие яблоки, дыни, бананы, пшеничные ростки, макаронные изделия, картофель, артишоки, дрожжи, мед, сахар, горчицу, лук-порей. Кроме того, в качестве профилактики заглатывания излишнего воздуха рекомендуют не пить жидкость через соломинку и не разговаривать во время еды.

Если много есть белка

«...Я столкнулась с проблемой пищеварения у моей пожилой мамы, ей 85 лет. Она всегда следила за своим питанием — кушала разнообразную пищу, всегда говорила, что очень важны животные белки для организма, потому что там незаменимые аминокислоты. И вот на фоне такого питания, когда мясо и рыба каждый день, по два раза как минимум, у мамы стал слабый стул, она стала жаловаться, что в стуле непереваренные кусочки пищи. Желудок явно не справлялся с ее рационом. Мама долго упрямилась, не хотела идти к врачу, но потом сдалась. Сдали анализ капрограммы и посев на флору. Оказалось, что с возрастом у мамы ферментная система ослабла, что естественно, и белковая пища стала плохо перевариваться. В результате скопления белковых остатков у нее развился дисбактериоз с гнилостной диспепсией. В кишечнике развилась анаэробная флора. Продукты гниения белка очень токсичные, поэтому мама так плохо чувствовала себя в последнее время — головные боли при нормальном давлении, вялость, плохое настроение.

Положение исправила просто смена питания. После разъяснений врача она поняла, что правильное питание молодых и пожилых имеет разницу. Ее диета теперь стала более вегетарианской, она стала много кушать овощей, сначала в отварном виде, а потом, когда стул нормализовался, и в сыром виде, чтобы поступало больше клетчатки. Мама убрала каши и мясо из рациона, теперь она ела мясо или рыбу 2-3 раза в неделю, вместо молока стала пить бифидокефир. И еще помог отвар шалфея на первых порах, он быстро восстановил стул и очистил кишечник от гниения.

Так неправильное питание может в пожилом возрасте сильно подорвать здоровье, да, наверное, не только в пожилом».

Виноградова М.Е., г. Тверь

КОММЕНТАРИЙ СПЕЦИАЛИСТА

С гнилостной диспепсией сложнее справиться, чем с бродильной. Причем она может проявляться как поносом, так и запорами. В диете при этом нарушении необходимо ограничить белки до 30-50 г в сутки за счет исключения белковой пищи (мясо, рыба, сыр, творог, бобовые, орехи, яйца, крупы манная, гречневая, овсяная). Суточное потребление жиров также снижают до 25-30 г в сутки. А количество углеводов, наоборот, увеличивают до 400-450 г в сутки.

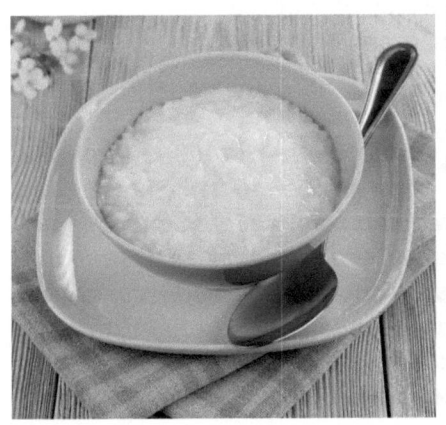

▶ *Увеличение пищевой клетчатки осуществляют путем последовательного введения вареных, тушеных и сырых овощей. Хорошо проводить вегетарианские дни.*

Если понос, то в острый период на 2 дня вообще рекомендуют голод, можно пить отвар шиповника и слегка сладкий чай. Через 2 дня назначают сладости, сухарики, с 5-го дня — рисовую кашу, приготовленную на молоке, разведенном наполовину водой.

Можно включать овощные блюда, кисломолочные продукты по 100-150 мл 2-4 раза в сутки. При запорах лучше употреблять свежие кисломолочные напитки, при поносах — трехдневные. Рекомендуется включение в рацион кисломолочных смесей, обогащенных полезными микроорганизмами (бифидо- и лактобактериями).

▶ *Существует также ряд продуктов, которые способны подавлять рост анаэробной флоры: абрикос, черная смородина, рябина, клюква, настой и отвар граната.*

Как справиться с патогенной флорой?

«Мне поставили диагноз дисбиоза с преобладанием кокковой флоры. Я слышала, что есть ряд продуктов питания и соков, способных подавлять именно эту флору, но не помню, где читала об этом. Буду благодарна, если вы подскажете мне, что это за продукты.

С уважением Эльвира Милонова, г. Томск»

КОММЕНТАРИЙ СПЕЦИАЛИСТА

Действительно, возможно воздействовать с помощью определенных продуктов питания на тот или иной вид условно-патогенной микрофлоры в кишечнике при дисбиозе. За счет бактерицидных свойств ряд растений может подавлять ее рост.

Подавляют рост:

кокковой флоры: сок и отвар из сухих ягод малины, сок и компот из ягод рябины черноплодной, отвар сухой лесной земляники, сок и отвар из сухих ягод черной смородины, черники, барбариса;

микробов рода Протея: сок, мякоть, отвар из сухих ягод черной смородины, абрикоса, компот из кураги, клюква, брусника, гвоздика, тмин, укроп, хрен, чеснок.

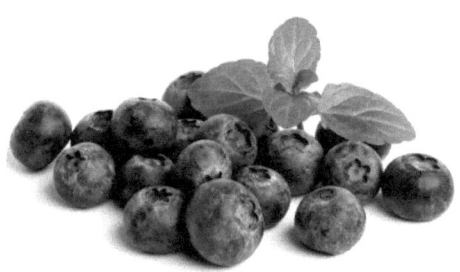

▶ *Еще очень полезна черника при любом виде дисбиоза. Свежая черника, кисели, сиропы, варенье из нее сдерживают гнилостные и бродильные процессы в толстом кишечнике, недаром питье из свежих ягод и сушеной черники применяли всегда при поносах.*

Водные отвары свежей и сушеной черники обладают антимикробным действием. Фитонциды черники губительно действуют на возбудителей дизентерии, брюшного тифа и стафилококки.

Народная медицина также предлагает простые и безвредные средства от дисбиоза из числа следующих привычных продуктов питания:

- **черный перец-горошек** — 3-5 перчинок проглотить перед едой, запив водой;
- **кисломолочные продукты** — пить в больших количествах, полезнее домашнего приготовления из лечебных заквасок;
- **лук и чеснок** — есть каждый день (можно в салате);

тыквенные семечки — являются еще и глистогонным средством;

- **цикорий** — молотый порошок-кофе заваривать и пить ежедневно.

Но не забывайте также выполнять назначения врача, если у вас установлен вид флоры, с которой надо бороться.

> *А еще лучше заниматься профилактикой, употребляя в пищу ежедневно какие-либо из указанных целебных продуктов и соков, чтобы не допустить развития дисбиоза даже при лечении антибиотиками и при наличии других заболеваний, если они не препятствуют приему данных продуктов.*

Восстановим полезную микрофлору

«...Моей дочке поставили диагноз дисбиоза и сказали, что нужно восстановить колимикрофлору (бактерии Эшерихии Коли), т.к. она очень важна для нашего организма. Я стала интересоваться продуктами, которые помогут это сделать, ведь известно, что питание может сыграть решающую роль при дисбактериозе.

Для восстановления колимикрофлоры используются сок и компот из яблок, сок или морс из клюквы, отвар из сухих ягод шиповника, лук. Я стала ежедневно давать дочке клюквенный морс, она пила его с удовольствием вместо чая. Когда не было клюквы, то готовила сок из яблок. Яблоки я покупала у частников, чтобы были свои, а не привозные, а на зиму насушила яблок и варила компот, добавляя туда еще и шиповник. Получался полезный витаминный напиток.

Сырой лук начала добавлять в салаты сначала в маленькой дозе, чтобы приучить дочку, а потом она вошла во вкус и стала сама просить положить в салат лук. Приучилась и к чесноку.

А еще мне соседка дала со своего огорода топинамбур и сказала, что он очень полезен для микрофлоры. Мы готовили салат из сырых клубней, что дочке очень нравилось.

Так незаметно мы и справились с дисбиозом, ведь еще и иммунитет повысился от таких полезных витаминных продуктов».

Ткачева Р.И, г. Рязань

КОММЕНТАРИЙ СПЕЦИАЛИСТА

ДЛЯ СПРАВКИ: Число кишечных палочек escherichia coli среди других представителей микрофлоры кишечника не превышает 1%, но они необходимы в функционировании желудочно-кишечного тракта. Кишечные палочки e. coli являются основными конкурентами условно-патогенной микрофлоры в отношении заселения ими кишечника. Эти бактерии забирают из просвета кишечника кислород, который вреден для бифидо- и лактобактерий. Кроме того, они вырабатывают для нас целый ряд витаминов: B1, B2, B3, B5, B6, B9, B12, K, участвуют в обмене холестерина, билирубина, холина, желчных и жирных кислот, без их участия не будет качественного усвоения железа и кальция. E. coli в кишечнике человека появляются в первые дни после рождения от матери при прохождении через родовые пути и с молозивом. Они сохраняются на протяжении жизни на определенном уровне, и отклонение по численности в обе стороны нормальных значений является признаком дисбактериоза.

Бактерицидное действие фруктов, ягод, овощей обусловлено наличием пектина, финтоцидов, антибиотикоподобных веществ.

Для поддержания роста нормальной микрофлоры очень полезны клюква, яблоки и топинамбур. Бактерицидный эффект вызывают и морсы, приготовленные из некоторых ягод — клюквы, черники, шиповника, земляники, малины. Так что лечение дисбактериоза кишечника народными средствами может быть очень даже вкусным.

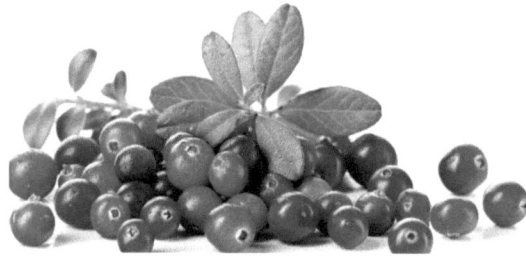

Клюква. По богатству биологически активных веществ и минеральных солей клюква является одной из самых полезнейших дикорастущих ягод, применяемых для лечения многих заболеваний.

> *Ягоды клюквы свежие и переработанные улучшают работу желудка и кишечника, возбуждают деятельность пищеварительных желез. В народной медицине употребляются при пониженной кислотности желудочного сока.*

Ягоды клюквы обладают сильным противомикробным действием. Клюквенный сок действует на возбудителя холеры сильнее, чем карболовая кислота (фенол) и березовый деготь, являющиеся классическими обеззараживающими средствами.

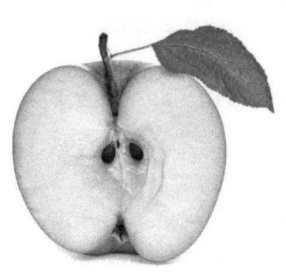

Яблоки. Содержат много полезных веществ, но при нарушенной микрофлоре особенно ценным является пектин, относящийся к числу неусваиваемых пищевых волокон. Он действует на кишечник очень мягко.

> *1-2 тертых яблока способствуют устранению поносов неинфекционной природы, а 5-6 таких яблок — эффективное средство от запоров функционального происхождения.*

Топинамбур. Содержит 20% углеводов, из них 12% — инулин, который служит прекрасной питательной средой для нормальной микрофлоры. С этой целью употребляют клубни в сыром виде в салатах.

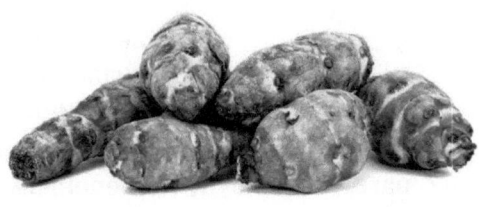

С помощью продуктов-целителей возможно также осуществление коррекции иммунитета. Для этого в пищевой рацион больного включают продукты, содержащие большое количество витаминов, минеральных веществ, качественного белка, необходимого для выработки факторов неспецифической резистентности, антител. Назначают обезжиренный творог, не красные сорта яблок, рисовую и гречневую каши, сырые, вареные или тушеные овощи.

Лучшее средство — чеснок

«...О том, что чеснок эффективен для профилактики и лечения простуды, знают все. А вот как лечить дисбактериоз народными средствами на основе чеснока, знают немногие. Вообще же чеснок хорошо уничтожает разных микробов и способен устранять вздутие кишечника, что при дисбактериозе совсем не редкость.

Я придерживаюсь народной схемы приема чеснока при малейших симптомах дисбиоза: ежедневно на протяжении 2-х недель нужно проглатывать по целому зубчику чеснока, не разжевывая. Причем утром это нужно делать за час до завтрака, а вечером через пару часов после ужина. Для усиления эффекта чеснок можно запивать кефиром или любым другим кисломолочным продуктом.

Лечение чесноком дает ощутимый результат уже через 2 недели. Если у вас нет противопоказаний к чесноку — попробуйте и убедитесь в эффективности народного средства».

Столяров И.И., Ленобласть

КОММЕНТАРИЙ СПЕЦИАЛИСТА

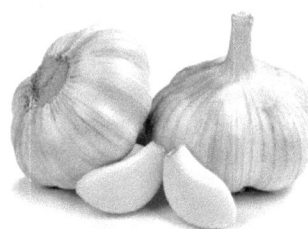

Чеснок — сильное противомикробное средство, как и лук. Причина его такой эффективности кроется в содержащихся в нем фитонцидах, что всем известно. Поэтому чеснок используют везде, где нужен противовирусный, антибактериальный или противогрибковый эффект. Даже гельминты его не выносят.

Но есть одно предостережение. Этот рецепт можно использовать, только будучи уверенным, что нет ни эрозий, ни язв на слизистой желудочно-кишечного тракта. Не рекомендуется подобное средство и лицам, имеющим заболевания почек. Все остальные могут попробовать таким способом устранить дисбактериоз без риска для здоровья.

Рис очистит от микробов

«...Мне помог от поноса известный рецепт, который используют для очищения суставов. Понос стал результатом дисбактериоза, который я получил после серьезного пищевого отравления. На обследовании кроме изменения микрофлоры ничего не нашли, а проблемы со стулом не уходили. Тогда-то мне и посоветовал один умный человек полечиться рисом: 2 ст. ложки риса залить кипятком, настоять 15 минут, воду слить, поставить в холодильник,

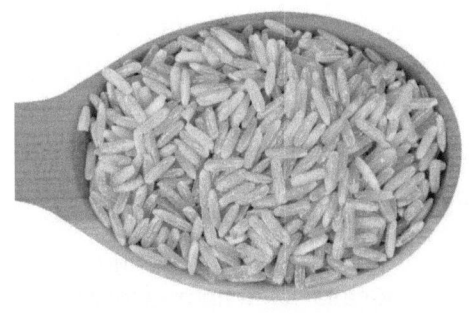

утром дважды обдать кипятком и слить. Употребить в течение дня.

Я не очень-то верил, что поможет, ведь уже столько средств перепробовал, но вреда от такого лечения не будет, вот и провел такую процедуру, и понос действительно остановился!»

Самуилов И.Е., г. Самара

КОММЕНТАРИЙ СПЕЦИАЛИСТА

Очищение рисом известно многим. Чаще его рекомендуют для выведения солей из суставов. Но его можно использовать и при лечении дисбактериоза как вспомогательное средство. В данном случае рис выступает в качестве сорбента, собирая на себя токсины патогенной микрофлоры, лишая ее комфортной среды проживания. Кроме того, рис хорошо известен как средство от диареи. В таком полуготовом виде он забирает на себя много жидкости, останавливая диарею. Так что это средство прекрасно справляется с дисбиозом, особенно, если он сопровождается поносом.

Куриное яйцо избавит от дисбиоза

«...От патогенной флоры, если развился дисбактериоз, есть один деревенский рецепт. Так я вылечил своего внука, когда тот присхал ко мне с больным животом, а дочка сказала, что это у него дисбиоз и что они приехали в деревню лечиться здоровым деревенским питанием. Городское дитя хилое, заморсннос, чуть поест — живот болит. А у меня свои курочки, яички свежие и проверенные, безопасные. Вот я и приготовил внуку лекарство.

Куриное яйцо (от домашней курицы, чистое от сальмонелл) моют, сырой белок обливают соком лимона или посыпают тонким слоем кристаллов лимонной кислоты, ставят на сутки в темное холодное место, съедают утром натощак.

Через месяц парень забыл, что такое живот болит — поправился на личико, загорел, бегал целыми днями, как угорелый, и усталости не знал — как и положено здоровому ребенку. Деревенские продукты тоже, конечно, помогли окрепнуть, да и воздух на пользу пошел».

Митрофанов Н.И., Псковская обл.

КОММЕНТАРИЙ СПЕЦИАЛИСТА

Рецепт, о котором идет речь — это домашний аналог лизоцима. Лизоцим — это фермент куриного белка, обладающий противобактериальной активностью. Его используют для приготовления аптечных препаратов. Кроме того, бывают кисломолочные продукты, обогащенные лизоцимом.

Главное здесь — безопасность яиц, поскольку употребляются они в сыром виде. И учтите, что употреблять сырые куриные яйца можно не более месяца без перерыва, поскольку сырой куриный белок связывает некоторые биологически активные вещества.

Вагинальный дисбиоз

Наверное, каждая женщина знает, что такое нарушение микрофлоры влагалища, или вагинальный дисбактериоз (дисбиоз). Это заболевание может сначала ничем не проявляться, протекать бессимптомно, но со временем может привести к серьезным осложнениям. Поэтому важно знать, каковы первые признаки и в чем причины данного состояния, чтобы вовремя восстановить микрофлору влагалища. Причин дисбиоза может быть достаточно много. Вот некоторые из них:

• переохлаждение, в результате чего снижается местный и общий иммунитет;

• гормональные нарушения у женщин в любом возрасте, а также климакс и половое созревание, беременность, послеродовый период, аборты и т. д.;

• смена климата, питания, когда требуется адаптация от организма, может повлечь обострение дисбиоза;

- инфекции, передающиеся половым путем, и все инфекции органов малого таза;
- прием антибиотиков;
- отсутствие личной гигиены;
- заболевания кишечника, особенно дисбактериоз;
- нарушение правил использования тампонов во время менструации.

Если у женщины иммунная система в порядке, то эти факторы могут не вызвать заболевание, но при слабом иммунитете риск велик.

Как уже было сказано, обычно дисбактериоз себя ничем не проявляет, но периодически может наблюдаться изменение влагалищных выделений, что может остаться незамеченным женщиной. При обострении заболевания выделения могут усилиться, появиться неприятные ощущения, жжение. Значит, присоединилось воспаление.

В любом случае, при первых же признаках, говорящих об отклонении от нормы, обратитесь к врачу. А мы предложим несколько народных рецептов, которые помогут справиться с ситуацией.

Тампоны помогут избежать обострения

«...Вагинальный дисбактериоз, или, как его еще называют, вагиноз, возникает у женщин очень часто, особенно на фоне ослабления иммунитета. В этом я убедилась на собственном опыте. Если только переохладишься или ОРЗ какое-нибудь, то сразу и там реакция — начинаются какие-то выделения, жжение. Сколько раз делала анализ — кроме дисбиоза ничего не ставят. Объясняют, что при общем заболевании и местный иммунитет везде падает, а если там слабое место, то жди обострения оттуда. Нарушение микрофлоры влагалища связано со снижением иммунитета его стенки. А именно стенка влагалища, вернее, ее иммунитет, и контролирует состояние вагинальной микрофлоры. Поэтому начинать надо с общеиммунных средств, типа шиповника внутрь или иммуномодуляторов аптечных, а также с мер по укреплению местного иммунитета. Вот тут подходит народный метод введения настоев трав с тампонами. Если заболевание перешло в запущенную стадию, то сначала нужна антибактериальная терапия, что тоже помогут сделать травы, а потом восстановление собственно флоры.

Эти задачи решают тампоны со следующими составами:

- Можете сделать сами тампоны из ваты и марли, а можете взять готовые гигиенические и смочить их в меде и кефире. Перед этим обязательно убедитесь в том, что у вас нет аллергии на мед. Необходимо чередовать тампоны: 1 раз делать с медом, другой — с кефиром и так далее. Курс лечения длится 10 дней.

- **Облепиховое масло.** Как и в предыдущем варианте, возьмите тампон, смочите его в облепиховом масле и поставьте на ночь, а утром извлеките. Курс лечения длится тоже 10 дней.

- **Ромашка лекарственная.** Приготовьте настой: 1 ст. ложку цветков ромашки залейте 2 стаканами кипятка. Процедите настой и используйте для спринцевания. Проводить процедуру нужно каждый вечер теплым раствором, желательно и перед постановкой тампона это делать. Курс длится 10 дней.

Курсы можно повторять, но между каждым из них необходимо делать перерыв. Во время менструаций процедуры не проводятся.

Эти меры мне всегда помогают справиться с очередным обострением, хотя лучше их избегать».

Брунько Н.И., г. Самара

КОММЕНТАРИЙ СПЕЦИАЛИСТА

Кефир, содержащий лакто- и бифидобактерии, бывает, излечивает вагиноз без применения других средств. Принцип действия тот же, когда мы принимаем кефир внутрь и он создает условия для развития собственной микрофлоры. Еще наши матери использовали для этих целей спринцевание и тампоны с ацидофилином.

Об удивительных свойствах **меда** мы еще будем говорить, но я думаю, всем известно, что это дезинфицирующий продукт, содержащий огромное количество активных веществ, включая витамины, микроэлементы. Обладает мед и противовоспалительным эффектом. Так что это одно из лучших средств.

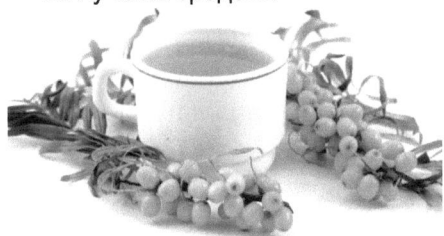

Облепиховое масло — прекрасное заживляющее и бактерицидное средство. Единственный его минус — очень пачкает белье. В результате его применения при любых воспалительных процессах очень быстро уходят симптомы воспаления, а возбудители погибают. После дезинфекции, которую оказало масло, очень нужна помощь в регенерации слизистой, пострадавшей от инфекции. Благотворно масло и для нормальной влагалищной микрофлоры, которая быстро восстанавливается на этой питательной среде.

О **ромашке** вряд ли можно сказать что-то новое. Это классическое прекрасное средство от воспаления любой природы с мягким дезинфицирующим эффектом.

Для повышения общего иммунитета организма, что очень важно при любых дисбиозах, можно тот же мед использовать внутрь. Можно для этих целей дополнительно принимать настои иммунных трав.

Спринцевание спасает от женских проблем

«...Очень часто у женщин возникают жалобы по поводу каких-либо выделений из влагалища. Бывает, грязь попадет, иммунитет ослабнет, простудится женщина. Все это может отразиться на состоянии флоры влагалища. Первым народным средством от любых незначительных выделений и дискомфортных ощущений до молочницы всегда служило спринцевание травами. Я пользуюсь несколькими рецептами, смотря какие травы есть под рукой. И предлагаю всем проверенные народные средства.

• Ромашка (5 частей), листва грецкого ореха (5 частей), листья шалфея (3 части), просвирник и кора дуба (по 2 части) смешиваются в травяной сбор. В литр кипятка нужно насыпать 2 ст. ложки смеси и прокипятить все это полчаса. Спринцевать дважды в сутки. Можно взять одну календулу: столовая ложка на 100 мл воды, все это кипятится четверть часа.

• Столовую ложку дубовой коры заливают 200 мл кипятка и греют над паром 10 минут. Затем настой нужно перелить в термос, оставить на 3 часа, процедить и дать ему остыть. В течение 7 дней спринцеваться на ночь.

• 1 ст. ложку травяного сбора из ромашки и гусиной лапчатки или подорожника необходимо залить литром кипятка и дать настояться полчаса. Затем смесь процеживается и используется для спринцевания утром и перед сном.

• Столовую ложку черемухи с 300-400 мл воды доводят до кипения на сильном огне, затем его уменьшают и держат отвар еще треть часа. Остывший и процеженный отвар спринцевать ежедневно 1 неделю по стакану каждый раз.

Травяные спринцевания не повреждают так сильно остатки здоровой микрофлоры, как химические медикаменты, особенно на основе антибиотиков, а также восстанавливают слизистую, снимая воспаление. Это, как я теперь убедилась, самый безопасный метод для женщин».

Дмитриева И.П., г. Ярославль

КОММЕНТАРИЙ СПЕЦИАЛИСТА

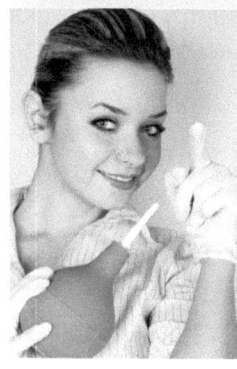

Спринцевание доставляет лекарственный настой прямо к месту поражения, при этом происходит вымывание патогенной флоры и их метаболитов. Эта процедура и моет, и лечит. Хорошо спринцевания чередовать с тампонами с лекарственными отварами или другими натуральными средствами на ночь. Такое лечение обычно быстро решает проблему. Но прежде чем приступить к процедурам, все же следует обратиться к врачу, чтобы провести обследование и не пропустить какое-нибудь опасное заболевание.

Предложенные травы обладают как противовоспалительным, дезинфицирующим, так и восстанавливающим действием.

▶ *Самыми активными дезинфицирующими средствами являются эвкалипт, календула, подорожник, шалфей, ромашка, лист черного грецкого ореха. Они же обеспечивают и противовоспалительный эффект.*

Дубовая кора и **черемуха** богаты вяжущими и дубящими веществами, что снижает проницаемость слизистой для токсических веществ патогенной микрофлоры, препятствует развитию воспаления. **Трава и корневища лапчатки гусиной** содержат дубильные и горькие вещества, витамин С, эфирные масла, воск, крахмал, хинную кислоту. Поэтому гусиная лапчатка объединяет в себе дубящие свойства, дезинфицирующие и противовоспалительные. А витамин С к тому же обладает антиоксидантными свойствами.

Просвирник (можно для этого использовать мать-и-мачеху) оказывает смягчительное, обволакивающее, успокаивающее и противовоспалительное действие.

Проверенные средства от вагинита

«...Если у женщины начинаются воспалительные явления во влагалище, то это служит причиной большого дискомфорта. У меня есть проверенные средства от вагинита, которые еще ни разу меня не подводили. Это всем известные чистотел и календула. Эти растения не требуют представления. Чистотел и название-то свое получил за способность очищать и исцелять слизистые и кожу, а календулой все пользуются при любых воспалительных процессах.

● Для лечения необходимо 2 ст. ложки травы чистотела большого (свежих или высушенных листьев и стеблей) на 0,5 л воды. Смесь нужно прокипятить в течение 20-30 минут, а по окончании сразу процедить через сито или марлю. Этим отваром смачивают марлевые тампоны и вводят во влагалище на 8 часов в сутки.

● Для лечения бактериального вагиноза 10 мл спиртовой настойки календулы (можно заменить настоем свежих или сухих цветов календулы) развести в 1 л теплой кипяченой воды (данного количества хватает на одно спринцевание вечером). Спринцевание производится ежедневно в течение 7-10 дней. Желательно применять теплый раствор, после чего укутаться в теплое одеяло и согреться.

● А для восстановления слизистой оболочки матки вводят ежедневно во влагалище на 8 часов тампоны со свежевыжатым соком донника. Все ощущения дискомфорта проходят мгновенно! Можно также принимать общие ванны с добавлением отвара травы донника.

Имейте эти травы дома, и у вас не будет проблем, как бороться с вагинитом любой природы».

Пирогова Е.Н., г. Ярославль

КОММЕНТАРИЙ СПЕЦИАЛИСТА

Очень активными противовоспалительными свойствами обладает **чистотел**, поэтому его применение целесообразно и при бактериальном вагините. Он имеет выраженный бактерицидный, противогрибковый и противовирусный эффект. Не менее активны противовоспалительное и бактерицидное действия **календулы**, в связи с чем ее также используют очень часто при различного рода воспалительных заболеваниях.

Сильный иммунитет не допустит болезнь

«...У меня несколько лет находили дисбиоз влагалища, даже грибы кандида там обнаруживали, высевали стрептококк. Мучили выделения и жжение. Лечилась антибиотиками неоднократно, но получала только временный эффект. Потом одна целительница сказала, что у меня низкий иммунитет, его надо поднять, и все пройдет. Для укрепления иммунитета она посоветовала настойки:

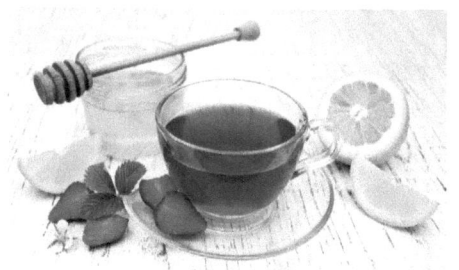

1. Возьмите: айву — 1 шт., вишню — 2 стакана, воду — 9 стаканов, лимон — 1 шт., чеснок — 10 зубчиков, кислые яблоки — 2 штуки. Вишню надо размять в кашицу, айву и яблоки натереть на терке, не счищая кожуру. Чеснок раздавите. Из лимона вытащите косточки и мелко порубите его. Все надо смешать и залить кипятком. Настаивать в закрытой посуде полчаса, затем процедить. Пить 4 раза в день по 100 мл.

2. Залейте 2 ложки засушенных ягод рябины 400 мл воды, доведите до кипения и поварите четверть часа. Добавьте 2 ложки меда и прокипятите еще немного. Натрите 2 луковицы и смешайте с полученным отваром. Съедайте по 1 ложке 4 раза в день.

Эти рецепты помогли мне справиться с неразрешимой проблемой. Микрофлора постепенно восстановилась, а жалобы ушли».

Боброва И.И., г. Тихвин

КОММЕНТАРИЙ СПЕЦИАЛИСТА

Сильный иммунитет никогда не допустит развития дисбиоза, а вот его ослабление может стать серьезным препятствием на пути выздоровления от вагиноза. Все перечисленные продукты питания богаты витаминами, биофлавоноидами, антиоксидантами и минеральными веществами, недостаток которых может приводить к снижению иммунитета.

(!) Лучше заниматься профилактикой дисбиоза: укрепляйте иммунитет, не переохлаждайтесь, ведите здоровый образ жизни, соблюдайте личную гигиену (особенно во время месячных), вовремя лечите другие заболевания.

Гимнастика, дыхание, самомассаж

Если у вас нашли нарушение микрофлоры на любом участке покровов — слизистые, кожа, то в первую очередь надо заниматься своим пищеварительным трактом. Это можно сделать не только с помощью трав и специальных продуктов питания, но и с помощью специальных физических или дыхательных упражнений и даже самомассажа.

Упражнения для ленивого кишечника

«...Как я в свое время намучилась от запоров — просто не передать! Но справиться с этой проблемой смогла только тогда, когда поняла, что их появлению во многом способствует сидячий образ жизни. А это как раз обо мне, ведь я бухгалтер и волей-неволей целый рабочий день провожу сидя за столом. Такой образ жизни — настоящий враг нашего пищеварения.

К счастью, я познакомилась с интересной женщиной, инструктором по лечебной физкультуре. Так вот, она рассказала мне, что есть упражнения, которые помогут тонизировать кишечник и научат мышцы кишечника расслабляться. Но выполнять их нужно обязательно каждое утро. Я решила попробовать, тем более что все остальное уже было испытано.

Каждое утро, проснувшись, я умывалась, а затем ложилась обратно в кровать и выполняла такое упражнение: подтягивала ноги к животу и обхватывала их руками. Задерживалась в таком положении и спокойно дышала. Затем, продолжая лежать, потягивала стопы на себя и от себя. Делать это надо медленно и спокойно. Теперь ноги надо опустить и, спокойно дыша, погладить живот по часовой стрелке легкими, поверхностными движениями.

Следующее упражнение надо делать, встав с кровати. Походить по комнате, передвигая ноги не от колен, а от бедер, ягодиц, от талии. Руки полностью расслабить. Каждый шаг должен включать в активное движение брюшной пресс, помогая, таким образом, перистальтике кишечника.

И последнее упражнение — вращения туловищем для вытягивания и сжатия кишечника. Делать их нужно справа налево: ноги на ширине плеч, руки свободны. После чего сесть и расслабиться.

Каждое упражнение я выполняла по 8-10 раз. А результаты появились очень быстро, уже через неделю работа кишечника начала нормализовываться. Упражнения эти не занимают много времени, поэтому я их и выполняю теперь ежедневно. И могу сказать одно — проблемы запоров для меня уже не существует. Чего и всем желаю!»

Иванцова М.И.,
г. Санкт-Петербург

Су Джок помогает кишечнику

«...Я столкнулась с такой напастью, как дисбактериоз. В организме из-за этого разладилось все, в том числе и стул: то запоры, то понос. Я знаю, что по методу Су Джок можно отрегулировать стул, но точно не знаю, какая разница в воздействии при поносе и при запоре. Если ваши специалисты могут объяснить, как помочь при этих двух состояниях, буду благодарна.

С уважением Римма Круглова, г. Набережные Челны».

КОММЕНТАРИЙ СПЕЦИАЛИСТА

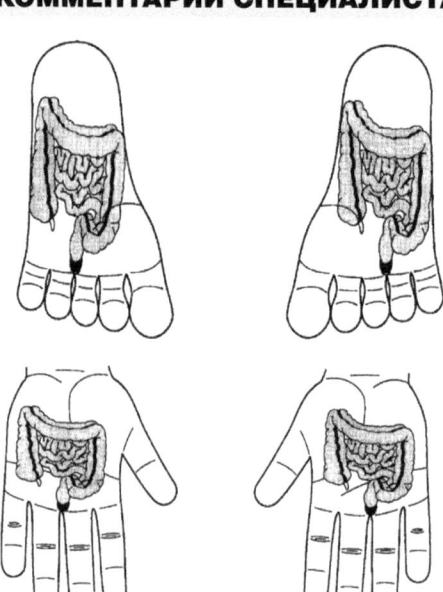

Если у вас дискомфорт, вздутие живота или нарушение стула, то вы можете помочь себе, найдя болезненные точки соответствия на кисти или стопе согласно системе Су Джок и промассировав ее. Обследовать нужно всю зону проекции толстой кишки. Найти нужные точки можно с помощью специального диагностического щупа или тупого конца авторучки. В точке соответствия проблемному месту будет ощущаться значительная болезненность, и чем резче она будет выражена, тем значительней эффект вы получите.

При запоре или поносе можно воспользоваться семянотерапией. Для этого нужно взять семечки от яблока, лучше отечественного происхождения, способные к прорастанию. Учитывая, что семечки яблок прорастают с тупого конца, выложите вдоль всей толстой кишки либо тупым концом по ходу кишечника (при запоре), либо тупым концом против хода кишки (при поносе). Вектор прорастания будет либо усиливать перистальтику и продвижение содержимого по кишке, либо тормозить.

Продукты пчеловодства в лечении дисбактериоза

Наличие дисбиоза в кишечнике всегда подразумевает решение нескольких задач лечебного воздействия. Во-первых, надо подавить болезненную микрофлору, во-вторых, снять воспаление и, конечно же, помочь собственной микрофлоре восстановиться. Важной задачей лечения также является работа по укреплению иммунитета. Все эти задачи с успехом способны решить продукты пчеловодства — универсальное народное средство. Как и когда их применять, в этом и попытаемся разобраться вместе с читателями.

Сладкое лекарство для кишечника

«...Приехал ко мне внук в деревню здоровье поправлять. В городе в его юные годы накопил болячек — дальше некуда, среди них дисбактериоз, запоры, какие-то боли в животе. Кишечник вообще правильно не работает. А у меня пасска своя. Вот и решил я налаживать здоровье внуку продуктами с пасеки. Первым делом приучил к меду, это лучшее средство от запоров, да и кишечник мед продезинфицирует лучше всяких антибиотиков.

Для лечения дисбактериоза применяйте именно сотовый мед, убедившись, что все ячейки сотов запечатаны восковыми крышечками — в таком виде мед наилучшим образом сохраняет свои целебные свойства. Сотовый мед следует принимать только после еды, не

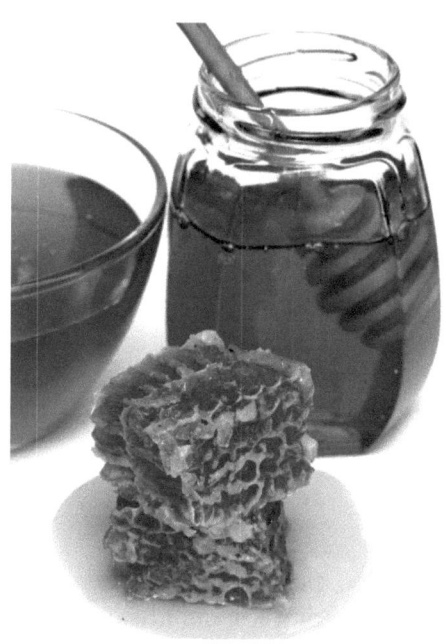

запивая, разжевывая как можно дольше. Разовая доза — небольшой кусочек, размером не более чайной ложки. И лучше с ржаным хлебом.

Если нет сотового меда, то можно принимать обычный мед, но только хорошего качества. В таком случае его принимают ежедневно, лучше на ночь по чайной ложке, растворив мед в стакане теплой кипяченой воды или настоя трав. Хорошо для этой цели подойдет настой мяты, зверобоя или шиповника.

А можно приготовить хорошее послабляющее и улучшающее пищеварение средство из меда и сока алоэ. У меня алоэ всегда в доме присутствует, люблю этого универсального домашнего доктора, часто применяю. Чтобы приготовить снадобье, оторванные листья алоэ помещаются в холодильник на две недели, а затем прокручиваются на мясорубке. На 150 г алоэ берется 250 г меда и 350 мл кипяченой воды. Принимают такой бальзам по столовой ложке 3 раза перед едой.

Еще готовил я внуку **прополисный мед**. На протяжении 45 дней нужно дважды в день выпивать по стакану воды (или отвара шиповника) с растворенной в ней 1 ч. ложкой прополисного меда. Делать это нужно сразу после еды 3 раза в день. Прополисный мед я готовил так: 5 г хорошо очищенного прополиса надо заморозить и хорошо измельчить. Полученную мелкую крошку смешать с 100 г меда. После этого смесь в течение 20 минут нагревать на водяной бане при температуре 40°C. После этого профильтровать ее через 2 слоя марли и хранить в холодильнике.

Уехал от меня внук здоровый, про живот и проблемы со стулом забыл, правда, мед теперь приучился принимать каждый день, чтобы проблем больше не возникало».

Моисеев А.И., Ленобласть

КОММЕНТАРИЙ СПЕЦИАЛИСТА

О питательных и лечебных свойствах меда народная медицина, и в том числе на Руси, знала еще в древние времена, недаром его называли «жидким золотом». Не удивительно, что мед при дисбактериозе является чуть ли не самым часто употребляемым народным средством.

Этот продукт пчел просто поражает своим богатым химическим составом. В нем содержится более сотни различных соединений, необходимых организму.

▶ *Мед — прекрасный антисептик. Всем известно антимикробное действие меда. Он уничтожает стафилококков, стрептококков, грибки, даже возбудителей дизентерии и других кишечных инфекций.*

Все эти и другие патогенные и условно-патогенные микробы преобладают в кишечнике при дисбиозе, вытесняя бифидо- и лактобактерии. При разжевывании меда в сотах в желудочно-кишечном тракте создаются максимальные условия для развития полезных молочнокислых бактерий, кроме того, в него попадают полезные компоненты воска. В воске содержится большое количество витамина А, который способствует усиленному заживлению тканей и их восстановлению.

▶ *И еще мед ликвидирует воспаление и является мягким стимулятором перистальтики кишечника, поэтому он особенно показан тем, у кого дисбактериоз сопровождается запорами.*

А еще мед нормализует пищеварение, поскольку содержит многочисленные ферменты, улучшающие переваривание пищи. Как известно, дисбактериоз чаще возникает на фоне заболеваний желудочно-кишечного тракта, поэтому употребление меда приводит к значительному улучшению самочувствия у таких больных.

Прополис благодаря своим антибактериальным, противогрибковым и противовирусным свойствам считается природным антибиотиком, а при лечении дисбактериоза очень важно уничтожить в кишечнике патогенную микрофлору. Как и цельный мед, прополис оказывает выраженное противовоспалительное действие. Кроме того, оба продукта вызывают иммуностимулирующий эффект, помогая организму самостоятельно справиться с инфекцией.

Лечебное действие прополисного меда выше, чем у каждого компонента в отдельности, поэтому его применение при дисбиозе дает очень хороший клинический эффект.

Прополисный мед обладает выраженным антисептическим, антитоксическим и антиоксидантным действием. Он хорошо уничтожает патогенную микрофлору кишечника, поддерживая и питая при этом родную. К тому же он отлично регенерирует, восстанавливает все слизистые, снимая воспаление. Прополисный мед с лечебной целью изготавливают 3-5-10%-ным. Для этого лишь меняется количество прополиса на 100 г меда. Принимают смесь, если она 3%-ная, 1 ч. ложку 2-3 раза в день, если 5%-ная, то 1/4-1/3 ч. ложки 2-3 раза в день. Можно разводить в воде или настоях трав. Продолжительность курса лечения дисбиоза минимум 20-30 дней.

Перга укрепит иммунитет

«...Когда у моей дочери нашли дисбактериоз, то врач сказала, что надо подумать об иммунитете, ведь именно слабость иммунитета позволила развиться этой болезни, а в свою очередь из-за нарушения микрофлоры в кишечнике иммунитет стал еще слабее, поскольку полезная микрофлора непосредственно участвует в его поддержании. Это всегда такой проблематичный вопрос, как поднять иммунитет. Я была так озабочена этой проблемой, что со всеми делилась и спрашивала, что лучше сделать. Одна женщина мне тогда посоветовала пчелопродукты. Я даже обрадовалась такому простому решению — как я могла забыть, что существует множество продуктов пчеловодства, которые подойдут нам по всем показателям — и микробов убьют, и им-

мунитет восстановят. Поговорила со знающими людьми, и мне посоветовали подавать дочке пергу для улучшения иммунитета и настойку прополиса от патогенной флоры. Готовить водные вытяжки прополиса слишком хлопотно, да и с сырьем проблематично, а вот спиртовую настойку можно в аптеке купить, а можно самим делать, если есть из чего. Я сначала пользовалась аптечной настойкой. А потом на выставке купила и прополис, чтобы приготовить более концентрированное лекарство, и пергу.

Спиртовой раствор прополиса готовят так: 2-3 ст. ложки прополиса, если нужно поконцентрированнее (раздробить молотком замороженный прополис, завернув его предварительно в ткань), залить стаканом водки, настоять в темном месте в течение 10 дней. Полученную настойку надо процедить и принимать по 15 капель на четверть стакана воды 2 раза в день в течение 7 дней.

И обязательно принимать пергу, ее принимают 3 раза в день по 2-4 г. На курс лечения ее нужно от 100 до 150 г. Пергу рассасывают во рту, тогда получается макси-мальный эффект от нее. Перга не только иммунитет поднимет, но и насытит организм необходимыми витаминами и микроэлементами. Все жалобы у дочки прошли уже через неделю такого лечения, но курс лечения должен быть не менее месяца, чтобы успела восстановиться микрофлора».

Якубович И.И., г. Пермь

КОММЕНТАРИЙ СПЕЦИАЛИСТА

В природе пчелы запасаются пергой в качестве корма на зиму и до наступления тепла получают из перги все необходимые питательные вещества, которые и определяют ее высочайшие лечебные свойства.

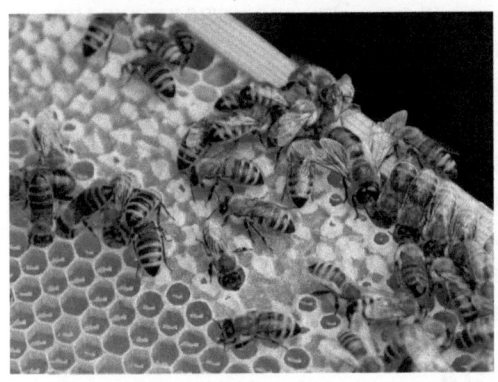

Пчелиный хлеб, как еще называют пергу, — продукт высокоэнергетический, поэтому принимать его следует лучше после еды. Даже небольшие дозы перед едой усиливают приток крови к желудку, поэтому для большинства людей прием перги после еды позволяет избежать дискомфорта, а также снижения артериального давления у гипотоников.

Нужно соблюдать еще одно условие: ее нельзя запивать или заедать чем-нибудь в течение получаса.

Увеличивать разовую дозу не стоит, поскольку избыток перги сверх указанной дозы воспринимается организмом просто как калорийное питание, не давая существенного эффекта.

В большинстве случаев состав микрофлоры нормализуется на 3-4-й день применения продуктов пчеловодства. Но для закрепления результата и качественного восстановления микрофлоры и нормальной работы желудочно-кишечного тракта, в зависимости от степени заболевания, курс должен быть примерно 1-5 месяцев.

Мои рецепты от энтероколита и дисбактериоза

«...10 лет назад я серьезно заболела, стала инвалидом. Диагноз — «непрерывно рецидивирующий энтероколит, осложненный дисбактериозом и вторичным иммунодефицитом». Пища независимо от диет почти не усваивалась, я потеряла более 10 кг веса (при росте 163 см я весила всего 45 кг). Традиционные лекарства помогали мало и ненадолго. Я перечитала много литературы и на свое счастье нашла рецепты, которые мне и помогли в конечном итоге:

● В течение месяца натощак 2 раза в день принимать по чайной ложке цветочной пыльцы (рассасывать под языком, как валидол, иначе эффект будет не тот). После этого 20 минут не есть и не пить.

● При обострении нужно взять 100 г сухого зеленого чая, залить 2 л воды, настаивать 30 минут и кипятить час, периодически помешивая. Процедить использованную заварку, снова залить литром воды и кипятить в течение 10 минут, затем процедить. Оба отвара смешать, разлить в чистые бутылки и простерилизовать. Хранить это лекарство можно 3 месяца при комнатной температуре, а в холодильнике — 6 месяцев. Принимать отвар по 1-2 ст. ложки 3-4 раза в день за 20-30 минут до еды. Это средство также может успешно применяться для лечения больных дизентерией — такое оно сильное!

Конечно же, абсолютно здоровой я не стала, но состояние мое намного улучшилось».

Середницкая М.С.,
г. Санкт-Петербург

КОММЕНТАРИЙ СПЕЦИАЛИСТА

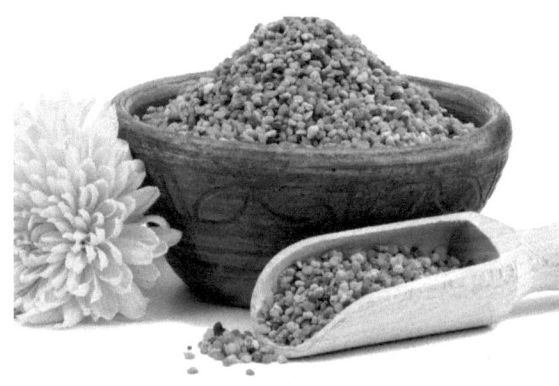

Цветочная пыльца полезна при иммунодефиците, ведь это уникальный дар медоносных пчел. Она обладает удивительными целебными свойствами. Прием этого чудо-продукта восполняет в организме недостаток витаминов, протеинов, аминокислот, минеральных солей, органических кислот.

▶ *Пыльца цветочная является природным биостимулятором, хранящим энергию и целебную силу из самого сердца цветка.*

Ценность пыльцы — ее всесторонний терапевтический эффект:
- защищает организм от множества бактерий, грибков и вирусов
- нормализует функционирование нервной и эндокринной систем
- помогает при лечении сахарного диабета
- укрепляет капилляры, снижает содержание холестерина в крови
- излечивает от анемии
- задерживает рост вредных микроорганизмов в кишечнике и регулирует его функцию
- стимулирует иммунную систему
- повышает умственную и физическую работоспособность.

Пыльцу принимают по 2 ст. ложки в день, рекомендуется заранее залить ее 50 мл кипяченой воды и дать постоять 20-30 минут или употреблять так, как сказано в письме — под язык. Цветочная пыльца очень хорошо помогает при скрытых желудочных кровотечениях.

Зеленый чай. У народов средней Азии есть древняя традиция — пить зеленый чай перед едой. Оказалось, что он действует противовоспалительно при гастрите, особенно с пониженной кислотностью. Это значительно улучшает пищеварение, способствует нормализации функции желчного пузыря, печени и поджелудочной железы, нормализует жизнедеятельность кишечной микрофлоры и снимает воспаление при энтероколите.

Специальные молочные продукты

Коровье молоко противопоказано при дисбактериозе, при бродильной диспепсии, а вот козье усваивается гораздо легче, поэтому не усиливает брожение. Так что козье молоко при дисбактериозе, даже при наличии бродильной диспепсии, не противопоказано. Но, наверное, всем известно, что при дисбактериозе обязательно включение в рацион кисломолочных продуктов, поскольку кишечнику необходимы молочнокислые бактерии, которые уничтожат вредную микрофлору и помогут восстановить нормальную. Но сегодня существует огромное множество молочнокислых продуктов, которые обладают разными свойствами. О тех из них, которые могут оказать наибольшую пользу, мы и поговорим в следующей рубрике.

Тибетский молочный гриб

«...Этот гриб пришел к нам из Тибета, тибетские монахи даже лечили людей кефиром, изготовленным из молочного гриба. Такой нежный и вкусный кефир, который получается посредством сквашивания обыкновенного молока грибом, еще и очень полезен, и это я уже проверила на себе и своих родных за долгие годы его использования. Напиток приводит микрофлору желудочно-кишечного тракта в полный порядок, а заодно помогает справиться с множеством других проблем нашего организма. Когда пьешь кефир, даже не думаешь, что он нейтрализует и выводит из организма различные токсины, которые образуются вследствие гниения пищи в кишечнике и брожения, и даже тяжелые металлы, которые могут попадать в организм из внешней среды. А ведь к тому же тибетский молочный гриб является безопасным для организма человека природным антибиотиком. Он повышает тонус и иммунитет, способствует омоложению и очищению.

Этот гриб — лучшее средство для нормализации кишечной микрофлоры, а также лекарство для печени, желчного пузыря и почек.

Этот гриб пришел ко мне в дом, когда мой сын переболел гепатитом и надо было восстанавливать печень и кишечник. Врачи ставили всякие остаточные функциональные нарушения печени и дисбактериоз кишечника. Чувствовал себя сын плохо, энергии не было никакой, иммунитет ослаблен. И вот пришли к нам как-то гости и в подарок принесли этот гриб, сказали, что с ним надо обращаться бережно, как с живым существом, тогда он принесет здоровье всей семье. А уход за ним простой.

Налейте в чистую стеклянную банку, помытую мылом, а не синтетическими моющими средствами, 0,3-0,5 л пастеризованного или цельного молока, но только не стерилизованного. Положите в молоко 2 ст. ложки гриба.

Молоко полностью сквашивается уже через 17-20 часов, поэтому вы сливаете кефир (лучше

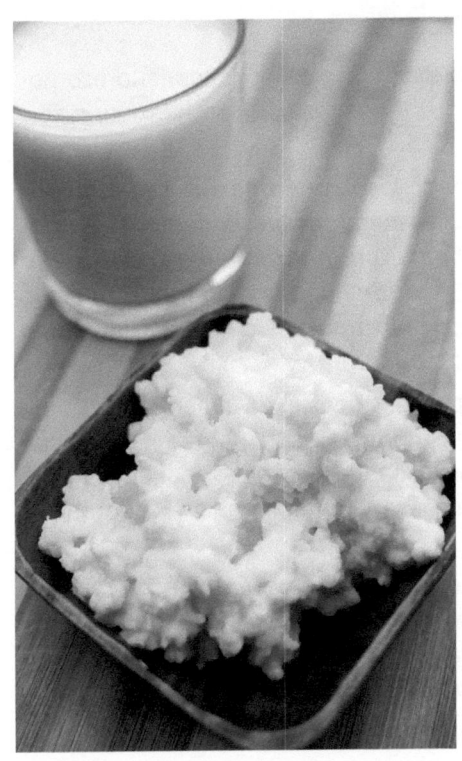

использовать пластмассовое или волосяное ситечко, металлическое не стоит, чтобы гриб не погиб! То же самое относится к ложке, которой вы его размешиваете или выкладываете: берите лучше деревянную), промываете гриб под проточной водой, а потом чистой кипяченой, и снова заливаете молоком. Так нужно делать 1 раз в сутки, в одно и то же время, лучше вечером. Признаком полного сквашивания является появление сверху густого слоя, в котором находится грибок, и отделение сквашенного молока на дне банки.

Банку нужно накрывать куском марли (грибу необходимо дышать!) и хранить в темном месте при комнатной температуре.

Лечебный кефир нужно употреблять по 200-250 мл, последний прием за 30-60 минут до сна (на пустой желудок). Пить лучше курсами: 20 дней пьете, затем сделать перерыв на 10 дней и снова повторить курс лечения.

Общий курс составляет 1 год. В 10 дней перерыва нужно продолжать ухаживать за грибом. Проценженный кефир можно использовать на оладьи, готовить из него творог, можно и в косметических целях: протирать руки, лицо и т.д. Молочный гриб нельзя держать в холодильнике, как это многие рекомендуют для тех случаев, когда не нужен кефир каждый день. Конечно, молоко заквашивается медленнее, но гриб теряет лечебные свойства и даже может погибнуть, у меня так уже было. Когда вы не пользуетесь грибком, его можно хранить в холодильнике в подслащенной кипяченой воде не более 10 дней, через день меняя воду.

Тибетский гриб очень быстро восстановил моего сына после болезни. С тех пор он стал любимым продуктом в доме».

Фомина Н.И., г. Москва

Полезное действие молочного кефирного гриба обусловлено его подавляющим действием по отношению к ряду микроорганизмов, в том числе и болезнетворным.

▶ *В основе такого действия тибетского гриба лежит его способность помимо молочной кислоты вырабатывать вещества, прекращающие развитие вредных бактерий в кишечнике, а именно перекись водорода, уксусную и бензойную кислоты и ряд других, что приводит к торможению гнилостных процессов и прекращению образования токсичных продуктов распада.*

В результате молочнокислого и спиртового брожения содержание большинства витаминов в кисломолочных продуктах возрастает, за исключением ниацина. Сквашенное молоко гораздо быстрее переваривается, чем натуральное, что происходит за счет изменения главных составных частей исходного продукта.

▶ *Не усваивающие лактозу молока люди могут употреблять ферментированные молочные продукты без риска кишечных расстройств, так как содержание лактозы в таких продуктах резко падает благодаря действию микрофлоры закваски.*

Кефир содержит огромное количество живых клеток, в основном молочнокислых бактерий, а если быть точнее, до миллиарда в каждом грамме, или до 1-2 % массы продукта. В процессе сквашивания в кефире накапливаются органические кислоты, свободные аминокислоты, ферменты, антибактериальные вещества, витамины, что делает этот продукт незаменимым для нашего организма, особенно при желудочно-кишечных проблемах.

Эти полезные пропионовокислые бактерии

«...Хочу познакомить всех с замечательным продуктом — кисломолочным кефиром, сквашенным пропионовокислыми бактериями. Этот продукт буквально спас меня. Я очень тяжело болел, получил большую дозу антибиотиков. И моя кишечная флора была очень сильно побита. Кроме того, у меня развилась анемия вследствие самой болезни и дисбактериоза. Чувствовал я себя отвратительно. Тогда мне кто-то посоветовал кефир, сквашенный этими бактериями. Я пил его месяц и просто ощущал, как силы вливаются в меня. Мой гемоглобин, который так долго не могли поднять препаратами железа, постепенно пришел в норму. А когда сделали анализ на микрофлору, то и он оказался хорошим. Конечно, я выполнял при этом и все врачебные назначения, но до сих пор медицинские препараты не давали результата. А вместе с этим кефиром поправить здоровье удалось».

Смирнов Н.И., г. Санкт-Петербург

КОММЕНТАРИЙ СПЕЦИАЛИСТА

Этот продукт исключительно высокой биологической ценности был разработан и запатентован в середине 90-х годов группой российских ученых-микробиологов. Он обладает мощным лечебно-профилактическим эффектом.

▶ *Пропионовокислые бактерии относятся к полезным микроорганизмам пробиотического действия. Доказано, что, находясь в кишечнике человека, эти бактерии помогают восстанавливать белки нашего организма после стрессов и повреждающих воздействий различных химических соединений и ультрафиолетового облучения. Эти бактерии предотвращают образование веществ, приводящих к развитию онкологических заболеваний.*

Установлено, что пропионовокислые бактерии вырабатывают органические кислоты. Тем самым они способствуют образованию более кислой среды, вытесняют патогенных и условно-патогенных бактерий, стимулируют рост бифидо- и лактобактерий в толстой кишке. Выявлено, что пропионовокислые бактерии обладают высокой устойчивостью к антибиотикам (особенно пенициллинового ряда) и сульфаниламидным препаратам, а также к повышенной кислотности желудочного сока. Поэтому кефир, сквашенный этими бактериями, служит хорошей профилактикой дисбактериоза при лечении антибиотиками. Кроме того, они участвуют в энергетическом обмене в организме и образуют витамин В12.

▶ *Витамин В12 принимает активное участие в кроветворении и показан всем больным с ослабленным иммунитетом, а также при атеросклерозе, злокачественном малокровии, полипозе желудка, железодефицитной анемии, дистрофии, алкоголизме, детском церебральном параличе, болезни Дауна, псориазе, рассеянном склерозе и, конечно, при дисбактериозе.*

Психология болезни

Стресс влияет на бактериальный баланс кишечника, который очень тесно связан с состоянием иммунной системы. Ученые обнаружили, что последствия стресса приводят к изменению в составе, разнообразии и количестве бактерий в кишечнике. Помимо снижения полезной микрофлоры, в кишечнике происходит бурное возрастание количества потенциально опасных бактерий, например таких, как клостридии, которые способны влиять на иммунитет, а также при интенсивном размножении отравлять своими токсинами организм. Этим и объясняется негативное влияние стресса на иммунитет.

> **На фоне продолжительного стресса, который негативно влияет на состояние кишечной микрофлоры, развиваются такие заболевания, как воспалительная болезнь кишечника, дисбактериоз, синдром раздраженного кишечника.**

К тому же возникают такие негативные симптомы и патологические состояния, патогенез которых, как полагают, также напрямую связан с изменением состава и функций микрофлоры слизистых кишечника: диарея, запор, колит, нарушения всасываемости, гастрит, дуоденит, язвенная болезнь. Таким образом, стресс может служить пусковым механизмом для многих болезней ЖКТ, но неспецифичной реакцией на стресс всегда является дисбиоз. Это своего рода защитная реакция организма, компенсаторная реакция в целях адаптации.

> **Если организм сильный и стресс кратковременный, то микрофлора нормализуется самостоятельно, а вот если стресс хронический, а организм слабый, то можно заполучить и болезнь.**

Вылечили от стресса — прошел нейродермит

«...Пятнадцать лет я болела нейродермитом. Мучения ужасные — 15 лет я не спала ночами от зуда. Чем только ни лечила я эту болезнь. Врачи говорили, что это проявление дисбактериоза. Лечили дисбактериоз — тоже безуспешно. Так продолжалось бы и дальше, если бы мне не посоветовал один врач-экстрасенс разобраться с моей болезнью у психолога. Во время беседы с психологом выявилось много факторов, которые создавали мне ситуацию хронического стресса. Психолог поработал со мной несколько сеансов, и стресс отпустил меня. Это было нелегко — осознать свои ошибки в прошлом. По окончании сеансов врач прописал мне продукты для восстановления микрофлоры кишечника: кефиры, овощную диету.

Когда со стрессом сладили, то убрать патогенную микрофлору уже было легче, а кишечнику направили те питательные вещества, что нужны для восстановления родной и полезной флоры. Надо было только набраться терпения, чтобы регулярно исполнять все требования, способствующие восстановлению флоры кишечника.

После сеансов психотерапии впервые удалось достигнуть хороших результатов, и здоровье мое пошло на поправку. Так дисбактериоз был побежден, а вместе с ним и нейродермит отступил».

Емельянова Т.И., г. Смоленск

КОММЕНТАРИЙ СПЕЦИАЛИСТА

Роль психологического фактора в развитии дисбиоза очень велика. Многочисленные исследования подтверждают, что в ответ на стресс флора кишечника меняется, что может послужить причиной возникновения многих заболеваний кишечника и других органов пищеварения. Сразу справиться со стрессовой ситуацией бывает невозможно, тогда ощутима помощь психолога. А без учета эмоциональной составляющей дисбиоза можно не получить результата даже с эффективными препаратами.

Глава 5.

Выводим холестерин

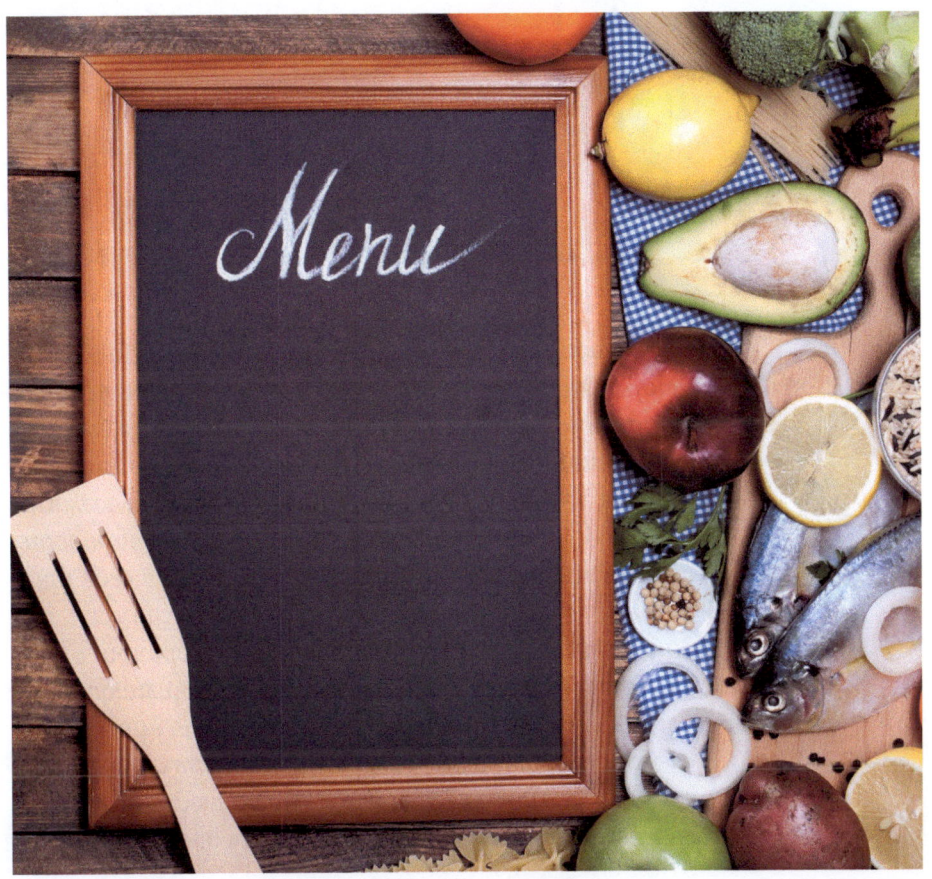

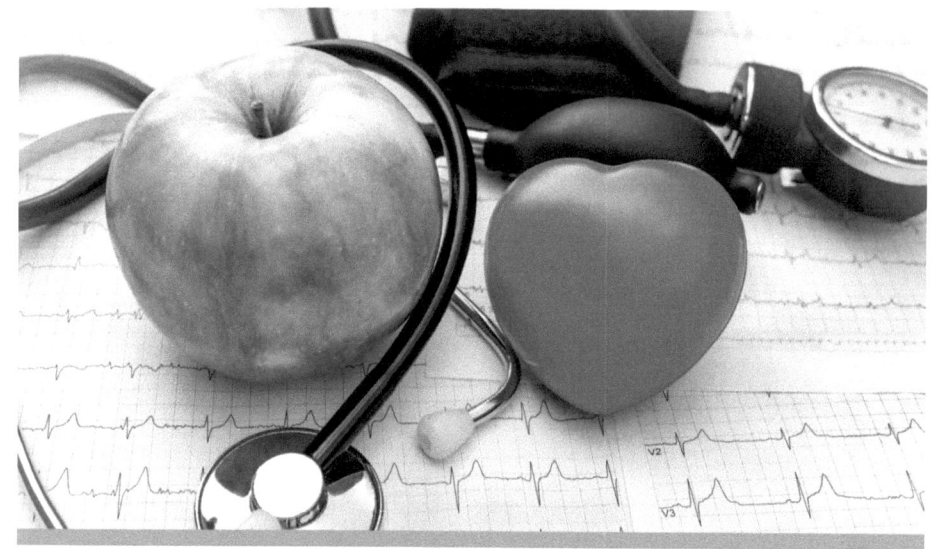

Атеросклероз. Здоровье сердца — в ваших руках!

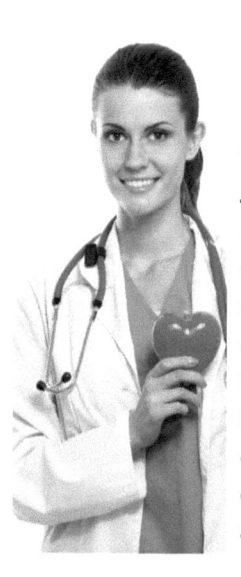

Атеросклероз, пожалуй, одно из самых распространенных заболеваний на земле. Во всем мире распространенность этого заболевания настолько велика, что, начиная с сорокалетнего возраста, он воспринимается почти как неизбежность. Но это зло возможно предотвратить. Если вовремя скорректировать свой образ жизни, питание, воспитать в себе правильное эмоциональное реагирование на стрессы, то диагноз атеросклероза обойдет вас стороной. Большинство людей в современном мире понимают преимущества лечения данного заболевания народными средствами, которые способны укрепить и очистить сосуды, поддержать организм в противостоянии многим серьезным сердечно-сосудистым заболеваниям.

Что же это за болезнь, в чем ее коварство?

? Обычно под словом «атеросклероз» подразумевается отложение холестерина в сосудах, и все бросаются на борьбу с холестерином, забывая о самой болезни. Но ведь атеросклероз — это заболевание всего организма, а стенки артерий являются всего лишь поражаемым «органом-мишенью». Расскажите, пожалуйста, подробнее об этой болезни.

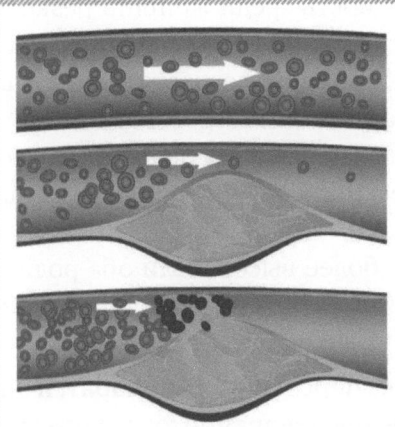

Атеросклероз — хроническое заболевание, возникающее в результате нарушения регуляции обмена веществ (прежде всего, жиров и холестерина). При этом изменяется состояние стенок средних и крупных артерий, в них откладывается холестерин, и вокруг его отложений развивается соединительная ткань (склероз). Так образуются холестериновые бляшки в сосудах. Стенки артерий уплотняются, просвет их сужается. В результате нарушается кровоснабжение органов и тканей. При атеросклерозе, действительно, страдает весь организм, а стенки артерий поражаются в том числе. В зависимости от места расположения пораженных сосудов будет проявляться и клиника атеросклероза.

▶ Атеросклероз протекает с преимущественным поражением крупных сосудов: артерий головного мозга, сердца, периферических сосудов ног (облитерирующий эндартериит). При поражении коронарных артерий сердца возникает ишемическая болезнь сердца (ИБС). Атеросклероз сосудов головного мозга грозит инсультом, а в результате эндартериита может возникнуть гангрена ног. Поэтому так опасно это заболевание.

Факторы риска атеросклероза

?

Вы сказали, что атеросклероза можно избежать. Для этого надо знать наиболее существенные факторы риска развития этого заболевания. Давайте назовем их читателям.

Факторов риска возникновения атеросклероза насчитывают около 250, но стоит выделить 9 основных.

1. Пол. Мужчины имеют более высокий риск заболевания по сравнению с женщинами, хотя заболеваемость среди женщин резко возрастает после наступления менопаузы и к 60 годам почти равняется таковой у мужчин. Женщины до определенного возраста защищены от развития атеросклероза половыми гормонами эстрогенами.

2. Возраст. Вероятность развития заболевания возрастает в течение всей жизни, но максимальна у мужчин старше 45 лет и женщин старше 55 лет.

3. Наследственность. Риск наиболее высок, если оба родителя страдают сердечным заболеванием или умерли от сердечного приступа в возрасте до 50 лет.

▶ **Существует прямое наследование, через генный аппарат, и опосредованное, или социальное, т. е. наследование культурных традиций, семейных особенностей поведения и привычек в питании.**

Выделены гены, поражение которых ведет к нарушению обмена холестерина. Чем больше генов поражено, тем раньше развивается заболевание и труднее поддается коррекции.

4. Курение. Считается одним из основных факторов риска развития ИБС и внезапной смерти, а также развития атеросклеротических поражений конечностей, грозящих ампутацией.

▶ **Среди курящих отмечается почти трехкратное увеличение выявления частоты сердечно-сосудистых заболеваний.**

5. Высокое артериальное давление. Риск присутствует уже при цифрах 140/90 мм рт. ст. и более. Усиливается при сочетании с другими факторами, особенно с курением.

6. Нарушения липидного обмена. Это основная причина развития атеросклероза.

7. Диабет и ожирение. Наличие сахарного диабета значительно увеличивает вероятность развития сердечно-сосудистых заболеваний, утяжеляет течение и ухудшает прогноз. При сахарном диабете снижена активность фермента, расщепляющего жиры, повышено поступление жира в печень и снижен захват жиров из крови, что сопровождается повышенным отложением их на сосудистой стенке.

8. Эмоциональный стресс. Частые и длительные эмоциональные стрессы способствуют прогрессированию атеросклероза и развитию ИБС. Некоторым образом это может быть связано с личностными характеристиками, которые способствуют повышенной эмоциональной реактивности.

▶ **Психологами выделяется т. н. коронарный тип людей. Он включает такие черты, как агрессивность, повышенное чувство нехватки времени, страх, враждебность, чрезмерное стремление преуспеть в жизни. Среди названных черт страх и враждебность (нетерпимость) могут быть наиболее значимыми причинами повышенного риска.**

9. Малоподвижный образ жизни, особенно если он связан с чувством нехватки времени. Если отдыхать пассивно, то нужно это делать с удовольствием. При наличии физической нагрузки реже имеет место ожирение, повышенный уровень холестерина или гипертония.

Наличие одновременно нескольких факторов риска резко усугубляет прогноз. Сейчас все чаще звучит понятие **метаболического синдрома**.

▶ **Наличие метаболического синдрома увеличивает риск развития сердечно-сосудистых заболеваний в 20 раз.**

Метаболический синдром включает в себя диабет 2-го типа, сопровождающийся ожирением и тремя показателями нарушения липидного обмена (липидной триадой). Липидная триада включает в себя:

1. Повышение общего уровня липидов крови.

2. Низкий уровень холестерина в липопротеидах высокой плотности (ЛПВП).

3. Высокий уровень холестерина в липопротеидах низкой плотности (ЛПНП).

Подробнее о том, что такое липопротеиды и какую роль они играют в холестериновом обмене, мы расскажем чуть ниже.

Питание при атеросклерозе

Причины и механизмы развития атеросклероза многообразны. С основными факторами, способствующими развитию этой болезни, вы уже познакомились. Одну из ведущих позиций среди них занимает питание. Это и понятно. Ведь атеросклероз — болезнь обмена веществ. Поэтому нерациональное питание способствует прогрессированию атеросклероза. Изменив стиль питания, можно значительно повлиять на процесс развития болезни. Для этого существуют специальные антисклеротические диеты и отдельные особенно полезные продукты, которые усилят эффект диетотерапии.

Занимайтесь профилактикой

«...О сердце и сосудах лучше заботиться, пока они здоровые. Это я понял вовремя и построил свою жизнь так, чтобы свести к минимуму риск заболевания сердца и сосудов. У меня плохая наследственность — и отец, и мать рано умерли от инфаркта, а я хочу пожить подольше. Первое беспокойство стал проявлять, когда стал повышаться холестерин. Начал принимать меры.

Первое, что советую — обязательная минимальная физическая активность: минимум по полчаса 5 раз в неделю совершайте пешие прогулки. Повторюсь, это необходимый минимум для поддержания здоровья. Питаться тоже нужно правильно. Основные принципы: не есть сливочное масло, есть не больше 2 яиц в неделю — вернее, не больше 2 желтков, так как именно они богаты холестерином. По этой же причине исключить или сократить до минимума потребление майонеза — в его состав входит яичный порошок. Не нужно есть субпродукты — печень, почки, мозги, а также сало. С птицы обязательно снимать богатую холестерином кожу. Сметану есть можно, но только низкой жирности — до 15% и в умеренном количестве, скажем, добавляя по ложке в суп или салат. И обязательно употребляйте растительное масло в сыром виде, а вот маргарин — ни в коем случае.

Мне удалось удержать свой хо-

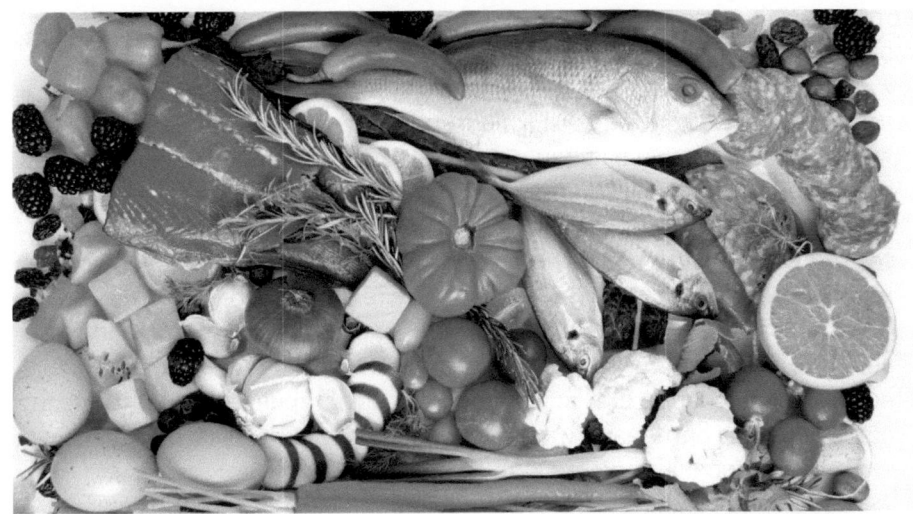

лестерин в норме, начав так питаться. Думаю, совет поможет и всем другим. Прочитал еще, что полезно красное вино, думаю ввести его в свой рацион».

Катышев Е.С., г. Ижевск

КОММЕНТАРИЙ СПЕЦИАЛИСТА

Хочу остановиться на принципах питания, ведь диета — одно из условий борьбы с атеросклерозом. Озвучу основные негативные факторы:

1) избыточная энергоценность питания, особенно на фоне малоподвижного образа жизни. При ожирении возрастают частота возникновения и тяжесть протекания атеросклероза;

2) избыточное потребление следующих продуктов и веществ:

• жиров, богатых насыщенными жирными кислотами;

• легкоусвояемых углеводов за счет сахара и содержащих его продуктов;

• животных белков;

• холестерина, особенно в сочетании с указанными выше факторами и недостатком в питании нормализующих обмен жиров и холестерина пищевых веществ;

• соли, поскольку она способствует снижению активности липаз — ферментов жирового обмена, а также нарушает состояние сосудов;

3) дефицит в питании следующих веществ и продуктов:

• незаменимых жирных кислот (растительные жиры), которые способствуют переходу холестерина в растворимую форму и выделению его с калом;

• пищевых волокон (клетчатка, пектины и др.), а также ситостеринов растительных масел. Эти вещества уменьшают всасывание холестерина в кишечнике;

• липотропных факторов пищи (метионин, холин, лецитин и др.), нормализующих обмен жиров и холестерина. В частности, лецитин стабилизирует холестерин в крови и уменьшает его проникновение в стенки сосудов;

• витаминов С, Р, В6, В12, РР, А, Е, фолацина. Эти витамины положительно влияют на различные стороны обмена жиров и холестерина. Кроме того, витамины С и Р укрепляют стенки сосудов;

• магния, калия, йода, цинка, хрома и некоторых других минеральных веществ. В частности, йод стимулирует образование гормонов щитовидной железы, которые активируют распад холестерина. Магний тормозит образование в организме и ускоряет распад холестерина, способствует его выделению с желчными кислотами;

4) нарушение режима питания — редкие и обильные приемы пищи;

5) злоупотребление алкоголем, из продуктов обмена которого образуются холестерин и жир.

❗ Предупреждение или замедление развития атеросклероза и связанных с ним заболеваний возможны при диете, учитывающей все указанные выше пищевые факторы.

О *маргаринах* и сливочном масле с добавлением его нужно сказать особо: все они содержат наиболее опасные насыщенные жиры, которые просто вредны для здоровья, особенно если атеросклеротический процесс уже начался. Молочные жиры также обладают высокой атерогенностью, поэтому отдавайте предпочтение обезжиренным молочным продуктам. Лучше, конечно, заменить все жиры растительными маслами.

❓ Холестерин — враг или друг?

Очень много толков и споров о пищевом холестерине. Одни ученые говорят, что это враг №1, другие — что большой роли поступление холестерина извне не играет, более того, что он необходим организму.

Сначала расскажу, какие процессы и превращения жиров (липидов) происходят в организме в норме и при атеросклерозе.

262

Основные липиды (жиры и жироподобные вещества) в крови человека образуются главным образом в печени, частично в тонкой кишке, а также поступают с пищей. Жиры из пищи доставляются в жировую ткань, скелетную и сердечную мышцы особыми носителями крови в виде свободных жирных кислот, которые либо используются как источник энергии, либо откладываются как энергетические запасы.

Что касается именно процесса образования атеросклеротических бляшек, то здесь важнейшим веществом выступает холестерин. По крови холестерин переносится в связанном виде, в комплексе с белками — липопротеидами.

Различают ЛипоПротеиды Низкой Плотности (ЛПНП) и ЛипоПротеиды Высокой Плотности (ЛПВП).

Без ЛПНП не бывает атеросклероза. Именно они доставляют холестерин в сосуды, и с точки зрения развития атеросклероза их относят к «плохим» липопротеидам, особенно при повышенной концентрации в них холестерина.

Напротив, ЛПВП относят к «хорошим» липопротеидам, т. к. они играют ведущую роль в удалении холестерина из тканей организма в печень, откуда он далее выводится в составе желчи. Пониженная концентрация холестерина в ЛПВП — это неблагоприятный показатель липидного обмена.

Вопрос о *холестерине* **и потреблении продуктов, его содержащих, действительно, обсуждается очень давно в научных кругах. Достаточно сказать, что холестерин на 80% образуется в печени и только на 20% поступает с пищей (поэтому даже строгая диета не поможет снизить уровень холестерина больше, чем на 10%). В наших органах его содержится примерно 200 г, и особенно много — в нервной ткани и головном мозге. Он выполняет разнообразные функции — участвует в образовании ряда гормонов, в том числе половых, в синтезе желчных кислот и витамина D, связывает и обезвреживает некоторые ядовитые вещества, поступающие в организм. Наконец, холестерин — незаменимый материал для формирования клеточных мембран, а следовательно, и для процесса обновления клеток. Так что холестерин нам жизненно необходим.**

Ограничение в питании больных атеросклерозом продуктов с высоким содержанием холестерина имеет терапевтический эффект скорее от того, что большая часть этих продуктов содержит одновременно насыщенные жирные кислоты, действительно вредно влияющие на возникновение и течение атеросклероза. Это **твердые животные жиры**. Поэтому потребление мяса и рекомендуют ограничивать таким больным.

В отношении других «холестериновых» продуктов имеются разные мнения.

Предметом споров до сих пор является **включение в диету яиц**. Не доказано, что риск ИБС повышается при употреблении 1 яйца в день, однако рекомендуется ограничиться 2-4 яйцами в неделю (желтками), ведь там одновременно содержится много липотропных веществ типа лецитина, нормализующих обмен холестерина.

В отношении **рыбы и морепродуктов** тоже нет однозначного решения. В этих продуктах холестерина не меньше, чем в мясе, но высокое содержание в рыбе наряду с этим полезного рыбьего жира отодвигает эту проблему на второй план.

А вот в **морепродуктах** (креветках, мидиях, кальмарах) полезных жирных кислот мало. Потому по последним рекомендациям Международной оперативной группы по профилактике ИБС и Международного общества атеросклероза эти продукты отнесены к нежелательным, что весьма спорно, т.к. холестерин пищи на настоящий момент отнесен экспертами ВОЗ к возможным, но окончательно не доказанным факторам риска сердечно-сосудистых заболеваний. И нет оснований считать, что периодическое включение в рацион морепродуктов или употребление в праздничные дни икры рыб губительно отразится на здоровье больных ИБС.

Сколько можно есть мяса?

Как часто можно употреблять мясо при атеросклерозе?

Мясо следует употреблять не более 2 раз в неделю.

Почаще ешьте рыбу, особенно морскую — в ней содержатся ненасыщенные жирные кислоты Омега-3, которые оказывают антиатеросклеротическое воздействие: снижают уровень общего и плохого холестерина и повышают уровень хорошего.

Можно употреблять и специальные пищевые добавки с Омега-3.

Триглицериды, стресс и атеросклероз

? *Существует еще один не менее важный, чем холестерин, критерий оценки состояния организма при атеросклерозе, о котором мало пишут, — это триглицериды. Будут ли отличаться рекомендации, если повышен именно этот показатель?*

Хотя холестерин является наиболее изученным и популярным липидом крови, но не только он имеет связь с повышенным риском сердечно-сосудистых заболеваний. Еще один важный показатель — уровень триглицеридов в крови, на который оказывают влияние генетические факторы, чрезмерное употребление алкоголя, оральные контрацептивы, ожирение, сахарный диабет, заболевания почек и печени.

Триглицериды часто повышены при стрессе и отражают степень подверженности человека стрессам, его «стрессогенности».

! Высокий уровень триглицеридов опасен еще тем, что вызывает панкреатит. При высоком содержании в крови триглицеридов нужна несколько другая диета. Прежде всего, нужно уменьшить до 250-300 г углеводы за счет легкоусвояемых, а ограничение холестерина в данном случае не имеет большого значения.

! При увеличении в крови холестерина и триглицеридов одновременно (смешанный тип) рекомендуется соблюдать все ограничения первого и второго варианта.

При всех вариантах атеросклероза растительные жиры должны составлять не менее 1/3 общего количества жиров.

Алкоголь — где грань между ядом и лекарством?

? *Предметом споров остается употребление алкоголя при сердечно-сосудистых заболеваниях. Есть мнение, что небольшая доза алкоголя оказывает пользу. Так ли это?*

Вопрос о вреде и пользе алкоголя при болезнях сердца и сосудов, о его влиянии на процесс развития атеросклероза продолжает обсуждаться. Проводившиеся в разных странах исследования связи между потреблением алкогольных напитков и смертностью от ИБС показали, что лица, умеренно потребляющие алкоголь, живут дольше, чем те, кто злоупотребляет или постоянно воздерживается от него. Эти данные нашли подтверждение в исследованиях кардиологов России.

▶ **Эксперты ВОЗ не рекомендуют алкоголь как средство лечения ИБС, но не возражают против употребления его в умеренных дозах. Эффект умеренных доз алкоголя (этанола) при атеросклерозе и ИБС связывают с повышением содержания в крови «хороших» ЛПВП, удаляющих холестерин из тканей в печень, а также с воздействием на те факторы свертываемости, которые препятствуют закупорке артерий тромбами.**

Под умеренными дозами алкоголя подразумевают: для мужчин 20-30 г этанола в день, что соответствует 50-60 г водки или коньяка, 200-250 мл сухого вина, 500-600 мл пива; для женщин — в 2 раза меньше. При умеренном потреблении алкоголя вид напитков не имеет значения, но предпочтительнее сухое красное вино (в нем есть антиоксиданты, биофлавоноиды, катехины), хотя оно может вызывать мигрень или аллергию.

❗ Одномоментное употребление больших доз алкоголя за счет любых напитков при предыдущем его умеренном потреблении является достоверным фактором риска внезапной коронарной смерти при ИБС или развития мозгового инсульта, особенно при сочетании ИБС с артериальной гипертензией. Следует воздержаться от употребления алкоголя при повышенном содержании в крови триглицеридов и ожирении.

Терапия красным вином

«...Прочитал недавно, что французские врачи лечат атеросклероз красным вином. Они назначают своим пациентам принимать по 50 мл красного вина в день одно-кратным приемом, курс винолечения длится 2-3 недели.

Атеросклероз сосудов головного мозга французские доктора лечат еще и по такому рецепту:

600 мл белого вина смешивают с 100 мл жидкого меда и 100 г тертого лука. Настаивать смесь нужно не менее суток, а принимать по 2-3 ст. ложки в день.

И еще один вкусный и ароматный рецепт предлагают французы: взять по щепотке имбиря, мускатного ореха, гвоздики, кардамона, половину чайной ложки апельсиновой цедры и корицы, полстакана сахарного сиропа. Все ингредиенты смешать с красным сухим вином. Дважды в день угощаться столовой ложкой снадобья.

Такая терапия пришлась мне по душе, а еще лучше, если использовать ее для профилактики атеросклероза. Хотя я бы не сказал, что французы при их любви к красному вину меньше болеют этим заболеванием. Может, потому что усердствуют в лечении?»

Рубин И.Т., г. Краснодар

КОММЕНТАРИЙ СПЕЦИАЛИСТА

Французские ученые доказали, что сухое виноградное вино защищает организм от многих сердечно-сосудистых заболеваний, в их числе и атеросклероз.

▶ *Содержащиеся в вине флавоноиды, катехины способствуют расщеплению и утилизации свободного холестерина, из-за которого развивается атеросклероз.*

Сейчас еще много говорят (и не напрасно) о лечебном действии небольших доз красного вина. Но нельзя этим «лекарством» злоупотреблять, как это у нас любят, следует пить не более 1 бокала красного вина в сутки, иначе можно докатиться если не до склероза, то до алкоголизма и цирроза.

Артишок — лучшее средство для сосудов

«...Все говорят, что контролировать холестерин сложно, но я нашел для себя продукт, который и рацион мой украсил, и холестерин держит в норме, а заодно и от диабета предохраняет. Это артишок. Он способен обеспечить нормальное содержание холестерина («хорошего» и «плохого»), поскольку регулирует жировой обмен. Проверил на себе и убедился, что это так. До того, как я познакомился с этим овощем, у меня анализы показывали нарушения обмена холестерина, а после того, как я стал периодически употреблять артишок, анализы нормализовались, а ведь многие пьют токсичные препараты для этого. Попробуйте мое средство!»

Коновалов А.П.,
г. Смоленск

КОММЕНТАРИЙ СПЕЦИАЛИСТА

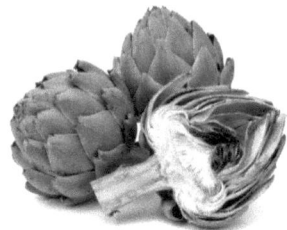

Артишок — это лечебное растение, которое оказывает благоприятное воздействие на организм ввиду содержания флавоноидов, инулина и цинарина. Содержание этих активных ингредиентов способствует улучшению обмена веществ и мозгового кровообращения, тем самым предупреждая развитие атеросклероза.

Грецкий орех выведет холестерин

«...Грецкий орех, как оказалось, очень полезный продукт для сердечных больных. Когда я узнала про это, то стала регулярно употреблять грецкий орех или масло из него в пищу. Восточная медицина считает, что грецкий орех укрепляет мозг, сердце и печень. В древних медицинских трактатах написано, что ядра ореха с молоком оказывают положительное влияние на состояние здоровья и являются прекрасным средством для очищения организма от вредных веществ, в том числе и от холестерина.

Я, как много лет назад узнала об этом, ввела себе за правило постоянно есть грецкие орехи, а запиваю их обязательно молоком, как рекомендует восточная медицина, и вот уже мне за 70, а холестерин в норме!»

Федотова О.В., г. Псков

КОММЕНТАРИЙ СПЕЦИАЛИСТА

Жирорастворимые витамины (А, Е), которые находятся в составе масла грецкого ореха, выступают в роли активных антиоксидантов и замедляют процессы старения организма, стимулируют процессы кроветворения.

▶ **Грецкий орех очищает кровь от токсинов, способствует нормализации жирового обмена, укрепляет стенки сосудов и выводит лишний холестерин.**

Масло грецкого ореха, настойки из него просто необходимы людям преклонного возраста, а также людям, страдающим гипертонией, атеросклерозом, ишемической болезнью сердца, сахарным диабетом.

О пользе грибов

(?) *Сейчас фунготерапия (лечение лекарственными грибами) становится все более популярной. Читатели задают вопросы, насколько полезно употреблять грибы в пищу с точки зрения профилактики атеросклероза?*

Грибы содержат большое количество пищевых волокон, поэтому адсорбируют на себя в кишечнике холестерин, предназначенный для выведения, и выводят, предупреждая его обратное всасывание. Выводятся с клетчаткой и прочие токсины. Клетчатка грибов оказывает стимулирующее действие на желчный пузырь, предупреждая застой желчи и нормализуя обмен желчных кислот, что самым тесным образом связано с обменом холестерина.

Лекарственные грибы типа шиитаке, рейши, трутовика, чаги содержат помимо всего активные вещества, очищающие сосуды, нормализующие деятельность печени. Все это положительно сказывается на холестериновом обмене.

Кроме того, грибы прекрасно заменяют мясо в рационе, позволяя снизить поступление в организм пищевого холестерина. Единственная проблема — неудобоваримость грибов, поэтому их потреблению могут препятствовать заболевания желудочно-кишечного тракта.

Чтобы предупредить болезнь

«...Проблема атеросклероза волнует многих, во всяком случае, всех, кто заботится о своем здоровье, ведь состояние сосудов определяет состояние всех органов. Вот и я прилагаю все усилия, чтобы вовремя остановить процесс склерозирования или хотя бы затормозить его, чтобы продлить молодость своих сосудов.

Оказалось, есть немало продуктов питания, которые помогут нам в этом, например, грибы вешенки. При ежедневном употреблении этих грибов снижается холестерин и уменьшается его всасывание в кишечнике.

Ячмень также является борцом против атеросклероза. Прием ячменя каждый день в небольших количествах снижает вероятность заболевания атеросклерозом. Я просто отвариваю его и съедаю столовую ложку ежедневно в салатах или добавляя в кашу.

Продукты, содержащие большое количество антиоксидантов, также тормозят атеросклероз — это капуста, лук, чеснок, красный виноград с косточками. Так что правильными продуктами питания уже можно оказать себе большую помощь. Но не надо забывать, что здоровый образ жизни без вредных привычек и позитивный настрой также являются основополагающими в любом методе лечения болезни и профилактики».

Тимофеева Е.И., г. Тверь

КОММЕНТАРИЙ СПЕЦИАЛИСТА

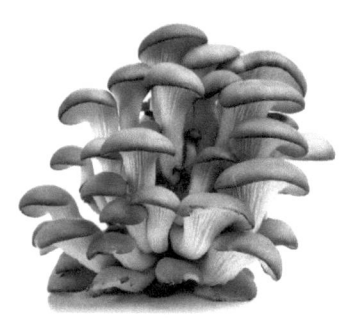

Вешенка, как и прочие грибы, во многом может заменить мясо в рационе больных атеросклерозом — это уже большой плюс. По составу витаминов вешенки также схожи с мясом — они содержат витамины группы В, а также С, Е, и D2. Много в грибах и минеральных веществ — железа, йода, кальция, калия. При употреблении вешенок и других грибов снижается уровень холестерина в крови, нормализуется давление. Они даже способствуют выводу из организма радиоактивных веществ.

Вообще вешенка — один из немногих грибов, которые можно есть даже в свежем виде, именно тогда они максимально полезны для организма. Но лучше (если вы не знаете условий произрастания данного гриба) все же грибы подвергать недолгой термической обработке: свежие грибы почистить, промыть и варить в подсоленной воде 15-20 минут. Если вы хотите пожарить или потушить вешенки, то можно обойтись без предварительного отваривания.

▶ *Ячмень обладает удивительной способностью удалять из организма токсины и шлаки, он содержит пищевые волокна*

B-глюканы, которые характеризуются гипохолестеринемическим эффектом. Кроме того, ячмень положительно влияет на нервную систему, успокаивая ее, что защищает наши сосуды от воздействия стрессов.

Но чаще всего ячмень используют в виде солода, который легко приготовить в домашних условиях. Для его приготовления семена надо прорастить, просушить и измельчить в порошок.

В последнее время антиоксидантам придают огромное значение. Сегодня стало очевидным, что образование свободных радикалов является одним из универсальных повреждающих механизмов при различных заболеваниях, включая атеросклероз. Именно из-за процессов перекисного окисления ЛПНП в клетках артериальной стенки образуются бляшки. Реакции окисления обычно подавляются антиоксидантами. Защитные свойства антиоксидантов становятся очевидными, когда при истощении их запасов в изолированной клетке в ней наблюдается разрушение окислением липидов клеточной мембраны.

Овсяный рецепт долголетия

«...Овес, как известно, в народной медицине пользуется большим авторитетом при лечении различных заболеваний. Атеросклероз не стал исключением. В данном случае овес прекрасно очищает сосуды и поддерживает уровень холестерина в крови в норме. Моя бабушка дожила до 98 лет в здравом уме и всегда утверждала, что это благодаря овсяной воде. Она пила ее до последнего своего дня и меня приучила, за что я очень благодарен ей. Вот рецепт приготовления этой воды долголетия. Промытый в проточной воде овес залить водой в пропорции 100 г на 6 л воды, уварить до половины, протереть через сито. Еще раз довести до кипения при закрытой крышке. Остудить. При желании можно добавить 100 г меда и сок одного лимона.

В лечебных целях отвар следует пить слегка подогретым по схеме: 0,5 стакана натощак, 1 стакан за 2 часа перед обедом, 1 стакан через 3-4 часа после обеда. Начинать нужно с 1 стакана в день. Курс приема — по 2 недели весенней, летом и осенью. Повторять ежегодно».

Петров И.С, г. Омск

КОММЕНТАРИЙ СПЕЦИАЛИСТА

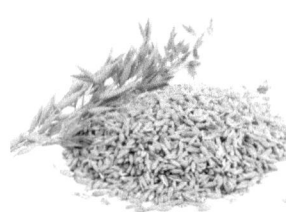

Овес — один из самых целебных продуктов, и для сердца в том числе. Именно из него делают большинство завтраков, основанных на зернах. Правда, большинство продуктов на основе овса приготовлено из зерен, с которых уже сняли оболочку, а ведь именно в ней содержатся те витамины, которые нужны организму человека. Это в первую очередь витамины В и Е. Кроме того, зерно содержит антиоксиданты и клетчатку.

Но для сердца главное то, что в овсе содержится бета-глюкан, вещество, которое уменьшает общее количество холестерина и липопротеидов в крови человека. Некоторые исследования показывают, что при регулярном потреблении продуктов, приготовленных из неочищенных зерен овса, снижение холестерина составляет 18%. Кроме того, овес может служить профилактикой диабета.

Коктейль для сосудов

«...Секрет моего здоровья — чеснок. Этим маленьким овощем я уже много лет лечусь и всегда успешно. Часто чеснок много лучше химических лекарств оказывается, ведь от него не бывает никаких вредных побочных эффектов (если, конечно, вам позволяет диета). Для того чтобы жиры не оседали на сосудах, достаточно одного зубчика в день. К тому же чеснок делает кровь более жидкой, она легче проходит через уже сузившиеся сосуды. В одной газете я прочитала, что через месяц приема чеснока в любом виде свертываемость крови понижается на 70%. К тому же чеснок борется и с другими проблемами. К примеру, снимает быструю утомляемость, а для сердечников это очень важно. Чесночную горечь легко ликвидировать, добавив морковный сок или молоко.

Мой фирменный рецепт — чесночный коктейль для разжижения

крови и снижения холестерина, что неудивительно, ведь мы с мужем сердечники, а у меня еще смолоду кровь очень густая. Для приготовления коктейля нужно 3 зубчика чеснока, по столовой ложке красного вина, яблочного уксуса и оливкового масла. Все компоненты смешайте в миксере, дайте настояться не менее 3 часов. Треть сме-си размешайте в стакане горячей воды и выпейте. Две оставшиеся порции выпивайте по одной через каждые 6 часов в течение суток. Вот такой мой совет, с сосудами сейчас у многих проблемы, так что попробовать этот рецепт стоит, а то, что он поможет, я уверена».

Плоткова О.Д.,
г. Владивосток

КОММЕНТАРИЙ СПЕЦИАЛИСТА

Чеснок — одно из самых эффективных средств лечения и профилактики атеросклероза и болезней сердца.

▶ *Чеснок снижает артериальное давление, увеличивает амплитуду сердечных сокращений, замедляет ритм работы сердца, расширяет коронарные сосуды, препятствует повышению холестерина в крови и задерживает образование в артериях бляшек.*

Главное достоинство чеснока в наличии диаллилсульфида, сложного органического вещества, составляющего примерно 60 % чесночного эфирного масла, благодаря которому он обладает специфическим запахом, вкусом и антибактериальными свойствами. Чеснок богат селеном, к тому же он содержит еще много других важных компонентов, таких как белки, углеводы и различные минералы (в том числе кальций, фосфор, железо, магний). В нем много витаминов группы В, витамина С, различных сахаров. Фитонциды и антибиотики, которых тоже немало в чесноке, усиливают его угнетающее действие на болезнетворные микроорганизмы.

Финики «решают» проблему

«...Приятно, когда вкусные продукты оказываются еще и полезными. Я всегда любила финики, но считала это баловством — лакомством, да и только, а оказалось, что финики могут решить проблему холестерина. Когда мою маму выписали из больницы после инсульта, то врач посоветовал давать ей финики, потому что они борются с атеросклерозом, снижают холестерин, помогают нормализовать давление и поставляют в организм все необходимые вещества для сосудов и сердца. Они очень полезны для мозга, даже память просветляют. Каждое утро за полчаса до завтрака рекомендуется съедать по 50 г фиников, запивая их теплой кипяченой водой. Обычно через 3 недели даже давление нормализуется. Если понадобится повторить курс, то сделать это можно через 3 недели. Я обрадовалась и с мамой за компанию принялась за такое вкусное лечение».

Покровская А.М.,
Ленобласть

КОММЕНТАРИЙ СПЕЦИАЛИСТА

Финики способствуют снижению холестерина в крови, следовательно, помогают снизить вероятность развития сердечно-сосудистых заболеваний, в частности атеросклероза. В плодах финиковых пальм содержится много железа, магния, фосфора, минеральных солей, витаминов групп А и В, незаменимых аминокислот, протеина и др. Ученые считают, что 10 фиников в день достаточно съедать для обеспечения суточной потребности человека в магнии, меди, сере, половины потребности в железе, четверти потребности в кальции. Некоторые диетологи утверждают, что 1 финик и стакан молока могут обеспечить минимально необходимую потребность человека в питательных веществах.

▶ *Более 20 аминокислот, содержащихся в финиках, отсутствуют в большинстве других фруктов. Содержание калия, необходимого для поддержания водного баланса, еще одно полезное свойство этого фрукта. Также калий отвечает за доставку кислорода в мозг, что обеспечивает нормальную мозговую деятельность и трезвость ума. Достаточный уровень калия в организме помогает удерживать давление в пределах нормы.*

Кофе — пить или не пить?

?

Много вопросов об употреблении кофе. Это любимый напиток, от которого бывает трудно отказаться по утрам, потому что он поднимает тонус и даже настроение. Как влияет кофе на обмен холестерина? Кому можно его пить, а кому — нет?

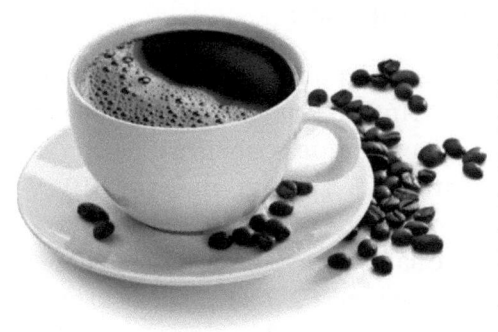

Роль кофе в развитии сердечно-сосудистых заболеваний и его влияние на повышение уровня холестерина в настоящее время продолжает обсуждаться. Тем не менее считается, что чрезмерное употребление кофе (более 2-5 чашек в день) может значительно увеличивать уровень холестерина, особенно в ЛПНП.

▶ *В связи с этим здоровые люди могут не беспокоиться и употреблять кофе в умеренных количествах. Людям же с факторами риска ИБС и тем более с имеющимися сердечно-сосудистыми заболеваниями нужно ограничить употребление кофе не более 2 чашек в день и лучше пить растворимый или пропущенный через фильтр кофе.*

Возможное повышение уровня холестерина при употреблении кофе связывают с особым веществом, содержащимся в его зернах (кафестол), а в фильтрованном и растворимом кофе его содержание ниже. И конечно же, при повышенном артериальном давлении от кофе лучше отказаться совсем.

Травы нормализуют, чистят, защищают...

И конечно же, в лечении и профилактике атеросклероза не обойтись без трав. Травы чистят сосуды, нормализуют липидный обмен, насыщают витаминами и минеральными веществами, антиоксидантами, успокаивают нервную систему, защищая от стресса, устраняют симптомы заболеваний, ставших следствием атеросклероза: ИБС, стенокардии, гипертонии, нарушений мозгового кровообращения, и т.д. Самые интересные рецепты вы найдете в этой рубрике.

Лекарство под ногами

«...Как-то знакомый врач сказал мне: «Люди часто покупают в аптеке дорогие препараты для улучшения работы сосудов, сердца, а ведь под ногами — красный клевер, на основе которого такие препараты и создают». Я заинтересовалась этой травой, стала собирать народные рецепты и применять их для лечения близких. И не раз убедилась в исключительной пользе чудесного лекаря!

При болезнях сердца и сосудов 40 г цветков красного клевера залить 0,5 л водки, настоять 10 суток, процедить и пить по 1 ст. ложке за 30 минут до обеда или перед сном через 2-3 часа после ужина. Курс лечения 3 месяца: 20 дней — прием, 10 дней — перерыв. Через 6 месяцев можно повторить».

Краюшкина П.И., г. Армавир

КОММЕНТАРИЙ СПЕЦИАЛИСТА

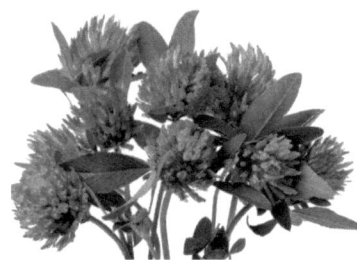

Красный клевер — одно из известных средств очищения сосудов. Цветки растения считаются просто кладезем витаминов группы В, Е, есть в них и аскорбиновая кислота, а также присутствует эфирное масло, кумарины, изофлавоноиды, триазолин и многие другие химические соединения, которые положительным образом влияют на организм.

▶ *Флавоноиды, содержащиеся в клевере, препятствуют накоплению холестерина в крови, поэтому он показан для предупреждения развития атеросклероза.*

На это растение российские ученые обратили внимание еще в 70-е годы. Исследования флавоноидов красного клевера показали, что лучшего «чистильщика сосудов» природа пока не создала. Его используют во многих рецептах для сердечно-сосудистой системы в сочетании с другими травами, но часто самостоятельно — в виде настойки.

Настойка из клевера. Розовые головки клевера следует высушить и наполнить ими пол-литровую банку, затем залить их 0,5 л водки и поставить в темное место на две недели. Такую настойку нужно употреблять перед сном по столовой ложке в течение 3 месяцев. После двухнедельного перерыва настойку можно принимать еще 3 месяца.

Ягель лечит атеросклероз

«...Знаю интересный рецепт лечения атеросклероза ягелем. Ягель часто путают с исландским мхом — цетрарией. Но это совершенно разные растения. О ценности этого растения рассказал мне один очень пожилой мужчина, когда я еще в молодости ходил в туристские походы с друзьями. Тогда я приболел здорово — макнулся в холодную воду, а дело было уже поздней осенью, вода в горной реке ледяная. Тогда этот дедушка поднял меня травами очень быстро на ноги, а пока я лежал, то много рассказывал о разных лекарственных растениях и чудесах исцеления, рассказал тогда и про ягель. Почему-то мне запал в память его рассказ. Целитель утверждал, что это растение вечной молодости, потому как чистит сосуды и поддерживает сердце. Он утверждал, что это лучшее средство от атеросклероза. Самому ему тогда было за 80, и он мне казался глубоким стариком. Тогда я был поражен его активностью и ясным умом. Вспомнил я про это растение уже когда возраст наступил про свой атеросклероз думать. Хотелось и мне достигнуть такого активного долголетия. Образ жизни на горный, конечно, не сменить, но использовать ягель возможность была. Решил попробовать.

Готовил так: 1 ст. ложку измельченного ягеля залить стаканом кипятка, под неокисляющей крышкой в темном месте настоять до полного остывания, после процеживания пить по трети-четверти стакана 3, можно 4 раза в день за полчаса до еды или после еды через 1 час. Курс лечения зависит от заболевания и степени его тяжести — от 15 дней до 6 месяцев с перерывом примерно в 2 недели после месяца приема этого настоя.

Вот уже два года я регулярно лечусь этим растением, и, к моему большому удивлению, холестерин сейчас нормализовался. Работает старинный рецепт».

Кириллов И. М., г Тамбов

КОММЕНТАРИЙ СПЕЦИАЛИСТА

Лечебный мох **ягель**, благодаря содержанию активных веществ, нормализует циркуляцию и улучшает состав крови, оказывает благоприятное воздействие при варикозе и тромбофлебите, лечит атеросклероз, щитовидку при зобе любой формы и обеспечивает рассасывание узлов.

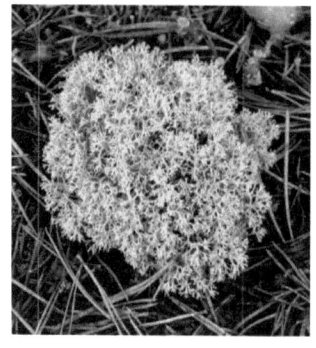

▶ **Ягель улучшает функциональную деятельность сердца и легких, нормализует обмен веществ.**

Измельченный ягель (1 ст. ложку) залейте стаканом кипятка и настаивайте под пластмассовой крышкой в прохладном темном месте не менее 1 часа. После процеживания пейте по ⅓ стакана 3 раза в день за 30 минут до еды или через час после нее. Хранить настой в темном месте. Длительность курса лечения в зависимости от степени заболевания: от полмесяца до 6 месяцев с перерывами на 14 дней после каждого месяца приема. Готовить свежий настой нужно каждый день.

Монастырский чай

«...Много лет назад мне в руки попал рецепт лечебного чая, которым пользовались во многих монастырях России. Считается, что этот чай лечит практически все недуги, хорошо очищает и питает организм. Благодаря этому чаю моя невестка избавилась от хронического малокровия. Ей не помогали никакие средства — ни аптечные, ни народные, попила этот чай, и все пришло в норму. А уж нам, старикам, этот чай просто необходим, ведь годы не проходят для нашего здоровья даром. Получается, добра наживаешь, а здоровье

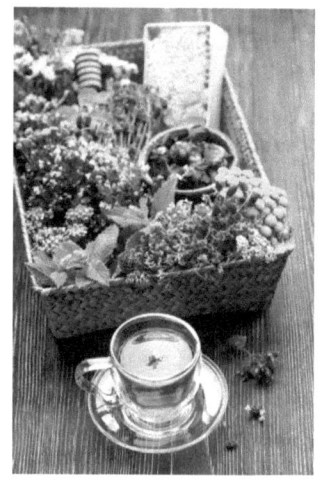

теряешь. Этот чай поможет не растратить силы. Для всех желающих попробую рассказать подробно, как готовить монастырский чай.

Сначала может показаться, что дело это хлопотное, но это только на первый взгляд. Я уже привыкла, готовлю этот чай постоянно и угощаю всех знакомых, от добавки еще никто не отказывался. Да и рецепт многие себе записывают.

Возьмите по пол-стакана плодов шиповника и корней девясила, залейте все это 5 л кипятка и поставьте на самый слабый огонь на час-два. После этого всыпьте туда по столовой ложке зверобоя и душицы и совсем чуть-чуть корня шиповника, туда же добавьте 2 ч. ложки любого чая, который вы обычно пьете. Дайте настояться час, процедите, и все — чай готов. Пить его нужно без нормы, как обычный чай. Мой совет такой: готовьте чай с утра и пейте в течение дня. Интересно, что травяной жмых, который останется после процеживания, можно снова заливать водой и допаривать. И так использовать траву до тех пор, пока отвар дает цвет.

Одно могу сказать, что если пить такой чай регулярно, то к врачам вам не придется обращаться. Я и с давлением, и с сердцем, и с пищеварением проблемы решила. И у мужа суставы получше стали — уже не так болят. А еще мне кажется, в этом чае очень много витаминов, так как уже который год мы не болеем гриппом. Всем советую: готовьте для своей семьи этот чай, и болезни будут обходить вас стороной».

Дмитракова И.В.,
г. Красноярск

КОММЕНТАРИЙ СПЕЦИАЛИСТА

Главный компонент чая — **плоды шиповника**. Это один из самых концентрированных источников витамина С, а он, как известно, оказывает разностороннее полезное действие на сердечно-сосудистую систему.

Во-первых, регулярное применение витамина С способствует достоверному снижению уровня холестерина в ЛПНП при одновременном повышении его уровня в ЛПВП. Кроме того, аскорбиновая кислота может способствовать снижению уровня триглицеридов крови.

Во-вторых, аскорбиновая кислота снижает риск артериальной гипертензии, улучшая состояние сосудистой стенки и увеличивая реакцию сосудов на внутренние сосудорасширяющие вещества-регуляторы.

В-третьих, она обладает противосвертывающим действием.

В-четвертых, витамин С поддерживает антиоксидантную активность других витаминов — Е, А и бета-каротина.

Второй компонент — **зверобой**. К числу целебных свойств этого растения принадлежит и его способность успокаивать нервную систему, что важно при сердечно-сосудистых заболеваниях, учитывая отрицательное влияние стрессов на процессы склерозирования сосудов. Зверобой также улучшает многие виды обмена в организме, снижая шансы атеросклероза, и чистит сосуды.

Корень девясила удачно дополняет этот состав, укрепляя организм, а душица улучшает вкус и успокаивает нервную систему.

Рецепт с далекого Тибета

«...Еще много лет назад ко мне попал интересный рецепт из тибетской медицины. Его перепробовали все мои знакомые, не говоря уж о членах семьи. Как оказалось, этот сбор помогает при ожирении, повышенном давлении, холецистите, заболеваниях суставов, хотя ко мне он попал просто как очистительный сбор. Травы, входящие в состав сбора, выводят из организма жировые и известковые отложения, улучшают обмен веществ, делают сосуды более эластичными, что предупреждает развитие опухолей, стенокардии, инфаркта и склероза. У моей мамы даже проходит шум в голове и улучшается зрение.

Состав сбора: возьмите по 100 г цветков ромашки аптечной, листа земляники, травы зверобоя продырявленного, цветков бессмертника песчаного и почек березы. Все компоненты смешайте и размельчите в кофемолке или ступке. Смесь храните в плотно закрывающейся эмалированной посуде. Каждый день готовьте настой следующим образом: 2 ст. ложки сбора залить 2 стаканами крутого кипятка и настаивать ночь в термосе. После этого процедить и принимать утром после завтрака по стакану, заедая чайной ложечкой меда. Продолжайте пить настой, пока не закончится вся смесь. Такой курс можно проводить раз в год».

Федулова В.Н., г. Курск

КОММЕНТАРИЙ СПЕЦИАЛИСТА

Состав сбора очень хороший, недаром он использовался в тибетской медицине. Травы, входящие в его состав, настолько эффективны, что некоторые из них даже можно использовать в качестве монотерапии. Я дам эти рецепты.

Земляника лесная не только вкусная, но и очень полезная ягода. Для лечения атеросклероза нужно взять все растение целиком, то есть траву, листья и корни. Стаканом кипятка залить чайную ложку корневищ и продержать все это на небольшом огне около четверти часа. После этого нужно добавить в полученный состав такую же ложку листьев земляники и настаивать это около часа. В течение дня советуется выпивать глотками один стакан этого отвара, желательно в теплом виде и до еды.

Бессмертник песчаный. Бессмертия эта трава, конечно, не даст, а вот улучшить состояние сосудов вполне способна. Соцветия в количестве столовой ложки нужно поместить в стакан кипятка и настаивать около часа, затем полученную смесь нужно процедить. Использовать состав внутрь 3 раза в день. За один раз следует принять 1/3 стакана.

Почки березы помогают процессам очищения через почки, благодаря мочегонному эффекту, а также сами содержат смолянистые вещества и эфирные масла, которые растворяют различные отложения, препятствуя тем самым образованию новых бляшек и даже растворяя молодые бляшки.

Ромашка аптечная помогает ликвидировать симптомы заболеваний отдельных органов, страдающих при атеросклерозе, за счет спазмолитического и успокаивающего эффекта.

Крапива — польза и... контроль

Предметом сомнений часто выступает крапива: с одной стороны, всем известно о ее многочисленных полезных свойствах, способности продлевать жизнь и омолаживать, но, с другой стороны, настораживает ее способность повышать свертываемость крови. Стоит ли употреблять ее при атеросклерозе?

Крапива — удивительная травка. Богатый набор аминокислот, макро- и микроэлементов, витаминов обеспечивает широкий спектр ее общеукрепляющего, оздоравливающего и лечебно-профилактического действия на организм человека.

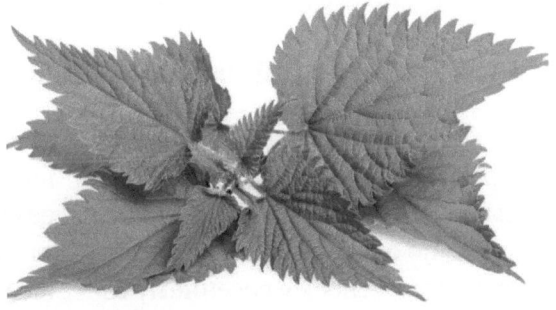

▶ **Необходимо отметить: в составе белков крапивы имеются почти все из незаменимых аминокислот, что в сочетании с минеральными веществами и витаминами позволяет поддерживать высокую работоспособность, быстро восстанавливать силы после тяжелой работы, усталости или болезни.**

Витамин C и содержащийся в крапиве хлорофилл, являясь антиоксидантами, оказывают положительное влияние на профилактику сердечно-сосудистых заболеваний. Это растение считается травой долгожительства, поскольку в первую очередь приводит в порядок сосуды.

▶ **Нормализации деятельности сердечно-сосудистой системы способствует высокое содержание в крапиве калия и кальция. Поэтому ее регулярный прием — один из факторов снижения риска болезней сердца и сосудов.**

Высокое содержание бета-каротина в крапиве (в 2 раза больше, чем в моркови!) способствует укреплению сетчатки глаза и улучшению зрения. Большие количества хлорофилла, обладающего противорадиационным действием, исключительно ценны при работе в условиях повышенной радиации и при облучении (даже от бытовых приборов); при местном применении хлорофилл способствует заживлению ран.

❗ **Но все же стоит помнить и о том, что крапива повышает свертываемость крови, поэтому прием крапивы должен сопровождаться контролем показателей крови, и не превышайте дозировку. Нельзя лечиться крапивой тем, у кого кровь густая и есть склонность к тромбофлебиту.**

Вообще, любое применение трав у сердечно-сосудистых больных обязательно следует согласовывать с лечащим врачом.

«Подножный корм» для сердца

«...Моя бабушка каждую весну переходит на «подножный корм». Мы все подшучиваем над ней в это время, но бабушка очень серьезно относится к своему весеннему оздоровлению. Она строго нам говорит, что если бы не молодая крапива, еще неизвестно, что было бы с ее слабым сердцем. Она убеждена, что молодая крапива — самое лучшее средство для очищения крови. И поэтому мы ходим с ней вокруг дома, собираем молодые побеги, а потом бабушка готовит свое священное зелье. Рецепт такой: двухлитровую кастрюлю надо наполнить вымытыми веточками крапивы. После этого в кастрюлю влить крутой кипяток. Дождаться, пока кипяток остынет, вытащить крапиву и отжать ее в ту же кастрюлю. Получившийся сок разделить на 3 равные части и поставить на хранение в холодное место. Употреблять по 1/3 стакана за 30 минут до еды. Делать так каждую весну по 2-3 недели.

Бабушке 79 лет, она держится молодцом, и, возможно, действительно, крапива ей в этом помогает.

Наташа Свиридова,
Московская обл.

Противосклеротические чаи

«...Я собираю рецепты из трав уже многие годы и пользуюсь ими постоянно для поддержания своего здоровья, ведь никому не хочется болеть в старости, да и вообще стареть. Почти всегда это было по мелочам — горло заболело, на коже что-то высыпало, кишечник расстроился... Мне казалось, что больших проблем у меня не будет, ведь я же слежу за своим здоровьем. Но, видно, наследственность подкачала, и первые звоночки атеросклероза прозвенели и для меня. Вот когда пригодились мне все мои накопленные за многие годы рецепты. Опробовала я и выбрала для себя наиболее подходящие рецепты, которые и до сих пор меня выручают. Теперь хочу и другим предложить — вдруг еще кому помогут. А мне благодаря им удалось снизить «плохой» холестерин и избежать дальнейшего развития атеросклероза. Когда врач сказал мне, что надо садиться на таблетки, я не очень-то вдохновилась этой идеей, знаю, сколько побочных эффектов они дают и во что может вылиться это лечение (у меня уже две подруги так лечатся). Вот я и решила придерживаться диеты и пить травки.

Сбор №1. Необходимо кипятить на водяной бане плоды боярышника, ягоды черноплодки и земляники. Ягоды должны быть сушеные и в одинаковых пропорциях. Употреблять утром, днем и вечером в равных дозах примерно по третьей части мерной чашки.

Сбор №2. Необходимо аналогично первому сбору заварить листья крапивы и траву хвоща — по 1 части, цветки каштана, зверобой, цветы клевера — по 2 части, траву череды, листья земляники, лист смородины — по 3 части».

Сидорова А.Т., г. Омск

КОММЕНТАРИЙ СПЕЦИАЛИСТА

Каждая из трав, используемых в рецептах, обладает массой целебных свойств общеукрепляющего и антисклеротического характера. Но, как всегда, сочетание их дает более мягкий, но более значительный эффект. К тому же это рецепты ароматных и вкусных чаев, которые легко ввести в свою повседневную жизнь и которые будут дарить не только пользу, но и удовольствие.

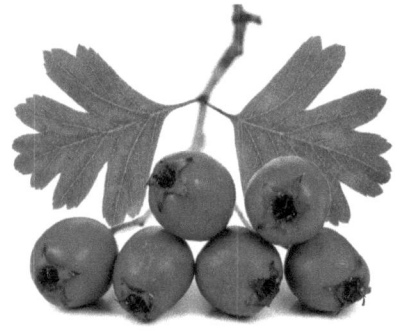

Боярышник незаменим в пожилом возрасте. Сочетание в боярышнике кардиотонических (то есть усиливает работу больного и ослабленного сердца), противоаритмических, противогипоксических, спазмолитических, противосклеротических и отчасти седативных свойств делает его практически незаменимым средством для всех сердечно-сосудистых больных, особенно в пожилом возрасте.

▶ *Экстракт боярышника улучшает работу сердца, расширяет венечные сосуды, снижает риск атеросклероза, предупреждая образование бляшек, и даже на фоне атеросклероза усиливает кровоток и снабжение сердца кислородом, компенсируя нарушенное кровоснабжение. Он также успокаивает нервы. Боярышник можно пить годами, не делая никаких перерывов — это растение не дает осложнений и не вызывает привыкания.*

Можно принимать любой препарат боярышника: заваривать цветки или плоды боярышника, варить варенье из плодов и, конечно же, использовать продаваемые в аптеке таблетированный экстракт боярышника и его настойку. Принимайте настойку боярышника по 20 капель 3 раза в день.

❗ Спецификой боярышника является то, что он начинает проявлять свое действие не сразу, а только через два месяца приема.

Больше всего в составе **черноплодной рябины**, или аронии, витамина Р. Достаточно съедать одну горсть этих ягод, чтобы получать суточную норму этого витамина. Это поможет избежать повышенной проницаемости капилляров и укрепить сосуды. Не меньше содержит черноплодная рябина и витамина С — аскорбиновой кислоты в ней в 20 раз больше, нежели в яблоках. Вместе с витамином С антиоксидантную защиту обеспечивают провитамин А и витамин Е.

▶ *Черноплодка является эффективным средством для снижения холестерина в крови, для укрепления, повышения эластичности стенок сосудов и нормализации артериального давления. Это отличная защита от формирования атеросклеротических бляшек на стенках сосудов.*

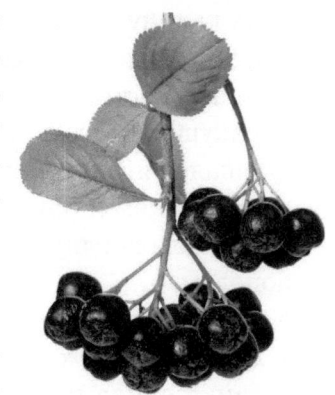

❗ **Противопоказания к применению препаратов из черноплодки:** стадия обострения гастрита и язвы желудка и двенадцатиперстной кишки; повышенная кислотность желудка; пониженное давление (гипотония); частые запоры; тромбофлебит, повышенная свертываемость крови.

Хвощ полевой очищает организм: способность удалять лишнюю жидкость дает еще одно преимущество — выведение токсинов и других вредных веществ из организма. Важно, что при этом не будет нарушаться солевой баланс. Еще более эффективно он работает при сочетании с другими растениями, это, например, чертополох, крапива, одуванчик или лопух.

Конский каштан — всем известное средство от варикоза, но не только. Он целебен для всех сосудов, а не только для вен. Его свойства — это сужение сосудов, снятие отеков и воспаления, укрепление стенок сосудов, уменьшение проницаемости капилляров, рассасывание тромбов, снижение вязкости крови.

Трава **череды трехраздельной** обладает потогонным, желчегонным и мочегонным действиями, улучшает пищеварение, положительно влияет на обмен веществ. Входящие в растение масла снимают воспаление. Обмен желчи тесным образом связан с холестериновым и липидным обменом, избавление от лишней жидкости — еще один плюс для работы сердца и сосудов.

Смородина служит витаминным растением в данном рецепте. Восполнение витаминов и минералов — важное условие профилактики и лечения атеросклероза.

Калина — целительница

«...Соседка принесла мне калины килограмма два. Она у нее прямо на участке растет. Ягода целебная и вкусная по-своему, с горчинкой.

Я эту калину вымыла, обсушила и ягодки подавила с сахаром в стеклянной кастрюльке деревянной толкушкой. Это самоконсервирующаяся ягода, сохраняется не хуже клюквы и брусники, так что сахар клала одну четверть, а не пополам.

А чтобы сохранилась лучше — в каждую банку влила по столовой ложке водки. Так меня мама научила консервировать. Я такое лакомства ем всю зиму с удовольствием. Но можно и по-другому приготовить.

Настой плодов калины с медом. Нужно взять 1 стакан ягод калины и растолочь их, все уложить в стеклянную литровую банку, в которую заливают 700 мл кипятка. Далее закрываем состав плотно крышкой, укутываем и оставляем на 6 часов в покое. По прошествии этого времени берем дуршлаг и процеживаем все через него, а потом через марлю. Готовый процеженный настой слейте в эмалированную посуду, в которую потом добавьте 150 г меда любого. Лекарство готово. Принимают такой настой по 70 мл трижды в день до еды на протяжении месяца. После месяца приема настоя курс останавливают, а спустя 10 дней опять восстанавливают, и так повторяют еще раз.

Свежий сок калины. Из свежих ягод калины выжимаю сок. Разовая доза приема — 50 мл, а принимаю сок трижды в день. Также этим соком лечат ангину, протирают кожу от угрей и сыпи.

Калина — ценнейшая ягода для сердца и сосудов. В ней очень много магния, и не надо специальных таблеток пить. А пектинов в ней, наверное, даже больше, чем в смородине, так что от холестерина чистит замечательно!»

Тарасова П.А., г. Зеленогорск

КОММЕНТАРИЙ СПЕЦИАЛИСТА

В калине все целебно: кора, веточки, цветы, ягоды и даже извлеченные из ягод сушеные косточки. Ни в одном дереве так не объединяются красота и польза. Не стану перечислять все болезни, которые лечат калиной, пришлось бы коснуться почти всех органов человека: и мозг, и сердце, и желудок, и печень, и половые органы, и легкие, и сосуды — от аллергии до злокачественных опухолей.

В калине содержатся сахара, пектиновые и дубильные вещества, железо, йод, медь и витамин С.

▶ *Калина тонизирует работу сердца, ее ягоды урежают пульс, улучшают работу сердца. Калина успокаивает нервную систему и избавляет от боли. Она полезна при неврозах, сосудистых спазмах, гипертонии, обладает мочегонным, желчегонным свойствами. Долгое применение препаратов из калины приводит к уменьшению холестерина в крови, способствует лучшему жировому обмену, улучшению кровообращения в почках.*

Различные средства на основе калины издавна применяются в народной медицине, а ее сок рекомендуется как профилактическое средство от сердечных болезней.

Когда страдают сосуды головы

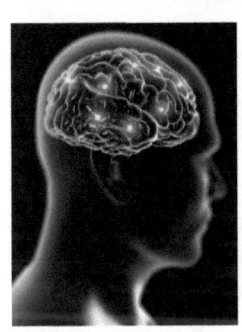

Как вы уже знаете, атеросклероз — болезнь всего организма, и задача нормализации холестеринового обмена и очищения от бляшек сосудов единая при любой локализации процесса. Но нужно подумать и о том, чтобы уменьшить симптомы проявления болезни. Трав, помогающих при атеросклерозе, много, но есть среди них те, что больше влияют на процессы в головном мозге — их и следует выбирать, если атеросклероз выбрал органом-мишенью голову.

На что жалуетесь?

?

Я уверена, что всем хочется дожить до преклонных лет в здравом уме и светлой памяти. Какие симптомы, кроме проблем с этой самой «светлой памятью», помогут заподозрить атеросклероз сосудов головы, чтобы вовремя принять меры?

Симптомы заболевания разнообразны.
Это может быть головная боль (ноющая и тупая), которая постепенно усиливается и доставляет постоянный дискомфорт, крохотные «мушки», мерцающие перед глазами. Часто больные жалуются на головокружение и звон в ушах. Могут появляться проблемы с координацией движений (шаткость при ходьбе, дрожание рук, подбородка, головы, замедление общего темпа движений), нарушения сна (частые пробуждения ночью, беспокойный сон, кошмары). Может усиливаться пульс на шее, при этом артериальное давление может быть нормальным. Уровень холестерина в крови растет.

Определенные сдвиги прослеживаются и в поведении пациента. Появляется излишняя подозрительность, настроение без видимых причин делается тревожным. Характер больного становится вспыльчивым, близкие пациента отмечают его повышенную ворчливость и стремление придираться к мелочам. Такие больные склонны к затяжной депрессии. Атеросклероз сопровождается нарушением памяти и может привести к слабоумию.

Поэтому лучше вовремя заниматься профилактикой болезни при первых признаках и симптомах. Травы — первые помощники в этом.

Травы спасают сосуды

«...Плохо с памятью... Сначала человек с трудом вспоминает, что делал вчера или позавчера, начинают забываться имена и отчества, номера телефонов друзей, родственников. Дальше — хуже. Атеросклероз сосудов головного мозга — это не только угроза потерять память совсем, но и риск получить инсульт, потому что сосуды потеряли свою эластичность, стали хрупкими. В любом случае это сигнал, что нужно лечить сосуды головы, и в начале заболевания лечение травами самое эффективное. Когда у меня появились первые симптомы, то я начал активно лечиться: от одной травницы узнал, что есть две травы, очень эффективные при атеросклерозе, правда, они обе ядовитые, но здесь уже главное — соблюдать дозировку.

Барвинок малый. 2 ст. ложки

травы барвинка малого залить 1 л воды в эмалированной посуде, довести до кипения, кипятить на малом огне 25 минут, настоять час, процедить. Пить 4 раза по 1/3 стакана в день независимо от приема пищи. Курс лечения от 2-3 недель до 2-6 месяцев. Отвар улучшает память, но он полезен и детям: с 5 до 8 лет — четверть дозы взрослых, старшим — половина.

Купена лекарственная. 1 ст. ложку измельченного корня залить 0,5 л кипятка в эмалированной посуде, держать под крышкой на малом огне 30 минут, не допуская кипячения. Настоять час, процедить, пить по 1/2-1/3 стакана 4 раза в день независимо от еды. Одновременно пить по 10 капель утром и вечером спиртовой настойки измельченного сухого корня купены: 5 ст. ложек купены залить 0,5 л водки, настоять не менее месяца.

А от угрозы кровоизлияния спасает *ландыш майский.* Наполнить свежими цветками банку на 3/4, залить доверху спиртом. Следует настоять 2-3 недели, процедить. Пить по 1 ст. ложке с водой 3 раза в день.

Если же инсульт все-таки случился, то используйте *чистец лесной.* 1 ч. ложку травы чистеца залить 2 стаканами кипятка, настоять час, процедить. Пить по 1 ст. ложке 3 раза в день».

Журко Т.И.,
г. Санкт-Петербург

КОММЕНТАРИЙ СПЕЦИАЛИСТА

Все указанные растения очень эффективны против атеросклероза.

В **барвинке малом** содержится очень много ценных веществ, на основе многих из которых выпускаются известные лекарственные препараты — например венгерский «Кавинтон».

▶ *Препаратами барвинка лечат гипертонию, нарушения мозгового кровообращения и заболевания неврологического характера. Их применяют при повышенном внутричерепном давлении, ишемии, атеросклерозе, поражениях сосудов, психозах.*

⓵ **Барвинок — растение ядовитое**, поэтому необходимо строго соблюдать дозировку. Препараты его противопоказаны при гипотонии, вегето-сосудистой дистонии, брадикардии.

Купена лекарственная — ядовитое растение, обладает рвотным действием, надо соблюдать дозировку. Основные лечебные качества купены обусловливаются содержанием в ней алкалоидов и гликозидов кардиологической группы. С помощью гликозидов можно увеличить сокращения сердца. Купена считается одним из лучших средств продления жизни. Препараты купены нельзя принимать при беременности.

Чистец лесной понижает артериальное давление, оказывает положительное действие на сердце, обладает седативными и кровоостанавливающими свойствами, но повышает тонус мускулатуры матки и усиливает ее сокращения, поэтому противопоказан беременным (!), зато очень хорош в послеродовом периоде. Различные его виды содержат пектиновые вещества, разнообразные органические кислоты, эфирные масла, каротиноиды, дубильные вещества, флавоноиды и др.

> ▶ *Все чистецы прекрасно очищают сосуды: кислоты растворяют отложения, а пектины сорбируют на себя токсины и отработанные вещества в крови. Присутствие в растении витамина С благотворно влияет на весь обмен в организме и способствует укреплению иммунитета.*

Препараты из **ландыша** давно применяются в народной медицине при лечении различных сердечных болезней. Настой ландыша, смешанный с пустырником или валерианой, помогает при лечении атеросклероза и болезней щитовидной железы. Ландыш применяется в качестве средства, хорошо очищающего кровь и способствующего мочевыделению.

 Но сердечные гликозиды, содержащиеся в ландыше, ядовиты, поэтому требуют строгого соблюдения дозировки.

Больше инсульт не повторится

«...Когда случился у меня инсульт, то это был шок. Не помню, как я оценивала ситуацию сразу после случившегося, но когда очутилась дома, то поняла, что сдаваться не собираюсь. Мне повезло, что инсульт был небольшим — микроинсульт, поэтому шансы на восстановление были хорошими. Я решила приложить все усилия, чтобы встать на ноги и предотвратить повтор этого ужаса. После инсульта я стала лечиться травами как самым доступным средством, хотя предписания врача старалась тоже выполнять. Травы использовала те, которые нужны для мозга и сосудов, чтобы они были в порядке: гингко-билоба, астрагал, диоскорею. Из этих растений готовила настой: 2 ст. ложки сырья залить 1 л воды, кипятить 20 минут в эмалированной кастрюле при закрытой крышке на малом огне, настоять 40 минут, пить по полстакана утром и днем. Образ жизни я тоже изменила. Стала следить за питанием, сбросила вес, старалась вовремя ложиться спать и больше гулять на свежем воздухе, занялась посильной физкультурой. Сейчас чувствую себя хорошо. Надо было, конечно же, подумать о здоровье раньше, но надеюсь, что еще и сейчас не поздно».

Викина В.Ю., г. Самара

КОММЕНТАРИЙ СПЕЦИАЛИСТА

Барвинок, гингко-билоба, астрагал, диоскорею можно отнести к антисклеротическим и ноотропным (восстанавливающим функции мозга) растениям. Из них готовят настой, который принимают утром и днем. Но надо понимать, что прием этих препаратов длительный.

Пульсация прошла, и головная боль не беспокоит

«...Мне уже хорошо за 60, но давление нормальное — 120/80, хоть и было раньше за 200/100. Недавно меня просто замучила пульсация в голове, в левой половине, которая к тому же сопровождалась головной болью. Из-за этого не могла спать, особенно под утро. От давления я сейчас ничего не пью, много работаю в саду и сама заготавливаю травы астрагал, чабрец, клевер. Попался мне совет в журнале, что они могут помочь для сосудов головы и вообще от головной боли. Вот и начала их пить, пила месяца 3 и тогда почувствовала эффект: пульсация прошла, и головная боль перестала беспокоить. Лишь изредка эти симптомы появляются, когда очень устану. Вот мой рецепт: высушенный и измельченный астрагал заварите следующим образом: столовую ложку сырья залейте стаканом воды, доведите до кипения, потомите 5-10 минут на медленном огне, настаивайте 1-2 часа, процедите. Выпейте полученный настой глотками в течение дня, причем лучше принимать астрагал за час до еды. После каждых трех недель приема астрагала делайте недельный перерыв — и по такой схеме пейте его до полного излечения.

В недельные перерывы можете пить настои клевера или чабреца, причем подойдет любая его разновидность. Настои клевера и чабреца можете готовить так же, как и астрагала, а можете просто заваривать их кипятком как чай из расчета чайная ложка растительного сырья на стакан кипятка. Крепкого всем здоровья».

Алленова А.Н.,
Ростовская обл.

КОММЕНТАРИЙ СПЕЦИАЛИСТА

Пульсация в голове, головокружения, шум в ушах — это все симптомы, часто сопровождающие атеросклероз сосудов головного мозга по причине сужения просвета сосудов и недостатка кровоснабжения. В этом случае действительно хорошо помогает **астрагал шерстистоцветковый**.

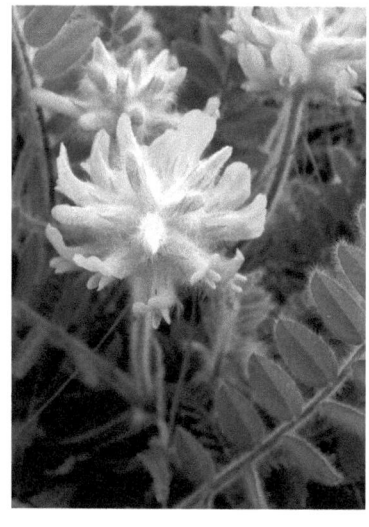

▶ *Астрагал очень полезен для сосудов, сердца и головного мозга. Прием астрагала не только очистит сосуды от склеротических бляшек, но и явится хорошей профилактикой повышенного давления. Если повышено внутричерепное давление, то тоже поможет астрагал.*

Чабрец тоже улучшает кровообращение, особенно в головном мозге, улучшает обменные процессы, нормализует функцию щитовидки, поэтому чабрец полезно попить во время перерывов в приеме астрагала.

Клевер — великолепное средство очищения сосудов. В результате его приема улучшается эластичность сосудов, а значит, их способность сужаться и расширяться, подстраиваясь под окружающие условия. Головные боли зачастую связаны именно с тем, что сосуды теряют эластичность.

Зверобой — один из естественных природных антидепрессантов. Постоянная головная боль часто порождает депрессии. И наоборот, депрессии могут порождать головную боль. Кроме того, зверобой очищает сосуды и способствует восстановлению регуляции их тонуса.

Атеросклероз артерий нижних конечностей

Перемежающаяся хромота, облитерирующий эндартериит нижних конечностей — такие названия еще существуют у атеросклероза сосудов ног.

Атеросклероз сосудов ног имеет свои особенности и не ограничивается образованием атеросклеротических бляшек в артериях, механизм его развития более сложный. Данное заболевание выражается воспалением стенки артерии и сужением ее просвета в дальнейшем. При сильном воспалении внутренней оболочки происходит нарушение кровообращения, кровь перестает поступать к тканям в нужном объеме. Здесь страдают все сосуды, включая вены, и даже сердце, вынужденное работать в усиленном режиме, чтобы доставить кровь конечностям, сосуды и сердце находятся под постоянной нагрузкой.

На первой стадии развития облитерирующего эндартериита происходит изменение оболочек сосудов во всем организме, но в первую очередь в ногах. Происходит изменение и в нервных волокнах. Далее спазм сосудов приводит к сужению просвета самой артерии.

По статистике облитерирующий эндартериит нижних конечностей отмечается в большей степени у мужчин и начинается он чаще в возрасте от 18 до 45 лет. Более всего подвержены данному заболеванию злостные курильщики, возрастные проблемы сосудов лишь усугубляют картину. Проблема серьезная, грозящая тяжелыми последствиями, одно из которых — ампутация ног. Именно поэтому, помимо перехода к здоровому образу жизни, нужно обязательно как можно раньше начать использовать и средства народной медицины. Очень часто они оказывают ощутимую помощь в лечении.

Внимание на симптомы!

? Много вопросов поступает от читателей о том, как лечить и как предупредить развитие эндартериита. Чаще всего пишут взволнованные жены, у которых мужья курят давно и много, потому что знают, что заболевание может привести к инвалидности. Каковы первые признаки заболевания?

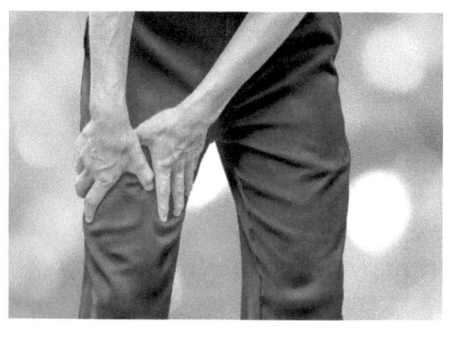

Ну, заядлым курильщикам тревогу надо начинать бить уже до первых признаков. Надо совершенно четко понимать, что участь получить это заболевание не минует никого из них. А вообще, атеросклероз артерий нижних конечностей поначалу протекает незаметно: вы можете долго не видеть изменений в своем организме, но постепенно начинает развиваться симптом перемежающейся хромоты. Поскольку кровь течет плохо, практически не доставляет кислород к мышцам, в ногах возникают боли при мышечной нагрузке — симптом кислородного голодания. Такие неприятные ощущения легко отличить от любой другой боли ног, поскольку они становятся заметны именно тогда, когда вы идете. Заметьте, как вы ходите и что испытываете. Если вы идете пешком, но временами появляется боль, трудно идти дальше, вы обязательно останавливаетесь, то это и есть перемежающаяся хромота.

Различают несколько стадий проявления заболевания со стороны нижних конечностей. Сначала пульсация в подколенной впадине становится слабой или не прощупывается вообще, потом вы чувствуете боль во время ходьбы, потом боль не оставляет вас даже в состоянии покоя. Так что, если у вас есть подозрения на это заболевание, проверьте пульс в указанных местах.

Эндартериит и атеросклероз — это не одно и то же?

? *Чем это заболевание отличается от обычного атеросклероза? Почему медики его обособляют?*

Хотя там и там возникает сужение сосудов и ухудшается кровоснабжение конечностей, при эндартериите поражаются не только артерии ног, но и артерии, и вены всего организма. Более того, облитерирующий эндартериит сосудов может начинаться не с воспаления артерий, а с воспаления вен на разных участках тела: на кистях, на стопе и даже на животе.

Самая первая фаза болезни — спастическая, когда при охлаждении начинают неметь ноги, бегают «мурашки», а в тепле все проходит. Вторая фаза — фаза поражения артерий, причем сначала мелких, которые невозможно восстановить хирургически. Третья фаза характеризуется быстро нарастающей болью, сначала при ходьбе, потом в покое. И четвертая фаза — трофические нарушения в виде язв, атрофии мышц, гангрены.

► Различают три формы течения болезни. Первая форма — медленно прогрессирующая, достаточно доброкачественная, болезнь развивается годами. Вторая форма — молниеносная, наиболее злокачественная по своему течению. За несколько месяцев поражаются сосуды ног, потом процесс перекидывается на верхние конечности. Быстро развивается осложнение в виде тромбоза артерий и гангрены. Третья форма — генерализованная. При этой форме воспаляются все артерии в организме одновременно, включая сердце и головной мозг.

Если должного лечения произведено не будет, состояние будет ухудшаться. Гангрена, ишемия, инсульт, язвы, омертвение тканей — вот неполный перечень того, к чему может привести атеросклероз артерий нижних конечностей в итоге.

Самый большой риск заболевания, как я уже сказала, имеют злостные курильщики, но причиной начала болезни может стать повышенный уровень холестерина или ожирение. Эти факторы способствуют быстрому прогрессированию болезни.

Травы облегчат страдания

«...Я много курил с ранних лет, а теперь расплачиваюсь за свое легкомыслие — стали отказывать ноги. Чтобы облегчить страдания, посоветовала мне одна травница пить травы, которые снимают воспаление и улучшают проходимость сосудов. Она дала мне перечень трав, которые мне помогут. Это боярышник, корень лопуха, красный клевер, донник лекарственный. Их нельзя смешивать, а надо употреблять какую-то одну из перечисленных трав курсом 1 месяц. Потом надо сделать перерыв 2 месяца и этот рецепт снова повторить. Потом надо поменять траву и пить следующие 2 курса. И так далее, до бесконечности. Смена трав и перерывы между курсами позволяют лечиться без ограничения по времени. Для приготовления отвара берут полную столовую ложку с верхом любого из этих растений, заливают стаканом воды и кипятят в течение 2 минут. Потом отвар надо тепло укрыть и с полчаса настаивать. После этого отвар надо профильтровать и можно пить. Достаточно 3 раза в день до приема пищи выпивать по 70 мл отвара. Наиболее эффективным из этого списка считается корень лопуха.

Полгода такого лечения дали мне значительное улучшение, ну а курить я бросил сразу же, как ноги начали болеть, — испугался без ног остаться».

Григорьев И.Т.,
г. Москва

КОММЕНТАРИЙ СПЕЦИАЛИСТА

Лечебные свойства **корней лопуха** заключаются в наличии в них дубильных веществ, полисахаридов, насыщенных жирных кислот, эфирных масел, смол, протеинов, богаты корни и белками, витаминами и важными для организма человека микроэлементами, такими как железо, марганец, цинк, бор и другие.

▶ *Высокое содержание полисахарида под названием инулин позволяет использовать препараты из корней лопуха для нормализации обменных процессов в организме, очистки его от разнообразных токсинов, снижения уровня холестерина в крови и укрепления иммунитета. Корень лопуха — одно из лучших очищающих средств. Он почистит и сосуды, и суставы, и печень.*

О **боярышнике и красном клевере**, их свойстве чистить сосуды мы уже вели речь на страницах этого выпуска.

Донник лекарственный тоже интересное растение, которое может помочь больным облитерирующим эндартериитом. Во время сушки в траве донника образуются кумарин, флавоноиды, дубильные вещества, сапонины, из цветков выделяется в небольшом количестве эфирное масло.

▶ *Ценится донник лекарственный наличием в нем кумарина. Его используют в лечебных целях для предотвращения судорог, улучшения кровообращения и состояния сосудов. Препараты, в состав которых входит донник лекарственный, обладают противовоспалительным, болеутоляющим, противосудорожным и ранозаживляющим действием.*

Все эти лечебные свойства помогут больным атеросклерозом сосудов нижних конечностей.

Корень одуванчика помог ногам

«...Сейчас никто и не скажет, что лет 5 назад у меня начиналась перемежающаяся хромота. Курить я бросил давно, уж 15 лет минуло, после того, как мой лучший друг от этого курения ноги лишился. Думал, что это убережет меня от болезни сосудов ног, но длительные годы курения сказались позже все равно, видно, и атеросклероз стал развиваться с возрастом. В общем, я уже не знал, что и делать, когда появились первые признаки болезни, но мне помог один случайный попутчик — пожилой мужчина, который рассказал мне свою историю, как он спас свои сосуды корнем одуванчика. Дал мне рецепт и настоятельно посоветовал начать лечение этим простым средством. Это был хоть какой-то шанс для меня, и я решил попробовать.

Выкопанные ранней весной или поздней осенью корни одуванчика хорошо высушить, затем растолочь в порошок в стеклянной или фаянсовой посуде. Залить

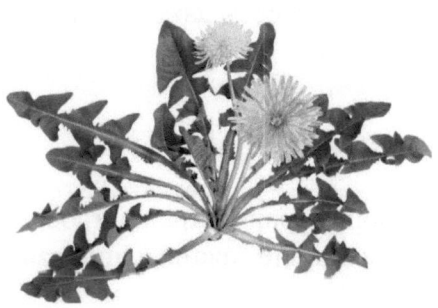

1 стаканом кипятка 1 ст. ложку порошка, закрыть крышкой, дать настояться. Пить утром в течение 7 дней, готовя настой непосредственно перед употреблением.

Всю зиму я принимал снадобье, а весной почувствовал, что ноги-то практически не беспокоят. С тех пор корень одуванчика принимаю уже почти 5 лет, про проблему с сосудами забыл, да и давление нормализовалось. А средство-то простое — одуванчик, который растет везде. Прямо под ногами наше здоровье растет. Всем советую этот рецепт использовать».

Варламов И.Н.,
г. Санкт-Петербург

КОММЕНТАРИЙ СПЕЦИАЛИСТА

Одуванчик накапливает в своем корне немало полезных веществ — это, прежде всего, инулин (до 24%), сахароза, каучук, органические кислоты, флавоноиды, много витаминов и микроэлементов.

▶ *Особой ценностью является наличие в одуванчике веществ, обладающих уникальным свойством растворять холестериновые бляшки, очищая при этом стенки сосудов. Это одно из наиболее эффективных средств очищения сосудов, кроме того, он помогает и при спазмах сосудов.*

Благодаря своим лечебным свойствам одуванчик давно оценили специалисты как официальной, так и нетрадиционной медицины, при систематическом употреблении он дает великолепные результаты. Одуванчик можно есть и в сыром, и в высушенном виде, корень используют как добавку в салаты и похлебки, его варят, обжаривают, заваривают как кофе — способов употребления множество. Достаточно съедать пару корней в день, чтобы поддерживать свои сосуды и сахар в норме, а тем, у кого уровень сахара повышен, можно употреблять и больше целебных корешков. Надо отдать должное французам, которые даже специально выращивают одуванчик для кулинарных целей.

Бальзам от перемежающейся хромоты

«...Когда у меня стала развиваться перемежающаяся хромота, то любая травма провоцировала длительно не заживающие язвы и воспаления. Я уже не говорю о том, что не мог подолгу ходить, проблем было много. Надо было что-то делать с моим заболеванием. Я нашел рецепт для местного лечения с использованием специального бальзама, с ним я делал аппликации. Для приготовления бальзама берут 1 ст. ложку смеси из трав — зверобой, череду, шалфей, ромашку и подорожник. Заливают траву кипятком (1 стакан). Настаивать надо как можно дольше. До проведения процедуры надо сделать себе массаж ноги, помыть ее теплой водичкой с добавлением темного хозяйственного мыла, чтобы обезжирить кожу, раскрыть максимально поры. Марлю надо смочить в подогретом до 36-38 градусов отваре, немного отжать и завернуть в нее ногу целиком по всей длине. Сверху надо наложить компрессную бумагу, а потом перевязать любой другой хлопчатобумажной тканью. Когда компресс будете снимать, ногу снова надо будет вымыть с мылом, чтобы на ней ничего не осталось. Марлю после процедуры пости-райте и просушите для следующего компресса.

Такие аппликации при лечении атеросклероза нижних конечностей рекомендуется проводить 2 раза в сутки. Длительность процедуры от 3 до 4 часов. Если кожа истончена и несколько суховата, то вам достаточно одной процедуры. Ее лучше проводить перед сном, а днем кожу просто смачивать этим бальзамом, предварительно хорошо вымыв ноги с мылом. Между процедурами желательно делать воздушные ванны длительностью не менее 2 часов.

Кроме компрессов с бальзамом хорошо смазывать ноги смесью (1:1) оливкового и облепихового масла. Эту смесь аккуратно втирают в поверхность кожи перед сном в течение 15-20 дней. Такое лечение очень помогло мне — раны стали заживать быстрее, появилась устойчивость к воспалению. Ходить тоже стало легче. Думаю, что эти процедуры помогут затормозить болезнь».

Николаев С.И.,
г. Омск

КОММЕНТАРИЙ СПЕЦИАЛИСТА

Зверобой, череда, шалфей, ромашка и подорожник — все эти травы отличаются сильными противовоспалительными, антибактериальными и заживляющими свойствами.

> *Местные аппликации способствуют активному проникновению компонентов трав к тканям конечностей.*

Из местных процедур можно также посоветовать **компрессы из красной глины** вперемешку с **яблочным или винным уксусом**. Для этого просто разводят глину не водой, а уксусом до консистенции сметаны и наносят на кожу ног, оставляя до полного высыхания. А потом смывают теплой водой.

Также большой эффективностью обладают **компрессы из сока алоэ и мумие**. Мумие и сок алоэ для этого смешиваются в таких пропорциях: на 5 г мумие берется ¾ стакана сока.

Отличный результат дает растирание **зверобойным маслом**. Для его приготовления залейте 3 ст. ложки сухого измельченного сырья из листьев и цветов зверобоя 200 мл любого растительного масла и настаивайте в закрытой посуде 15-20 дней, периодически встряхивая. Затем отожмите, процедите через марлю, сложенную в два слоя, и поставьте в холодильник. Это масло поможет также заживить долго не заживающие раны и язвы.

Также каждый день рекомендуется делать теплые ванны из **отвара овсяной соломы**: 40 г измельченной соломы залить литром кипятка, кипятить 10 минут, процедить и влить в ванну.

> *Местные процедуры лучше сочетать с внутренним приемом противосклеротических трав, тогда можно добиться еще больших результатов.*

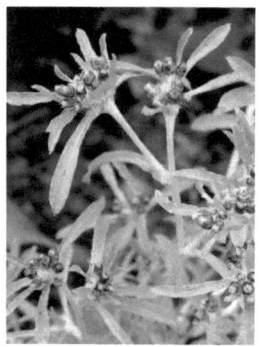

Полезен **настой из сушеницы топяной** внутрь и ее спиртово-масляный экстракт наружно.

Настой сушеницы топяной. На 400 мл кипятка — 20 г измельченной травы, выдержать на водяной бане в плотно закрытой посуде в течение 5 минут, далее настаивать 2 часа. Принимать настой необходимо 2-3 раза в день по полстакана. Препарат назначают при воспалительных процессах любой локализации, для усиления сердечных сокращений, а также с целью «подстегнуть» иммунитет.

> *Сушеница топяная показала превосходные результаты в лечении сердечно-сосудистых заболеваний. Она содержит в своем составе алкалоид гнафалин, который оказывает расширяющее действие на периферические сосуды.*

Наружно спиртово-масляный экстракт сушеницы топяной используется при лечении трудно заживающих ран и язв. Готовый экстракт под названием «Антиульцерин» был введен во врачебную практику еще в годы Великой Отечественной войны для лечения гангренозных ран.

Можно экстракт приготовить самостоятельно, хотя это довольно хлопотно: свежая трава сушеницы измельчается на довольно крупные куски, смачивается 40%-ным спиртом и выдерживается 12 часов. Далее траву перекладывают в котел с растительным маслом и выдерживают 24 часа на водяной бане, после чего отжимают под прессом.

Недуг один, а способов много?!

С методами лечения эндартериита травами наши читатели знакомы, но часто спрашивают — чем еще можно помочь, есть ли другие доступные способы для борьбы с этим недугом?

Чаще всего, говоря о лечении эндартериита сосудов ног, речь ведут о траволечении. На самом деле, существуют не менее эффективные методы другого рода. Это лечение крапивой, ужаление пчелами и физиопроцедуры.

Стегание крапивой — один из простых и доступных методов. Не надо бояться сильных ощущений, потому что чувствительность кожи больных ног снижена. Зато после процедуры резко оживляется кровоснабжение, потому что раздражение от крапивы вызывает очень активную кожную реакцию. Раздражающие вещества крапивы долго позволяют коже сохранять этот прилив крови. Аналогичным способом работает и метод пчелоужаления. Приятных ощущений не гарантирую, а вот результат будет обязательно, ведь яд у пчел целебный. Физиотерапевтические народные методы — это грязелечение, лечение термальными минеральными водами. С одним из рецептов применения грязи вы уже познакомились.

Не жалейте ужалений!

«...Мой дядя занимается пчеловодством. Живет далеко, я редко у него бываю, но тут собрался на юбилей навестить. В то время у меня стали сильно побаливать ноги — с сосудами беда приключилась... Обидно было — все в лес за грибами, а я пройду полкилометра — и на отдых, не могу идти, икроножная мышца так начинает болеть, что сил нет. Увидел это мой дядя и говорит: молод ты, племянничек, чтобы дома отсиживаться. Надо подлечить тебя немного пчелками. Ну, я подумал — медом будет кормить или мазать, или всякими там прополисами и прочими штучками. А он меня ужалением задумал лечить!

Струхнул я, признаться, сначала маленько, да неловко было отступать — решился. Ничего, первую процедуру выдержал, а потом даже и привык вроде. Зато к концу отпуска ноги мои пошли так, как не ходили давненько. Рад я был неимоверно. Теперь стараюсь курс лечения пчелами проходить ежегодно, если не у дяди, то где-нибудь поближе. Не жалею теперь для себя ужалений, ведь это мои ноги только и поддерживает».

Смирнов Р.Т.,
г. Могилев

КОММЕНТАРИЙ СПЕЦИАЛИСТА

Пчелоужаление — очень действенный метод при эндартериите. Самое главное, что эффект получается не только местный за счет раздражения ядом, но и общий, поскольку пчелиный яд запускает многие обменные и управляющие процессы в организме. Особенно благотворно он действует на состояние сосудов — и чистит, и тонус приводит в норму, и способствует расширению сосудов, значительно улучшая кровоснабжение тканей ног. Единственным противопоказанием может стать аллергия.

Психологическая предрасположенность к болезни

Как известно, у каждой болезни есть своя психологическая подоплека, например, больные-сердечники — это очень чувствительные к обидам и мнительные в отношении здоровья люди. Они требуют повышенного внимания и могут быть капризными, как дети. Имеет ли свой психологический тип облитерирующий эндартериит?

Да, эта болезнь тоже имеет свое психологическое лицо. Болезни способствует определенный тип характера, называемый «лидер» — постоянное стремление быть на высоте, поэтому часто человек испытывает адреналиновую нагрузку и повышение артериального давления, и, соответственно, идет нагрузка на сосуды. Она в свою очередь ведет не только к гипертонии, но и к поражению всех артерий. В этих условиях эндартериит развивается быстрее и чаще.

Здоровье из улья

Пчелы дарят человеку удивительные по силе целительные средства — пчелопродукты. Это и мед, и пыльца, и маточное молочко, и прополис, и пчелиный подмор. Каждый из этих продуктов пчеловодства ценен по-своему, но все они обогащают наш организм витаминами, редкими микроэлементами и многообразными биологически активными веществами. Пчелопродукты варьируют по своему составу в зависимости от условий проживания и медосбора пчел, поэтому трудно стандартизировать хотя бы один из них. Многие активные вещества пчелопродуктов еще находятся в стадии изучения, а что-то только еще предстоит открыть. Тем не менее народная медицина с древних времен использует продукты пчеловодства при различных заболеваниях и весьма успешно. При атеросклерозе, а также для его профилактики нам могут оказать содействие практически все продукты пчеловодства.

Пчелиный подмор защитит сердце и мозг

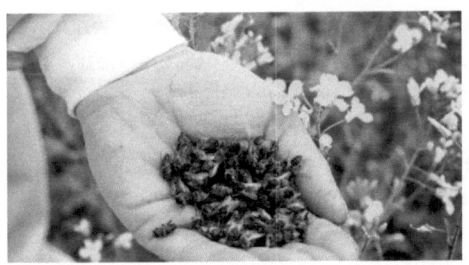

«...Я хочу рассказать об удивительном лечебном средстве — пчелином подморе. Знают о нем не многие, а используют и вовсе редко. А зря. В этом мы с мужем убедились уже неоднократно. Дело в том, что несколько лет назад мы увлеклись пчеловодством. Сначала поставили 2 улья, было много сложностей, но потом приспособились и стали настоящими пасечниками. И сейчас муж занимается пчелами, а я — пчелопродуктами. Причем не только медом, прополисом или цветочной пыльцой. Недавно я всерьез увлеклась пчелиным подмором. Оказывается, он очень эффективен при многих болезнях... Хочу рассказать, как приготовить уникальное лечебное средство из пчелиного подмора — спиртовой экстракт. Если у вас есть возможность добыть пчелиный подмор, обязательно приготовьте его. Только приобретайте у проверенного пасечника, чтобы пчелы не были убиты ядами или болезнями...

Рецепт очень простой: столовую ложку измельченного в порошок пчелиного подмора залить стаканом 40%-ной водки и настоять 2 недели. Экстракт, приготовленный по такому рецепту, очень эффективно применяется для стабилизации кровяного давления, при сердечно-сосудистых заболеваниях, заболеваниях почек, сосудов головного мозга. Во всех этих случаях экстракт назначается по 15-20 капель после еды 3 раза в день в течение 1-2 месяцев. Также экстракт назначается пожилым людям для профилактики слабоумия, повышения иммунных сил организма. В таких случаях его принимают ежедневно в течение 6-12 месяцев дозой, равной одной капле на год жизни...»

Воробьева М.И.,
Вологодская обл.

КОММЕНТАРИЙ СПЕЦИАЛИСТА

Подмор пчелиный — это погибшие пчелы. Обычно выделяют 3 вида подмора: зимний, весенне-летний и пчелы, отдавшие яд при апитоксинотерапии. Естественная продолжительность жизни насекомых мала: летом — не более 35-40 дней, зимой — до 9 месяцев.

Пчеловоды утверждают, что даже при самых благополучных условиях содержания в каждой семье за сезон погибает до 0,5 кг пчел, в результате чего только по России ежегодно можно получать около 40 тонн подмора. О его удивительном целебном свойстве знают не многие, да и те зачастую считают его чем-то вроде знахарского снадобья, а лечение им долгое время считали обманом. Лишь совсем недавно ученые доказали, что подмор, как и все биологически активные продукты пчеловодства, — богатейшая кладовая уникальных целебных веществ. Он обладает высоким биоэнергетическим потенциалом и с успехом может использоваться для оздоровления человека. Это нелекарственный препарат, однако эффективность подмора несомненна и подтверждена врачами. Еще Гален, знаменитый древнеримский врач, употреблял раздавленных в меду пчел при карбункулах, заболеваниях десен, зубной боли, для облегчения прорезывания зубов у грудных детей, восстановления роста волос. Писатель Плиний Младший указывал, что зола сожженных пчел, смешанная с маслом, — хорошее средство от многих недугов...

Суммируя литературное наследие и немногочисленные пока клинические наблюдения, можно выделить следующие биологические аспекты применения подмора пчел: противовоспалительный, бактерицидный, обезболивающий, антитромботический, противосклеротический, липотропный, радиопротекторный, антитоксический, спазмолитический, мочегонный, желчегонный, иммуномодулирующий, адаптогенный, противоопухолевый, регенеративный, гонадотропный, противосудорожный, улучшающий микроциркуляцию и трофику тканей, стабилизирующий артериальное давление, активизирующий все виды обмена веществ, регулирующий работу сердца, почек, желудочно-кишечного тракта, эндокринной системы, замедляющий старение.

▶ *Главное действие, которое несет природное лекарство из пчелиного подмора, это очищение крови и стабилизация сосудов и артериального давления.*

Приготовить настойку пчелиного подмора можно самостоятельно не только на основе водки, но и на основе спирта по следующему рецепту: заполните подмором бутылку емкостью 0,5 л до половины, сверху залейте 70%-ным спиртом на 3 см выше уровня подмора и настаивайте в темном месте в течение 2 недель. Готовое средство принимайте в виде раствора из расчета 10 капель на 1 ст. ложку воды 3 раза в день за 30 минут до приема пищи. Курс лечения 1-2 месяца.

Стенокардия отступила

«...Я попала в очередной раз в больницу со стенокардией и давлением. У меня атеросклероз, холестериновые показатели нарушены. Пришла навестить меня в больницу моя троюродная сестра. Она приехала погостить, а я оказалась в больнице. Ее муж держит пасеку, вот она и привезла всяких пчелиных подарков: мед с пчелиным молочком, прополис. Принесла она все это мне в больницу и велела принимать: мед с молочком по 0,5 ч. ложки 2 раза в день до еды, а настойку прополиса (она сама приготовила 20%-ную) пить по 10 капель 3 раза в день. Мое самочувствие стало быстро улучшаться: прекратились боли в сердце, давление нормализовалось, общий тонус повысился. Я продолжила пчелиное лечение и по выходу из больницы. Через 3 месяца регулярного приема волшебной смеси мой холестерин практически пришел в норму. А сколько я лекарств пропила, чтобы его снизить! Теперь эти пчелиные продукты всегда у меня в доме, и настойку прополиса пью курсами 2 раза в год по 3 месяца».

Васильева И.А.,
г. Санкт-Петербург

КОММЕНТАРИЙ СПЕЦИАЛИСТА

Обычно маточное молочко смешивают с медом в пропорции 1:100, здесь мед выступает как консервант, а молочко делает мед поистине бесценным продуктом. Но такой мед надо хранить в холодильнике в плотно закрытой стеклянной банке. Для лучшего усвоения смесь надо держать во рту и рассасывать до полного растворения. Курс лечения — 3 месяца.

▶ *Можно принимать спиртовой раствор маточного молочка по 10-15 капель в день. Средство показано также для снижения уровня холестерина в крови, улучшения процессов кроветворения, нормализации сна, аппетита и памяти, снятия болей в сердце.*

Мой спаситель
прополисно-чесночный бальзам

«...Хочу поделиться со всеми рецептом, который подарил мне здоровье. Это прополисно-чесночный бальзам. Он буквально спас меня. Кто испытал головокружение хоть раз, меня поймет. Это ужасное состояние, которое совершенно лишает даже всякой возможности деятельности. У меня начались эти приступы головокружения после смерти мужа. Появился также шум в ушах, и сильно ослабла память. Я провела 2 курса лечения этим бальзамом, и сейчас чувствую себя хорошо, словно помолодела на 20 лет! Расскажу, как он готовится и как принимать.

Сначала готовится настойка чеснока: взять 200 г свежеиз-мельченной чесночной массы (для получения ее можно очищенные зубчики чеснока дважды пропустить через мясорубку), залить ее в бутылке из темного стекла 200 мл 96%-ного спирта, выдержать в темном месте 10-12 дней, затем профильтровать, добавить 100 г пчелиного меда, 300 мл водного экстракта прополиса, размешать до полного растворения меда и выдержать еще 2-3 дня.

Принимать препарат по 20 капель, растворив их в 20-30 мл воды, 3 раза в день за полчаса до еды. Надо выпить всю приготовленную порцию — это курс лечения. Курс можно повторить через 6 месяцев. Желаю всем здоровья!»

Ронжина Е.Т.,
г. Владивосток

КОММЕНТАРИЙ СПЕЦИАЛИСТА

Прополисно-чесночный бальзам оказывает прекрасный лечебный и профилактический эффект при атеросклерозе.

▶ *Организм очищается от вредных жиров, улучшается эластичность артерий, обмен веществ, наблюдается даже обратное развитие атеросклероза. Это прекрасное средство профилактики стенокардии и инфаркта.*

Довольно ценным свойством прополисно-чесночного бальзама является то, что он повышает защитные силы организма и даже препятствует развитию новообразований, а вообще это универсальное средство способно защитить от многих болезней, его можно давать даже детям для укрепления иммунитета.

Боярышник с прополисом помогут сердцу

«...Расскажу свою историю. Мне 53 года, и уже врачи поставили неутешительный диагноз ишемической болезни сердца. Три года я упорно лечился, чтобы как-то улучшить самочувствие, остановить прогрессирование болезни. Но никак не удавалось избавиться от сжимающих болей в области сердца, отдающих в левую руку и лопатку, которые появлялись даже при небольшой физической нагрузке, а иногда и в покое. Мучили также бессонница и раздражительность. Последние 3-4 месяца боли возникали все чаще и не всегда снимались однократным приемом валидола или нитроглицерина. Все чаще они стали появляться в покое, и их возникновение участилось до 5-7 раз в сутки, а продолжительность — до получаса.

Тогда мне посоветовал один знающий человек попить боярышник с прополисом. Я не очень верил, что такое простое средство может как-то улучшить мое состояние, ведь даже дорогие заморские лекарства не помогали. Но совета послушался и начал прием этого средства. Приготовить его просто: смешать поровну аптечную настойку плодов боярышника с водным экстрактом прополиса, тоже из аптеки. Принимать по чайной ложке 3-4 раза в день за 20-30 минут до еды. Рекомендуется при атеросклерозе, ишемической болезни сердца, головокружении, сердцебиении, гипертонии, нарушениях сна.

Пил я препарат месяц, потом, чтобы немного сменить лечение, перешел на прием водного экстракта прополиса (по 1 ст. ложке 3 раза в день) и отвара из сбора лекарственных трав: смешать плоды боярышника, цветки гречихи посевной, лист смородины черной — по 2 части, добавить к смеси плоды шиповника — 4 части. Заваривать по 1 ст. ложке на стакан и пить понемногу в течение дня. Пропил его тоже месяц.

К концу двухмесячного курса все жалобы мои прошли! В это было трудно поверить, но это было так! Я начал совсем другую жизнь — активную и полноценную (в меру моих возможностей, конечно). Для закрепления результатов лечения я провел второй курс приема прополисного препарата и другого отвара трав: трава пустырника — 1 часть, лист мяты перечной — 2 части, лист ежевики — 3 части, лист земляники лесной — 4 части, плоды шиповника — 5 частей. Также заваривайте и пейте по несколько глотков в течение дня. Я пропил 2 месяца. А вообще такие курсы лечения с одним сбором можно проводить по 1,5-2 месяца с перерывами 1-2 месяца».

Парилов М.Г.,
г. Шелехово, Иркутской обл.

КОММЕНТАРИЙ СПЕЦИАЛИСТА

Боярышник — это ценнейшее лекарство для сердца. При регулярном его употреблении можно избежать такого грозного осложнения, как инфаркт. Боярышник урежает пульс, увеличивает силу сердечных сокращений, разжижает кровь.

Боярышник — сердечное растение, но при наличии редкого пульса его принимать следует с осторожностью.

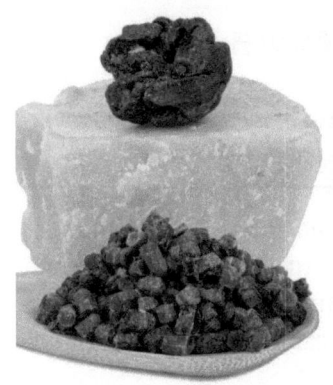

Прополис уже сам по себе, в моноприменении, дает хороший очищающий эффект для сосудов: он нормализует жировой обмен и активизирует защитные сила организма.

▶ *Препарат боярышника с прополисом оказывает более выраженное противосклеротическое действие, тонизирует сердечную мышцу, усиливает в ней кровообращение, способствует нормализации сердечного ритма, сна, снижает повышенное артериальное давление.*

Первые целебные свойства **мяты** научно обосновали врачи прошлого — Гиппократ и Парацельс, а Авиценна определил широту ее терапевтического применения.

▶ *Сегодня мяту используют для улучшения пищеварения, снятия спазмов и тошноты, при сердечных и мигреневых болях, при воспалении верхних дыхательных путей.*

Цветки **гречихи посевной** содержат большое количество рутина, который способствует уменьшению хрупкости сосудов и проницаемости капилляров, используется для лечения и профилактики кровоизлияний в мозг, сердце. Его обязательно назначают при атеросклерозе.

Лист смородины черной и плоды шиповника в первую очередь выступают как источники витамина С, столь важного при атеросклерозе за счет многонаправленого действия, в том числе благодаря своей антиоксидантной активности.

Пустырник — это, прежде всего, успокаивающая трава. Она нормализует сон, снимает тревожность, снижает нервную возбудимость и напряжение. Все это самым непосредственным образом влияет на стрессовое состояние сердечно-сосудистой системы, снимая спазмы сосудов сердца и головы, предотвращая развитие атеросклероза стрессорного происхождения.

Лечебные свойства **ежевики** схожи с таковыми у **малины**. Полезны и ягоды, и листья растения, которые богаты дубильными веществами, аскорбиновой кислотой (витамин C), минеральными веществами и аминокислотами, а содержащийся в них природный аспирин снимает воспаление стенок сосудов.

Особенности приема перги

(?)

Пергу, в отличие от пыльцы, знают далеко не все, поэтому возникают вопросы, как принимать ее при болезнях сердца и сосудов?

Пчелы запасаются пергой в качестве корма на зиму. Весь холодный период года они получают из перги все необходимые питательные вещества, недаром ее второе название — «пчелиный хлеб». В перге есть все витамины, микро- и макроэлементы, причем подобраны они в оптимальных сочетаниях.

Перга — очень полезный продукт при любых сердечно-сосудистых заболеваниях, потому что пчелиный хлеб в первую очередь служит профилактикой атеросклероза, улучшая обмен жиров и холестерина за счет своего богатого элементного состава и активизируя обменные процессы.

Но есть разница в рекомендациях по приему перги при повышенном и пониженном артериальном давлении. Гипертоникам полезнее будет принимать продукт пчеловодства натощак, а вот гипотоникам рекомендуется прием перги после еды. И не стоит превышать рекомендуемую дозировку.

Для употребления при инсультах рассчитана самая большая доза перги — около 5 г в день. А для нормализации кровяного давления потребуется не более 2 г в день, распределенных на 2-3 приема. На вкус этот продукт приятен, он обладает кисло-сладким вкусом.

Физическая активность и атеросклероз

Движение — это жизнь, и здоровья сосудов тоже не достичь без движения. Более того, существуют специальные упражнения для этого, которые нормализуют обмен веществ в организме: понижают уровень холестерина и липидов в крови, снижают вес. Физические упражнения улучшают работу органов дыхания и кровообращения, положительно влияют на деятельность нервной и эндокринной систем, ликвидируют застойные явления в печени, желчном пузыре, избавляют от запоров.

▶ **Систематические занятия лечебной физкультурой при атеросклерозе развивают коллатеральное (окружное) кровообращение и улучшают кровоснабжение в той области или органе, питание которых нарушено из-за поражения сосудов.**

С методиками, которые рекомендуются при атеросклерозе, вы и сможете познакомиться в следующей рубрике. Начинать занятия врачебной физкультурой лучше всего при самых первых проявлениях атеросклероза или еще раньше (с 40-45 лет), ведь эту болезнь легче предупредить, чем лечить.

Что выбрать, чтобы не навредить?

Наши читатели хорошо понимают, что остановить развитие атеросклероза и улучшить кровоснабжение страдающих от недостатка кровотока органов можно только с применением физической нагрузки. Но возникает много опасений — не навредить бы. Что можно посоветовать таким больным?

При атеросклерозе в комплекс лечебной физкультуры включают общеразвивающие, дыхательные упражнения и упражнения для мелких мышечных групп рук и ног. Число повторений общеразвивающих упражнений и упражнений для мелких мышечных групп 6-10 раз, а дыхательных — 3 раза. После каждого такого цикла рекомендуется выполнение общеразвивающего упражнения. Весь комплекс надо выполнять 3 раза в день. Кроме такой физкультуры рекомендуется умеренно активный спорт, например длительные ежедневные пешеходные прогулки, скандинавская ходьба, плавание 2-3 раза в неделю, ходьба на лыжах, гребля, ежедневный бег трусцой, спортивные игры (волейбол, теннис и др.). Очень эффективно сравнительно новое направление лечебного восточного фитнеса — спиральная гимнастика.

 Но в любом случае начинать занятия надо обязательно под контролем врача, чтобы правильно определить степень нагрузки.

Желательно вести дневник занятий, чтобы каждый день записывать показания пульса до и после занятий, а также время, за которое пульс возвращается к норме после нагрузки. Эту рекомендацию следует выполнять при всех сердечно-сосудистых заболеваниях.

Читатели тоже поделятся с вами своими методиками.

Реабилитация ходьбой

«...Несколько лет назад я перенес инфаркт. Врач сказал — надо двигаться, но я боялся, страх сидел во мне после тяжелой болезни. Так продолжалось, пока меня не взялся «тренировать» один спортивный врач. Кто-то из знакомых порекомендовал его, и я решился. Мы занимались по программе К. Купера. Расскажу подробно, по шагам, как я занимался, это поможет реабилитироваться больным вроде меня.

При небольших болевых ощущениях в области сердца лечение атеросклероза физической нагрузкой лучше начать с ходьбы. После тяжелых обострений атеросклеро-

за типа инфаркта и инсульта занятия по этой программе можно начинать не ранее чем через 2 месяца и при полном отсутствии болевых ощущений. Конечно, в начале требуется наблюдение врача.

С помощью секундомера следует определить время от начала ходьбы до момента появления неприятных симптомов, а также частоту сердечных сокращений (ЧСС) за 6 секунд: важно следить, чтобы она не превышала 10 ударов.

Через неделю занятий с первоначальной нагрузкой следует увеличить время ходьбы на 1-2 минуты. Если возникает боль, то добав-

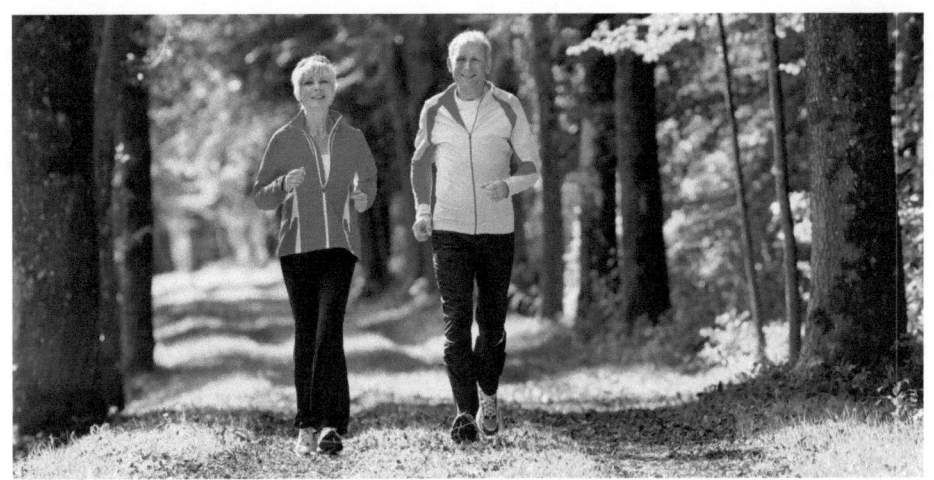

ленное время нужно уменьшить, чтобы предотвратить ее появление. Таким образом, прибавляя каждую неделю по 1-2 минуты, можно подойти к основной программе. Главное — индивидуальный подбор нагрузки. В некоторых случаях тренировочное время измеряется секундами. Не надо форсировать события.

• При болевых ощущениях, возникающих на 1-2 минуте ходьбы, продолжительность занятий временно уменьшить на 20-30 секунд, не дожидаясь появления боли.

• При болевых ощущениях, возникающих после 3 и более минут ходьбы, продолжительность занятий временно уменьшить на 1-2 минуты, не дожидаясь появления боли.

Если боль в течение 2-3 недель не «отодвигается» и начинает возникать еще раньше, то лечение ходьбой необходимо прекратить!

Данный способ лечения более индивидуален, чем жесткие программы. Спустя 10-12 месяцев после приступа инфаркта миокарда можно начать тренироваться с помощью бега трусцой. В этом случае отрезки дистанции при очень медленном беге (ЧСС не более 11 ударов за 6 секунд) должны быть более короткими, за одно занятие следует пробегать несколько отрезков, в перерывах между бегом выполнять ходьбу в среднем темпе для отдыха.

Мне эта методика помогла вернуться к полноценной жизни. Теперь я не боюсь физических нагрузок, просто научился примерять их к себе и не выходить за рамки своих возможностей. А сердце очень благотворно откликнулось на эти занятия — его кровоснабжение здорово улучшилось, как сказал врач, за счет новых сосудов, которые открываются при правильной тренировке».

Петров И.И., г. Томск

Рыдающее дыхание для чистых сосудов

«...Мне попалась книжечка по рыдающему дыханию автора Вилунаса. Этот человек объяснил доступным языком, что надо создать дефицит кислорода в крови, тогда ткани будут поглощать его из крови намного эффективнее. Это эффективный путь насыщения тканей кислородом. У моей жены вегетососудистая дистония, частые головные боли, и давление при этом падает. А у меня гипертония. Когда я прочитал методику, то понял, что этот метод подойдет и мне, и ей, потому что он рекомендуется при атеросклерозе — причине наших проблем с сосудами. Это дыхание очищает сосуды, восстанавливает их тонус и помогает страдающим органам получить больше кислорода. Вот и стали мы с женой вместе заниматься.

• Представьте, что вы плачете. При выдохе воздух проходит между напряженными мышцами дыхательных путей, как сквозь узкую щель, с усилием, под давлением. Выдох получается длительным.

• Когда выдохнули, секунду держите мышцы дыхательных путей в напряжении. Затем коротко вдохните открытым ртом. При этом все мышцы расслабляются. Вдох получается поверхностным.

• После короткого вдоха снова продолжительный выдох с напряжением мышц. Вот и вся методика.

Уже через 5 минут «рыдающего дыхания» артериальное давление нормализуется, причем повышенное — понижается, пониженное — повышается до нормы, проходит сонливость и прибавляется энергии. Советую всем заняться этим дыханием».

Романовы, г. Севастополь

КОММЕНТАРИЙ СПЕЦИАЛИСТА

Сейчас появилось много методик лечения заболеваний, в основе которых лежат атеросклеротические изменения сосудов. Сосуды теряют эластичность, способность регулировать тонус. Отсюда и гипертония, и стенокардия, и вегетососудистая дистония. Во всех этих случаях можно помочь дыханием, которое создает в результате в крови повышенное количество углекислого газа. Это дыхание по Бутейко, по Першину, по Стрельниковой, рыдающее дыхание, это методика медленного дыхания болгарского целителя Петыра Дынова и триначальное дыхание, используемое в фитнесе спиральных движений профессора Пак Чжэ Ву.

▶ *Все эти методы основаны на способности молекулы гемоглобина отдавать кислород тканям только в обмен на молекулу углекислого газа. А углекислый газ — это продукт метаболита организма. Его выработка увеличивается при физической нагрузке. Мы же в эпоху гиподинамии, имея недостаток физической активности, имеем низкий уровень обмена и мало вырабатываем углекислоты. Поэтому наши ткани страдают от недостатка кислорода. Глубокое дыхание усугубляет это. Чтобы выровнять создавшийся дисбаланс, надо либо увеличить нагрузку, либо снизить глубину дыхания, либо сделать его медленным, либо ввести паузу в виде задержки дыхания.*

Чтобы избавить человека от многих болезней, необходимо лишь научить его экономить углекислый газ в своем организме. Сделать это позволяют все эти дыхательные методики. По мере удлинения задержки дыхания кровь и ткани все лучше насыщаются кислородом и углекислым газом, восстанавливается кислотно-щелочное равновесие, нормализуются обменные процессы, в том числе обмен холестерина и жиров. Это отличное средство профилактики атеросклероза, способ затормозить болезнь и скомпенсировать нарушения, возникающие вследствие атеросклероза.

Глава 6.

Очищаем кожу

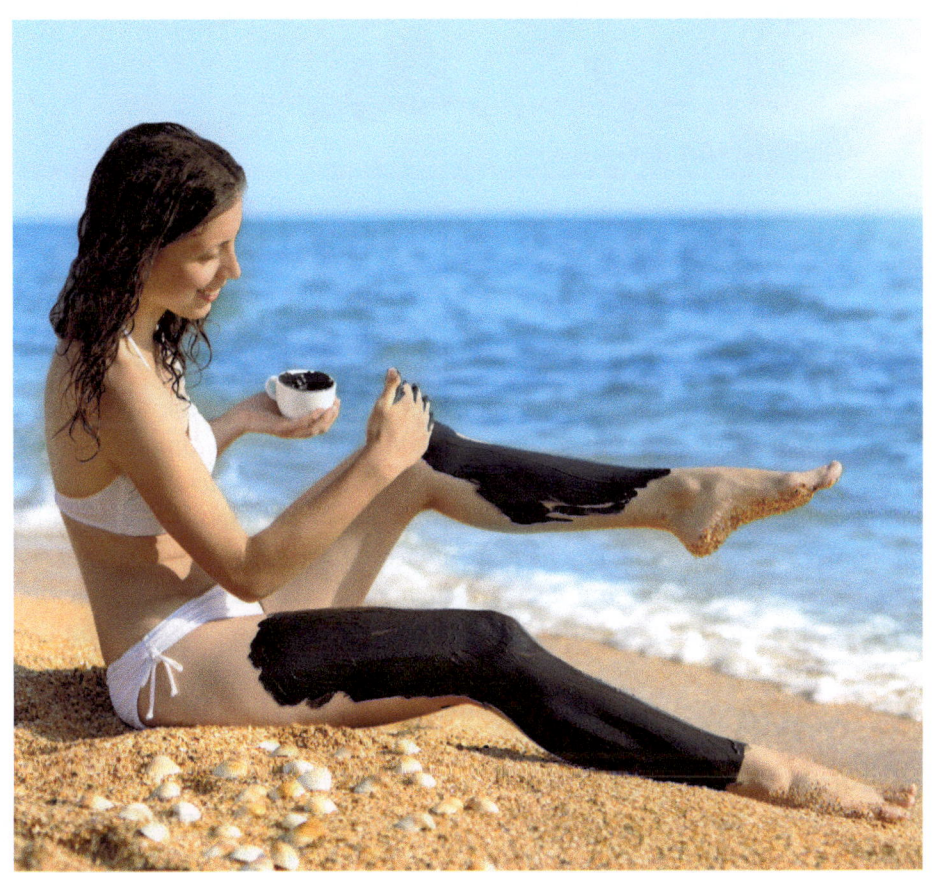

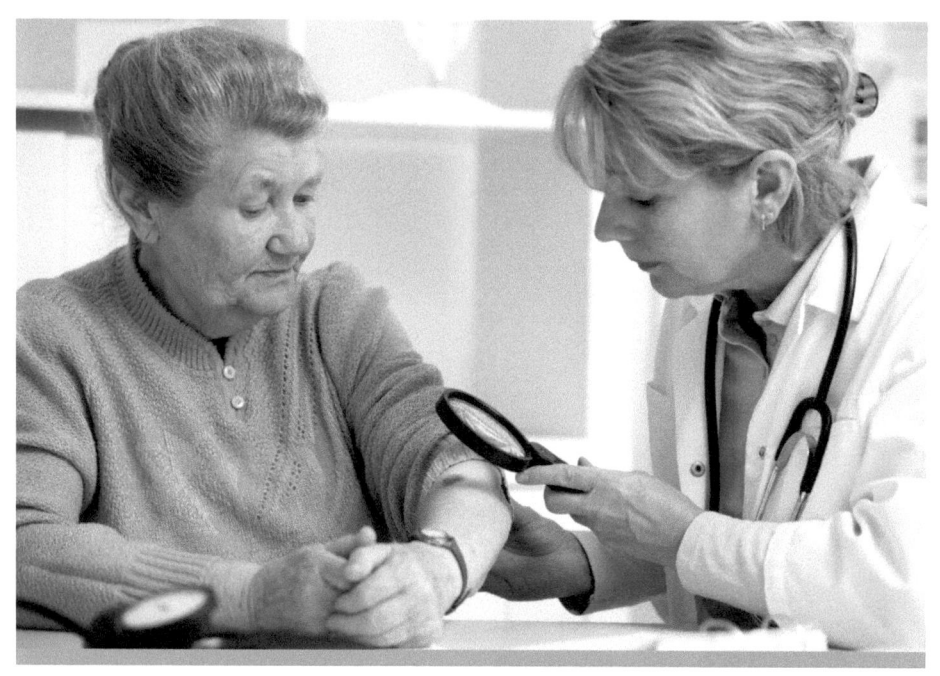

Кожные болезни: экзема, псориаз, нейродермит

Кожа — очень непростой объект для лечения, поскольку организм занимается ее лечением в самую последнюю очередь, направляя свои силы на поддержание более важных органов. Поэтому лечение кожных заболеваний, особенно хронических, требует устранения проблем со стороны таких органов, как печень, толстый кишечник, желудок, восстановления эндокринной, нервной систем и т. д., а также решения психологических проблем. В то же время косметический момент болезней кожи психологически даже более важен, чем само заболевание. Больные очень переживают за свой внешний вид, комплексуют, что очень сильно угнетает и тормозит выздоровление.

Наибольшую трудность представляет лечение хронических кожных заболеваний, особенно системного характера. В первую очередь к ним относят **экзему, нейродермит, псориаз, витилиго, аллергодерматит.**

Немало эстетических проблем доставляют разрастания типа бородавок и папиллом, особенно людям в возрасте, а молодежь страдает от акне.

Если рассматривать кожные болезни в целом, то основные из них можно условно разделить на следующие группы:

- **системные заболевания кожи** (экзема, нейродермит, псориаз, зудящие дерматозы, системная красная волчанка);
- **воспалительные заболевания** (рожистое воспаление, угри, фурункулы и др.);
- *лишаи*;
- **паразитарные инфекции** (чесотка и пр.);
- **трофические нарушения** (язвы, пролежни и т. п.);
- **новообразования**.

Мы остановимся лишь на самых актуальных и трудно поддающихся лечению заболеваниях. Это системные и некоторые воспалительные болезни кожи. Трофические нарушения — это скорее проблемы, связанные с кровоснабжением и иннервацией или обменными процессами в организме. Так, например, спровоцировать появление язв может сахарный диабет. Паразитарные и грибковые поражения также удел отдельной темы. Новообразования мы затронем частично, не захватывая тему онкологии, которая требует особого подхода в лечении.

Как всегда, мы вновь обратимся к опыту народной медицины, она и в данном случае способна оказать существенную помощь.

Системные заболевания кожи

Почему многие кожные заболевания называют системными?

Кожные болезни всегда вызывают больше всего вопросов. Их даже можно назвать загадочными, поскольку достоверной причины возникновения большинства из них не выявлено. Они внезапно появляются и так же внезапно могут самостоятельно исчезнуть. Только аллергодерматит имеет более объективную природу — аллергическую реакцию на какой-либо фактор. Но с аллергией также бороться нелегко. Часто подобные заболевания возникают в результате хронических стрессов или могут быть вызваны токсическим воздействием различных веществ. Эти хронические поражения кожи очень трудно поддаются лечению, и отчасти потому, что все они несут в себе аллергическую составляющую и имеют в своей основе сбои в системах регуляции в организме (нервной, иммунной, гормональной), часто тесно связаны с состоянием нашей психики. Соответственно, и к лечению этих заболеваний следует подходить многопланово, привлекая все возможные методы народной медицины.

Экзема

Экзема — воспаление верхних слоев кожи нервно-аллергического характера. Сначала возникает покраснение кожи и усиливающийся зуд. Интенсивность зуда зависит от индивидуального ухода за кожей. Затем на месте покраснения появляются отечность и пузырьки, заполненные прозрачной серозной жидкостью. Зуд становится нестерпимым, появляется ощущение жжения, повышается температура кожного покрова. Следующий этап сопровождается возникновением трещин, мокнущих участков. Мокнущая экзема — самый опасный вид, так как высока вероятность инфицирования поврежденной кожи.

Ведущую роль в развитии этого заболевания отводят нарушению функции центральной и вегетативной нервной системы. Большое значение имеет недостаточность иммунной системы. В результате активизируются имеющиеся в организме очаги инфекции. Часто присоединяется аллергический компонент, развиваются аутоиммунные процессы.

▶ Развитию этого заболевания могут способствовать наследственность, нервные стрессы, болезни внутренних органов, особенно желудочно-кишечного тракта, нарушения обмена веществ, гормональные перестройки, например климактерический период. Могут повлиять профессиональные контакты с вредными химическими веществами, воздействие холода и тепла, солнечное излучение и т. п.

У каждого больного своя история болезни, и отдельные факторы или их совокупность способны влиять на развитие заболевания, вот почему экзема так плохо поддается излечению. Народные рецепты используют самые простые подручные средства, природные смолы, грязи, травы. Советов много, но результаты очень индивидуальны. Своими успехами с нами делятся читатели. Не отчаивайтесь, не опускайте руки и ищите свой рецепт, который поможет именно вам.

▶ **Не забывайте, что нужно предпринять и общие меры по очищению организма, восполнению витаминного и минерального состава, выравниванию гормонального фона, а также пересмотреть свои психические установки.**

Экстремальные методы: стоит ли рисковать?

? *Читатели часто спрашивают об «экстремальных» методах лечения, таких как рецепты с использованием креозола, солидола, соли и т. п. Насколько оправдывает себя применение подобных жестких методов?*

Больных можно понять — они готовы на все, чтобы избавиться от мучений, ведь экзема приносит беспокойство и днем, и ночью — боль, зуд, да и внешний вид кожи способен порой привести в отчаяние. Все народные методы лечения этого недуга имеют право на существование. Из практики — многие из них помогают полностью излечить болезнь, но учитывайте всегда при выборе метода свои индивидуальные особенности. Если средство для лечения очень активное, то начните с маленького участка пораженной кожи и посмотрите, какая будет реакция, а потом уже действуйте в зависимости от результата — либо применяйте его ко всему пораженному участку, либо ищите другое лекарство.

Помогло средство с креолином

«...Я очень долго страдала мокнущей экземой на руках. Я еще молодая, и эта болезнь чинила большие препятствия в общении со сверстниками, а это обстоятельство еще больше провоцировало болезнь: зуд сводил с ума, не давал спокойно спать. Я постоянно расчесывала зудящие места. Просто жить иногда не хотелось.

Но однажды моя сестра принесла мне газету с народным рецептом лечения экземы. Его прислал в газету один пожилой лекарь и написал, что вылечил уже многих этим средством. Это был рецепт с креолином. В ведро с терпимо горячей водой добавьте 1 ст. ложку креолина, вода станет белой как молоко. Нужно парить руки или ноги в этой воде по 15-20 минут. Вытирать после этого кожу не надо, дайте обсохнуть естественным образом. Затем слегка

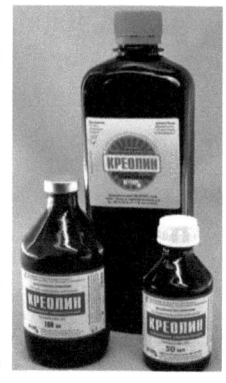

смажьте больные места любым кремом для кожи. Если спустя некоторое время начнется зуд, то кожу надо смазать тонким слоем флуцинара — он успокоит зуд.

Делайте процедуры по 2-3 раза в день до тех пор, пока полностью не вылечите экзему. Мне хватило недели таких процедур, чтобы избавиться от всех симптомов. Вы не представляете — какое это было счастье!»

Миронова Е., г. Калининград

КОММЕНТАРИЙ СПЕЦИАЛИСТА

Креолин — маслянистая темно-коричневая жидкость, применяемая в санитарной и ветеринарной сфере для дезинфекции — уничтожения насекомых и вредных микроорганизмов. Еще креолин применяют для борьбы с животными-вредителями, так как запах этого препарата отпугивает мышей и других грызунов. Жидкость ядовитая. Креолин по своему составу — это нафталин и ряд вспомогательных веществ: каменноугольное масло, едкая щелочь, ихтиол, мыло, канифоль. В качестве эффективного инсектицида это вещество используют уже давно. Очень важной составляющей в нем служат ценные каменноугольные масла. Это очень нестойкое вещество, на воздухе оно быстро разлагается, поэтому важно при использовании креолина не открывать пузырек, а забирать жидкость из флакона с помощью шприца с иглой. Действие при лечении экземы креолином связано именно с его мощным дезинфицирующим свойством.

Повреждающий эффект, конечно, велик, и для организма это яд, который неизбежно всасывается через кожу, но от безвыходности больные идут на этот метод и получают результат. Хотя побочные явления могут быть очень значительными. Особенно у аллергиков, так что — будьте осторожны!

Вылечила экзему рассолом

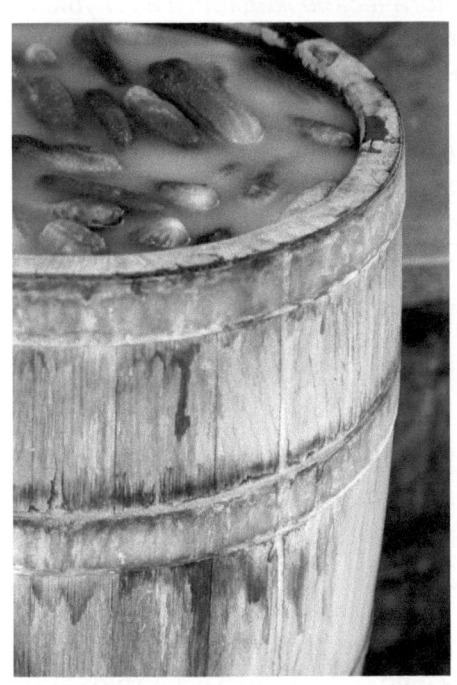

«...Удивительно, как иногда случайность может открыть нам истину. Этот рецепт вылечил мне экзему. А поделилась со мной им одна очень пожилая женщина, когда, увидев мои больные руки, заговорила со мной и рассказала свою удивительную историю. Оказывается, она сама болела экземой (поэтому она безошибочно угадала мой диагноз с первого взгляда). Берегла всегда руки от всяких разъедающих веществ, старалась все делать в перчатках. Но однажды, когда пришли гости, пошла в погреб за солеными огурцами, а они хранились у нее в бочке, да потеряла перчатки, думала аккуратно достать огурчики, чтобы не томить гостей, но по неосторожности искупала всю руку вместе с больным очагом. Защипало, конечно, расстроилась, что завтра еще больше «разнесет» руку, ведь рассол разъедает раны. Но, к ее удивлению, назавтра пораженный участок выглядел намного лучше, чем накануне. Женщина попробовала тогда делать примочки с огуречным рассолом. И... вылечила свою экзему. Так случайность помогла ей. А теперь и я тем же методом справилась с недугом. И всем советую попробовать — ведь это безопасно!»

Казакова Л. Т., г. Воронеж

КОММЕНТАРИЙ СПЕЦИАЛИСТА

Как видите, обычная **соль** способна излечить экзему. Казалось бы — парадокс, но ничего особо удивительного в этом нет, ведь соль прекрасно дезинфицирует. Недаром существует соление как метод консервации продуктов. Конечно, ощущения не из приятных, ведь щиплет, но результат зачастую оказывается превосходящим все ожидания.

> **Кроме дезинфекции, соль за счет создания гипертонического раствора вытягивает все патологические жидкости из глубины кожи, очищая ее. Достаточно потом смазать кожу любым смягчающим кремом, чтобы раздражение от соли прошло, а лечебный эффект остался.**

Рассол в своем составе содержит еще и органические кислоты, которые сами по себе обладают дезинфицирующими и очищающими свойствами, а также способствуют заживлению. Аналогично органическим кислотам рассола действует уксус. О методах с применением уксуса мы еще будем говорить дальше.

Рецепт мази от экземы

«...Мой муж много лет болел мокнущей экземой. У него на обеих ногах появлялись пузырьки, наполненные жидкостью, потом они лопались, появлялись язвочки и кровоточили. Он даже от боли не мог ходить. Чем только не лечился — даже до гормональных мазей дело доходило, но пока мазал — наступало улучшение, а потом еще хуже. Замучились все.

Я все искала, чем помочь мужу, читала всякие газеты с народными рецептами и вот наткнулась на рецепт мази, который, как уверял автор письма, буквально спас его от этого недуга. Я почему-то прониклась этим письмом и сразу захотела попробовать рецепт, тем более он был безопасен.

Сразу же сделала мазь, о которой прочитала, и муж стал мазать пораженные места. Уже через шесть дней от экземы не осталось и следа.

Возьмите три рюмки одинаковых размеров. В первую рюмку необходимо разбить сырое яйцо, в другую рюмку налейте столько же по объему воды, а в третью — столько же уксуса. Можно взять столовый, но лучше яблочный уксус. Главное, чтобы во всех трех рюмках было одинаковое количество содержимого. Затем перелейте все в банку, закройте ее плотно крышкой и сильно встряхивайте до тех пор, пока у вас не получится кремообразная масса. Это и есть целебная мазь.

Каждый день на ночь смазывать тонким слоем всю больную поверхность, сверху следует надеть хлопчатобумажные носки. Так ложитесь спать. А утром не смывайте, наденьте чистые х/б носки. Вечером нужно помыть ноги без мыла и вытереть насухо и опять смазать пораженные места мазью, повторив процедуру. Сначала старая кожа будет сходить, облезать, а на ее месте появится новая, розовая кожа. Так я лечила мужа 6 дней, а потом все прошло, и экзема больше не беспокоила его».

Соловьева О.И., г. Пушкин

КОММЕНТАРИЙ СПЕЦИАЛИСТА

В этом рецепте дезинфицирующую роль на себя берет уксус. Если использовать **яблочный уксус** своего изготовления, то к эффекту добавится еще и действие витаминов и минералов этого природного продукта. Он содержит микроэлементы (кальций, магний, железо, натрий, медь, сера, кремний, фосфор), а также уксусную, щавелевую, молочную, лимонную кислоты, ряд аминокислот, ферментов и витаминов (А, С, Е, Р, группы В).

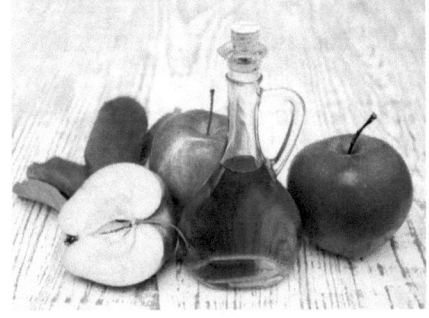

▶ *Кроме дезинфицирующего действия, польза яблочного уксуса заключается в его противовоспалительном и обезболивающем действии. Он также способствует заживлению ранок.*

Яйцо в этом рецепте за счет желтка питает кожу жирами и жирорастворимыми витаминами. Белок сырого яйца создает защитную пленку, предупреждает растрескивание, а также содержит лизоцим — прекрасное заживляющее вещество.

Керосин от «нечистой» кожи

«…Достаточно часто приходится видеть на улице и в транспорте людей, больных экземой или псориазом. У окружающих всегда возникает неприятное чувство от «нечистой» кожи, а я знаю, каково самому больному, потому что все это пережила лично — косые взгляды, сторонение, брезгливость. У меня были поражены руки экземой, но сейчас мне удалось практически привести их в норму. А помог мне народный рецепт с керосином. В народе керосин применяют при многих заболеваниях.

При экземе надо приготовить

болтушку с керосином: сухие корни одуванчика и лопуха раздельно измельчить в порошок и добавить по 1 ч. ложке каждого компонента к 100 г очищенного керосина. Чтобы получить лечебную мазь, нужно тщательно растереть порошок корней вместе с керосином деревянной ложкой не менее 20-30 минут. Лучше это делать в эмалированной миске. После этого мазь необходимо сложить в баночку с крышкой. Хранить ее лучше в холодильнике, внизу, где овощи.

Процедура лечения заключается в сочетании правильного ухода за больной кожей рук и использования приготовленной мази. Мазь накладывается вечером, перед сном. Сверху наденьте старые варежки, которые не жалко, а утром снимите. Остатки мази убираются утром при помощи чуть подогретой молочной сыворотки. В нее окунают кусочек чистой ткани, пропитывают, а затем промакивающими движениями очищают руки. В ходе лечения нужно тщательно следить за руками: не следует выполнять работы по дому, требующие контакта с водой и моющими средствами. Если что-то надо сделать — применяйте резиновые перчатки. Недопустимо также попадание на кожу рук мыла.

Я тщательно соблюдала все условия лечения, и результат наступил через 2 недели. Теперь я просто берегу свои руки от всех химикатов и моющих средств, а также на улице от холода. Если снова возникнет обострение, то средство у меня теперь есть».

Романова В.И., г. Волхов

КОММЕНТАРИЙ СПЕЦИАЛИСТА

По популярности и эффективности методика лечения керосином стала получать все большее и большее признание. Керосин обладает рядом лечебных свойств.

- Прогревающим.
- Дезинфицирующим и противопаразитарным. При этом он не оказывает отрицательного воздействия на нормальную микрофлору организма.
- Разжижает лимфу и ликвидирует ее застой.
- Снимает воспаление и боль.
- Повышает защитные силы организма.
- Расширяет сосуды и улучшает питание тканей.
- Способствует усилению работы желез внутренней секреции и улучшает обмен веществ.

Прежде чем применять керосин в лечебных целях, его следует очистить, а вдыхание паров керосина в большой концентрации может привести к отравлению.

Один из способов очистки керосина:

3 ст. ложки пищевой каменной соли нужно засыпать в чистую банку. Туда же залейте керосин, пропустив его через самодельный марлевый фильтр. Поместите банку в глубокую кастрюлю, предварительно на дно установив подставку, как при стерилизации. В кастрюлю налейте воду. Ее уровень обязательно должен быть выше уровня керосина в банке. Кастрюлю поставьте на медленный огонь и кипятите так полтора часа. Крышку банки ни в коем случае не закрывайте! При нагревании появляется резкий неприятный запах, поэтому лучше все это выполнять в проветриваемом помещении или на открытом воздухе. Следует очень осторожно проводить манипуляции с банкой, чтобы не всколыхнуть и не перемешать соль с жидкостью. Соль в этом процессе впитывает все вредные вещества, которые содержит керосин, и необходима для качественной его очистки. По завершении процесса банку аккуратно извлеките из воды. Ее содержимое очень осторожно слейте в другую емкость темного стекла и плотно закройте. В такой таре очищенный керосин может храниться до года.

Народная гомеопатия

Уринотерапия в последнее время стала пользоваться огромной популярностью. Для лечения используют мочу в самом разном виде: свежую теплую, старую, упаренную. Ее применение может быть внутренним и наружным. Первый способ работает на обменном уровне всего организма по принципу гомеопатии, а второй предназначен для избавления от разнообразных кожных воспалений. Можно сочетать их для лучшего эффекта.

Примочки с уриной вместо лекарств

«...Я очень долго лечила свою экзему, перепробовав гормональные мази, предлагаемые врачами, очистку кишечника клизмами и активированным углем, сидела на строгой диете — все безрезультатно. Потом кинулась в народные средства — ведь надо было что-то делать! Мазала дегтем, оставляя примочки на ночь, — тоже не помогло. Я уже совсем было отчаялась, когда кто-то посоветовал лечение уриной. Лучше всего ее собирать для лечения кожных заболеваний утром. Я делала примочки из урины, а на ночь прибинтовывала листья подорожника.

Для примочек нужно взять кусочек чистой мягкой хлопчатобумажной материи, сложить вдвое и смочить мочой. Наложить повязку на больное место, прикрыть полиэтиленом, чтобы предотвратить быстрое испарение. Но чтобы не возникло ожога, после компрессов кожу надо протереть водой и смазать растительным маслом.

Я посвятила этому свой отпуск и не пожалела об этом. Через 2 недели вышла на работу чистенькая и счастливая и навсегда забыла об экземе!»

Васильева Е.И.,
г. Москва

КОММЕНТАРИЙ СПЕЦИАЛИСТА

Особенно эффективно применяется моча от кожных заболеваний типа экземы, нейродермита. Этот народный способ самолечения уже давно подтвердил свою эффективность. Мочу наружно можно использовать в виде: примочек, компрессов (накрывая вощеной бумагой или пленкой), она обладает целебными свойствами, и это заметили в народе давно. Всем, наверное, известен способ лечения ожогов (и солнечных, и термических) мочой. Она прекрасно снимает воспаления, обладает противомикробным действием, обогащает клетки кожи полезными микроэлементами, увлажняет и очищает кожу, способствует удалению ороговевших частиц. Также моча способна подсушивать гнойные воспаления и не дает возможности инфекции развиваться в клетках кожи.

▶ *Утренняя моча оказывается наиболее полезной тем, что она насыщена гормонами. Но эти гормоны находятся в гомеопатических дозах, поэтому моча работает как гомеопатия. Личная моча несет информацию о заболевании организма и действует по принципу подобия, ликвидируя болезнь.*

Урина внутрь — польза или вред?

? *Многие наслышаны о методе уринотерапии, но часто сомневаются и присылают много вопросов: если пить, то как это делать правильно?*

Действительно, наружное применение урины при лечении кожных заболеваний народные целители советуют сочетать с внутренним приемом. Для этого собирают утром среднюю порцию мочи и выпивают глотками залпом, не прерываясь (!), делая нечетное (!) количество глотков. Считается, что первая и последняя часть струи содержит мало жизненной энергии. Благодаря непрерывности и нечетному количеству глотков эффект может быть либо нулевым, либо очень сильным. Пейте глотками, не дыша. Тогда запах не будет мешать, а потом выдохните. Можно после выдоха выпить немного воды, это еще снизит неприятные ощущения. А вообще — главное, настроиться, тогда процедура не покажется столь противной. Доза на прием — 0,5-1 стакан.

И еще — при внутреннем употреблении мочи необходимо соблюдать несколько правил.

● Нужно полностью отказаться от приема различных медикаментов за 2 дня минимум до начала уринотерапии.

● Перейдите в этот период на вегетарианство. В рационе должны присутствовать вареные овощи, свежие фрукты, каши из цельных круп, картофель. Это к тому же сделает запах мочи менее неприятным.

● Оздоровительные и профилактические процедуры уринотерапией надо начинать только в начале лунного цикла и только после трехдневного очищения организма клизмами. Далее должно следовать наружное применение урины, и уже потом можно переходить к приему мочи внутрь.

● При проведении уринотерапии надо пить воду, не менее 1 л в сутки.

Урина вернула мне лицо

«...Расскажу свой случай — может, кому поможет. Лет пять назад случилась у меня на лице жуткая аллергия: лицо все покрылось корочкой, расчесывала до крови, а в кожвендиспансере причину так и не выявили, официально поставили диагноз нейродермит. Лечить пробовали буквально всем, что было в аптеках. В диспансер ходила как в дом родной, а результата не было. А как мне жить с таким лицом? Слез пролила немерено. Спасла меня обыкновенная моча, пересилила себя — мазала на лицо, когда только могла (оказалось, действительно, как мне и говорили, свежая моча почти не пахнет). Провела плюс к этому 3 дня абсолютной голодовки, воду пила по 2 л в день, не меньше, да еще и урину по утрам. За 3 дня лицо полностью очистилось!

Это после месяцев мытарств! Дерматологи были в шоке, ведь они на меня уже рукой махнули. Так урина вернула мне мое лицо».

Надежда Михайлова,
г. Кронштадт

Глиняные компрессы

«...Что такое экзема — объяснять вряд ли требуется. Я все это пережила и готова была съесть и выпить что угодно, чтобы избавиться от болезни. Но даже этого подвига не понадобилось. Достаточно оказалось пройти курс уриново-глиняных компрессов. Меня научила этому одна старушка. Я ей сразу поверила, что поможет, ведь только бабушки умеют лечить всякие неизлечимые болезни. Для приготовления такого компресса следует замешать глину на урине — старой, детской или упаренной. Состав не должен растекаться и иметь консистенцию густой сметаны. На больное место наложить марлю, на нее слой уриново-глиняной смеси толщиной 2-3 см, все прикрыть вощеной бумагой, обернуть хлопковой тканью и теплым шарфом.

Более действенный состав получается, если глину увлажнить отваром, приготовленным из урины, в которую добавлены лекарственные травы. Можно для лечения приготовить крутой отвар из трав и разбавить им урину. Однако более эффективным считается уриново-травяной настой. Возьмите по 1 ч. ложке полыни горькой, крапивы двудомной, одуванчика лекарственного, спорыша, шалфея лекарственного, залейте 500 мл горячей урины, дайте постоять 1 час. Потом приготовьте компресс с глиной.

Уже после первой процедуры у меня наступило значительное улучшение — просто глазам своим не поверила, когда сняла компресс. Так и вылечилась — спасибо той старушке!»

Тимофеева И.П., г. Ярославль

КОММЕНТАРИЙ СПЕЦИАЛИСТА

Надо пояснить, что такое старая моча и как правильно упаривать урину. Когда урина остывает, она начинает издавать запах аммиака. Такая моча уже считается старой. Упаривают урину до уменьшения ее объема до четвертой части от первоначального. По представлению древних знахарей, эта моча может избавить от множества болезней, даже самых тяжелых.

▶ *Детская моча (дети до 10 лет) наиболее целебна, так как имеет силу обновления и омоложения. В ее составе множество иммунных компонентов, поэтому она может отлично поднять иммунитет. Также хорошо она влияет на костный мозг, вилочковую железу и лимфоузлы. При хронических инфекциях и воспалениях надо принимать именно такой вид урины.*

В рецепте совместно проявляют свой лечебный эффект глина и моча, а также настой целебных трав. О лечении глиной мы еще будем говорить в этом выпуске. Травы данного рецепта обладают противовоспалительным, антисептическим и заживляющим свойствами. С таким рецептом придется повозиться, но эффект от процедуры того стоит.

Травы от экземы

Травы — это самое привычное средство. Их можно и внутрь принимать, и использовать наружно. Рецептов бесчисленное множество, но каждому помогает свой. Природа приготовила нам лекарства на все случаи жизни — просто не останавливайтесь при неудаче, ищите свой рецепт и обязательно его найдете.

Мать-и-мачеха на парном молоке очистит кожу

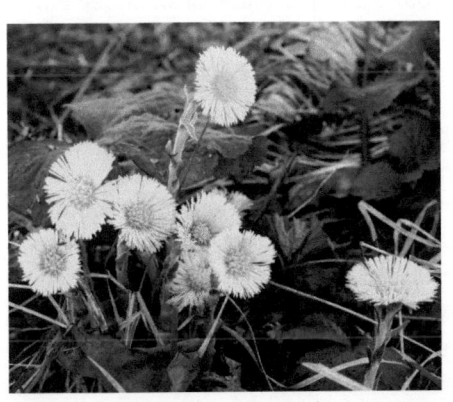

«...Болезнь моя развивалась исподволь, с малых симптомов: однажды обнаружила у себя на руке покраснения между пальцами, которые чесались. Сначала даже не обратила внимания на эти проявления, но постепенно краснота и зуд стали доходить по руке до локтя. Зуд был мучитльный и постоянный, он просто изводил меня. Дерматолог поставил экзему. Мне назначили какую-то сложную дорогую мазь, но она совсем не помогала. Хорошо, что вскоре одна добрая знакомая подсказала народный рецепт лечения экземы, который помог.

Пропустите через мясорубку мать-и-мачеху, затем добавьте к ней парное молоко. Данный состав нанесите на участки кожи, пораженные экземой, и сверху оберните эти места пленкой, затем повяжите тканью. Такой компресс нужно держать всю ночь. Всего мне потребовалось 3 таких сеанса, чтобы кожа очистилась! Больше меня экзема не беспокоила».

Киселева Ю.Т., г.Суздаль

КОММЕНТАРИЙ СПЕЦИАЛИСТА

Мать-и-мачеха обыкновенная — лекарственное растение, где целебными свойствами обладают цветы и листья. В них содержатся органические кислоты, сапонины, рутин, аскорбиновая кислота, инулин, эфирные масла. Настои и отвары мать-и-мачехи обладают выраженным противовоспалительным, смягчающим действием, а также прекрасно дезинфицируют. При кожных заболеваниях ее применяют внутрь, как общеукрепляющее средство, а при наружном применении она помогает избавиться от гнойных инфекций, фурункулеза, ускоряет заживление при ожогах, ранах и ссадинах, помогает при нейродермите, псориазе и экземе. К пораженным местам прикладывают салфетки, пропитанные отваром или настоем мать-и-мачехи.

▶ *К приведенному рецепту очень хорошо для укрепления иммунитета добавить прием настоя или отвара растения внутрь. Отлично работает и сок. Из него также можно делать примочки на пораженную поверхность.*

Настой: 1 ст. ложку растительного сырья залить стаканом кипящей воды и держать на водяной бане в течение 15 минут, затем процедить. Полученный настой разводят кипяченой водой до 200 мл и употребляют по трети или половине стакана 2-3 раза в день.

Отвар готовится так же, как и настой, но его нужно кипятить 10-15 минут, затем настоять и употреблять по 1 ст. ложке 3-4 раза ежедневно.

Сок из листьев мать-и-мачехи: берут свежие молодые листья, собранные в мае или июне. Их моют, обдают кипятком, измельчают и отжимают сок. Его необходимо развести кипятком из расчета 1:1 и прокипятить в течение нескольких минут. Получившийся напиток пьют по 1 ст. ложке 3 раза в день после еды. Принимать нужно неделю-полторы.

Череда — древнейший лекарь

«...Многие, наверное, слышали, что лучшее средство при болезнях кожи — череда. Детишек при диатезе всегда купают с отваром этой травы. Но череда эффективна не только при аллергических заболеваниях, но и при более серьезных, таких как псориаз, экзема, пузырчатые дерматиты, витилиго, облысение, угревая сыпь. Мне череда помогла при экземе. Я пила ее настой, настойку и втирала раз в день мазь в больные места.

Настой череды: 1 ст. ложку измельченной травы череды поместить в эмалированную посуду, залить стаканом кипятка, нагревать на медленном огне 10-15 ми-

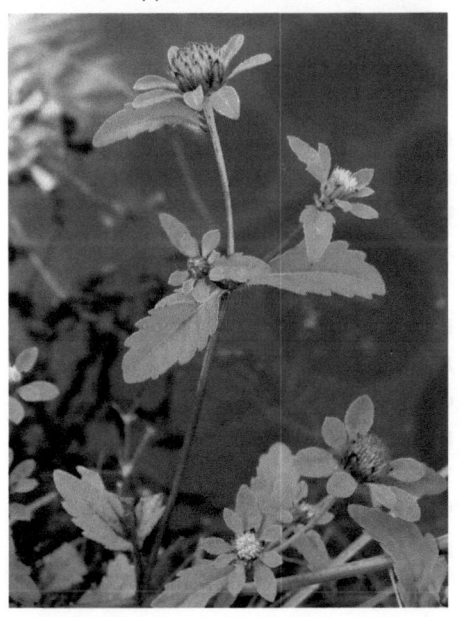

нут. Затем охладите в течение примерно 45 минут при комнатной температуре, процедите, отожмите, долейте кипяченой водой до 200 мл. Принимайте по половине-трети стакана 2-3 раза в день после еды. Эта дозировка для взрослых людей, подойдет она и для детей, начиная с 7-8 лет. Маленьким детям приготовьте настой из расчета чайная ложка на стакан кипятка. Настой храните в прохладном месте не более 2 суток.

В аптеках также продаются брикеты череды, 1 дольку из брикета залейте стаканом кипящей воды, настаивайте 10-15 минут, процедите. Принимайте по 1-2 ст. ложки 3-4 раза в день.

Спиртовой экстракт череды (1:10) принимайте по 20 капель 3 раза в день до еды. 2,5%-ную мазь из густого экстракта череды на вазелин-ланолиновой основе я покупала в аптеке.

Важно, что не имеется противопоказаний к приему препаратов череды, а помощь эффективная. Конечно, помимо череды, применяла и другие народные средства, но всегда получала явное улучшение при пользовании чередой».

Крылова П.О.,
г. Санкт-Петербург

Череда трехраздельная относится к древнейшим народным лекарственным средствам для борьбы с кожными заболеваниями. Ее издавна применяли для лечения фурункулеза, нейродермита, крапивницы и опрелостей у детей. С давних пор широко использовали череду для лечебных ванн в детской практике при различных видах диатеза.

▶ *Череда обладает противовоспалительным, бактерицидным, ранозаживляющим, мягчительным, противоаллергическим, потогонным и мочегонным действием, нормализует нарушенный обмен веществ, улучшает аппетит и пищеварение, успокаивает нервную систему, снижает артериальное давление, лечит подагру, обладает противоопухолевым действием.*

В траве череды содержатся эфирное масло, аскорбиновая кислота, каротин, флавоноиды, пигменты, дубильные и горькие вещества. Антиаллергические свойства препаратов череды объясняются высоким содержанием в растении аскорбиновой кислоты, стимулирующей функции надпочечников и оказывающей разностороннее влияние на обменные процессы. Кроме того, значительно выраженные противомикробные свойства череды связаны еще и с высоким содержанием в ней марганца, который влияет на процессы кроветворения и деятельность желез внутренней секреции.

Кожа любит виноград!

«...О ценных лечебных свойствах темного винограда я много слышала, но всегда считала, что его полезно только употреблять внутрь. Когда заболела экземой, то перепробовала много народных средств (аптечные не помогали), пока не наткнулась на рецепт местного применения винограда. Удивилась, но решила попробовать, потому что утверждалось, что данное народное средство лечения экземы поможет избавиться от экземы навсегда. Возьмите небольшую кисть темного винограда и ягоды растолките, затем этот состав положите в марлю и прикладывайте к больным местам на два часа каждый день. Выполняйте процедуры в течение 3 недель, а затем сделайте перерыв на 10 дней и снова начните лечение. Через 3 месяца у меня кожа стала совершенно чистой! Значит, она тоже любит вкусненькие витамины».

Григорьева Н.А., г. Самара

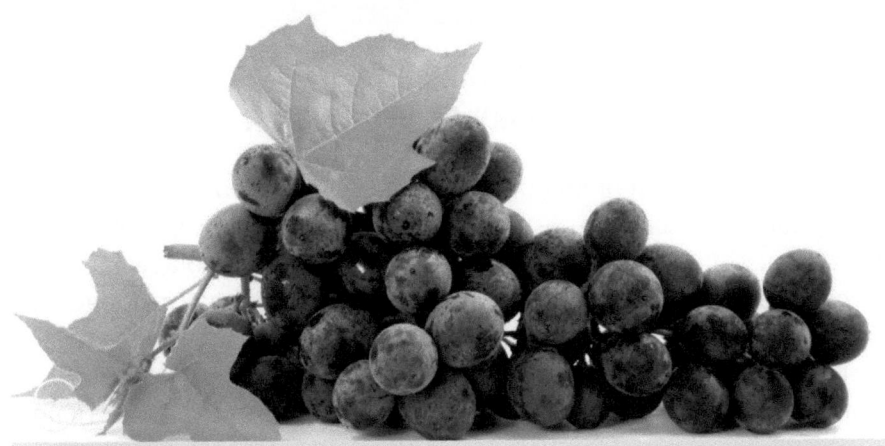

КОММЕНТАРИЙ СПЕЦИАЛИСТА

С древних времен у греков и римлян широко применялась **ампелоте-рапия**, то есть лечение виноградом, восстанавливающее силы осла-бленного организма, улучшающее обмен веществ. Основоположником виноградолечения в отечественной медицине стал доктор Дмитриев из Ялты. Он первый выдвинул идею, что красный виноград целебен. На-учные исследования впоследствии это подтвердили. Темный виноград содержит растительные пигменты антоцианы и полифенолы, которые в светлых сортах полностью отсутствуют.

▶ *В красном и темно-синем винограде содержится большое коли-чество антиоксидантов, нейтрализующих свободные радикалы и препятствующих старению клеток человеческого организма. Эти сорта оказывают мощное регулирующее влияние на все процессы метаболизма в человеческом организме, обеспечивают мощней-шую антиоксидантную защиту, регенерацию клеток печени и дру-гих органов, защищают клеточные мембраны от разрушения под воздействием неблагоприятных условий (инфекция, радиация, ин-токсикация, излишние окислительные процессы). При наружном применении повышают местный иммунитет и регенерируют кожу.*

Полезно дополнить местное лечение кожных болезней приемом вино-града внутрь (желательно съедать вместе с косточкой, разжевывая ее). Виноград действует подобно щелочным водам, но с тем преимуществом, что в нем преобладают соли калия, железа, фосфорной и кремниевой кислот, а в щелочных водах содержится большое количество ионов на-трия и хлора. Благодаря этим свойствам темный виноград ощелачивает внутреннюю среду, что тоже является значимым лечебным фактором.

Пихтовая мазь
спасла дочку от страданий

«...Самая неприятная кожная болезнь, как мне кажется, — это мокнущая экзема, она хуже всего лечится. Эта беда постигла мою дочку. Больно было смотреть, как она страдает. Переспрашивала всех знакомых — что делать? Искала — и нашла тот рецепт, который спас от страданий мою дочку.

Это мазь простого состава, но очень действенная. Она готовится на жировой основе, для чего нужно взять 60-70% детского крема либо гусиного, барсучьего или не-соленого свиного сала и 30-40% пихтового масла. Хорошо размешайте состав и накладывайте на больное место. Делайте процедуру около 3 раз в день в течение 12-24 дней.

У моей дочери кожа очистилась за 12 дней! Никто не ожидал такого результата, теперь я всем рекомендую этот рецепт, а если он не поможет, то ищите свой и обязательно найдете!»

Павлова Н.И.,
г. Пушкин

КОММЕНТАРИЙ СПЕЦИАЛИСТА

Нутряной жир животных обладает лечебным свойством. Он способен снимать воспаление, оттягивать жар. По понятиям китайской медицины, свинина вообще несет энергию холода, охлаждает, поэтому немало рецептов с применением сырого свиного сала как противовоспалительного средства. Кроме того, жиры смягчают трескающуюся кожу, напитывают ее влагой. делают мягче и эластичнее.

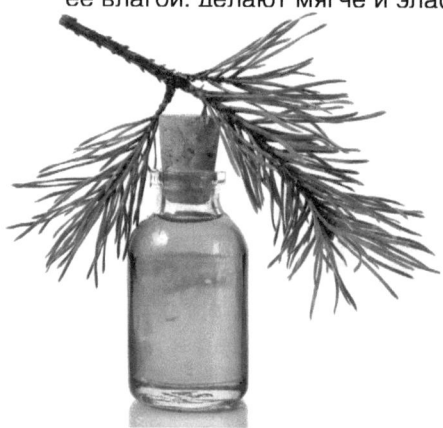

▶ *В животных жирах очень много жирорастворимых витаминов и биологически активных веществ, которые способствуют быстрейшему заживлению ранок.*

Пихтовое масло — прекрасное дезинфицирующее средство, как и все смолянистые вещества. Оно также способствует очищению кожи от старых болячек, способствует быстрому заживлению. Все смолы обладают свойством защищать от инфекции и залечивать раны, ведь недаром хвойные деревья, если их поранить, «плачут» смолой, которая быстро заживляет рану. Эфирные масла хвойных обладают теми же свойствами.

А вместе получается прекрасная натуральная лечебная мазь.

Уже в первые дни использования мази экзема начнет заживать. Полное выздоровление наступает очень быстро.

Облепиховое масло от воспаления и зуда

«…Удачный опыт лечения кожных заболеваний всегда интересен тем, кто ими страдает, поэтому и я хочу поделиться своим опытом лечения экземы. Очень мучительное это заболевание. Зуд не давал мне покоя ни днем ни ночью, пока мне не посоветовала одна женщина облепиховым маслом полечиться. Облепиховое масло можно купить в аптеке, однако его можно приготовить и в домашних условиях. В наше время почти у всех дачников растет это неприхотливое растение, а если у вас нет, то ягодой или уже выжимками от нее после приготовления сока можно довольно легко разжиться у тех же знакомых дачников…

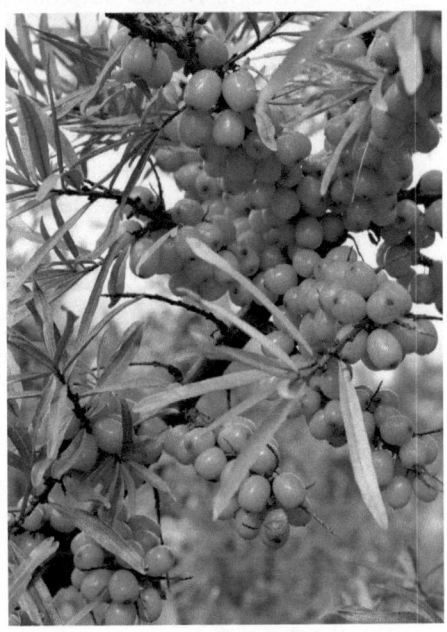

Выжимки высушите, измельчите и залейте рафинированным подсолнечным маслом в соотношении 1:1,5 (по массе) и настаивайте 3 недели при комнатной температуре, периодически помешивая. После этого жидкую часть аккуратно слейте и снова залейте этим маслом новую порцию выжимок. После настаивания (также 3 недели) масло слейте через фильтр и можете использовать для лечения. Хранят масло в темной посуде в прохладном месте не более года.

Смазывала я им больные места регулярно, да и внутрь понемногу принимала — все же натуральное.

И стала моя болезнь отступать, то-то радости было! Сейчас, конечно, темные пятна остались, шершавые немного. Но нет этого мучительного воспаления и зуда. Так что облепиха — действительно чудо-ягода».

Изотова П.О., г. Кострома

КОММЕНТАРИЙ СПЕЦИАЛИСТА

Плоды **облепихи** еще в глубокой древности использовали в китайской, тибетской и монгольской медицине. Облепиха созревает с конца августа до октября. Ягоды собирают, когда они приобретают желтую или оранжевую окраску. Можно собирать и замороженные плоды в ноябре-декабре, стряхивая их с веток.

В медицине ягоды облепихи и сок из них считаются одним из лучших средств профилактики и лечения авитаминозов, тем более что как естественный поливитаминный концентрат плоды облепихи в замороженном виде можно хранить до весны.

▶ *Об облепиховом масле, имеющем особую ценность, стоит рассказать отдельно. Оно обладает противовоспалительным, бактерицидным, эпителизирующим и обезболивающим действием, поэтому его успешно применяют при лечении ожогов, обморожений, пролежней, экзем, трофических язв.*

Помогут лечебные ванночки

«...За любой кожей нужен уход, а больная тем более требует внимания. Я страдаю экземой на руках, а руки у женщины, вы же понимаете, — постоянно трудятся. Хоть и стараюсь надевать перчатки, а все равно за что-нибудь да схватишься без перчаток. У меня руки сразу реагируют на контакт с моющими средствами, но у меня есть свои рецепты, чтобы избежать последствий такого контакта, да и просто по уходу за больной кожей. Я применяю ванны и ванночки различного состава. Даю для всех несколько рецептов.

● При экземе на руках от моющих средств следует каждый день по 15-20 минут держать руки в прохладном содовом растворе, этот раствор готовится из расчета 1 ч. ложка на 1 л воды. После ванночки нужно окунуть руки в слегка подогретое оливковое или подсолнечное масло. После этого руки не мыть и не вытирать, чтобы дать маслу впитаться. Только через полчаса можно остатки смыть водой и аккуратно промокнуть полотенцем руки.

● При различных кожных заболеваниях полезны крахмальные ванны (0,5-1 кг крахмала предварительно растворить в холодной воде и вливать в приготовленную ванну). Ванны с температурой 37-39°C по 15-20 минут можно принимать через день в течение месяца.

● При пузырьковой экземе рекомендуется делать на ночь ванны из травяного отвара. Для этого смешайте в равных количествах кору ивы и почки березы. Залейте 2 горсти смеси 5 л воды и варите 15-20 минут на малом огне. Когда вода остынет до теплой температуры, опустите в тазик с этим отваром руки (или ноги), пораженные экземой, на 15-20 минут.

● Вскипятить веточки березы вместе с листьями и, не вынимая веточек, поместить в этот отвар руки на 20-30 минут. Отвар должен быть таким горячим, как только можно терпеть. После процедуры руки не вытирать — они должны обсохнуть сами. Процедуру повторять по 2-3 раза в день и обязательно на ночь (можно использовать этот же отвар, а на следующий день приготовить свежий).

Надеюсь, что эти простые средства помогут поддержать вашу больную кожу».

Чистова Т.М., г. Кострома

КОММЕНТАРИЙ СПЕЦИАЛИСТА

Содовый раствор — широко распространенное средство для любой пораженной кожи. Это простое средство обладает несколькими лечебными эффектами. Во-первых, многие возбудители не переносят щелочную среду, для них естественной средой обитания является кислая среда.

▶ *Только смена реакции кожи на щелочную может очистить ее от бактерий, грибков, а также восстановить собственную защитную микрофлору, что немаловажно для местного иммунитета кожи.*

Кроме того, содовый раствор хорошо снимает зуд и успокаивает раздражение, а также в нем растворяются моющие средства (они тоже обычно щелочной среды) и нейтрализуются кислоты, если они находятся в моющем средстве в качестве активных компонентов.

Крахмал — также известное обволакивающее средство при любых поражениях кожи и слизистых. Раствор крахмала создает защитную пленку, помогая коже восстановить свою целостность. Очень хорошо такие ванны принимать вечером перед сном.

Кора ивы — сильное противовоспалительное средство, поскольку содержит в своем составе природный аспирин. Аспирин имеет всегда троякое действие: противовоспалительное, обезболивающее и жаропонижающее. В результате уходит не только воспаление, но и снимается краснота и жар, а также меньше беспокоят болевые ощущения. Ранки и трещины быстрее заживают, зуд, жжение успокаиваются.

Почки и веточки березы действуют практически одинаково, только в почках больше концентрация смолянистых веществ.

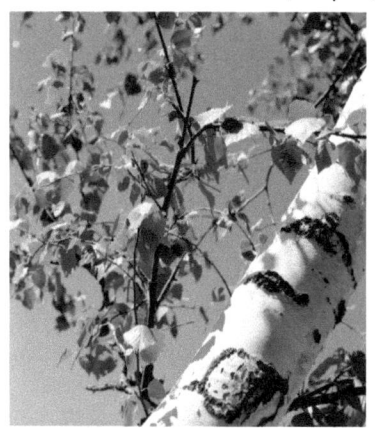

▶ *Береза имеет в своем составе такое уникальное вещество, как бетулин. Благодаря этому компоненту все препараты, полученные из листьев, веточек и особенно почек березы, оказывают стойкое противомикробное воздействие, и противовоспалительный и противоболевой эффект проявляется непосредственно на коже. Бетулин также достаточно легко проникает сквозь кожу в кровь и оказывает воздействие на внутренние инфекции и воспаления.*

Распаривание кожи способствует улучшению ее проникающей способности ко всем лекарственным веществам отвара. Насыщен отвар и витаминами, особенно витамином С. Эти отвары применяют при экземе и любых воспалениях кожи.

Комплексное лечение — это важно!

«...Лечение кожных болезней — дело сложное. Понятно, что кожа — только индикатор процессов в организме, поэтому я считаю, что лечение хронических кожных заболеваний должно быть только комплексным. Именно таким образом я начала свою борьбу с экземой, отравившей мне жизнь. Я не захотела с ней больше мириться и объявила ей войну: тщательно подобрала себе средства и для внутреннего, и для наружного применения.

1. Сначала нужно приготовить мазь: сжечь верхушечные ветки

шиповника и из полученной золы и детского крема (в пропорции 1:3) приготовить мазь. Смазывать пораженные экземой участки 2-3 раза в день.

2. В конце первого месяца лечения этой мазью начинают принимать сок чистотела внутрь по схеме от 1 до 20 капель, запивая небольшим количеством молока. Например, в первый день — 1 капля в 1 ст. ложке молока натощак до завтрака, затем 1 капля — до ужина. На второй день — 2 капли в 1 ст. ложке молока до завтрака и 2 капли — до ужина. На 10-й день — 10 капель в 2 ст. ложках молока утром и 10 капель вечером. На 20-й день — 20 капель в 3 ст. ложках молока утром и 20 капель вечером. На 21-й день начинать уменьшать количество капель, чтобы через 20 дней перейти к приему 1 капли утром и 1 капли

вечером. Будьте при этом внимательны — сок чистотела ядовит, и следует строго соблюдать дозировку!

3. Одновременно с приемом сока чистотела необходимо принимать отвар из сбора трав: ромашка аптечная — 10 г, тысячелистник, пустырник, мелисса, календула, подорожник — по 5 г. Залить смесь 1 л горячей воды и кипятить 5 минут, затем настоять в течение 1 часа. Пить по 0,5 стакана 3 раза в день после еды. В отвар можно добавить 1 ч. ложку яблочного уксуса и 1 ст. ложку меда.

Благодаря такому мощному удару по болезни со всех сторон, через 3 месяца упорного лечения моя кожа полностью очистилась! И вот уже 2 года нет никаких признаков. Очень надеюсь, что я искоренила недуг навсегда!»

Крылова Н.И., г. Москва

КОММЕНТАРИЙ СПЕЦИАЛИСТА

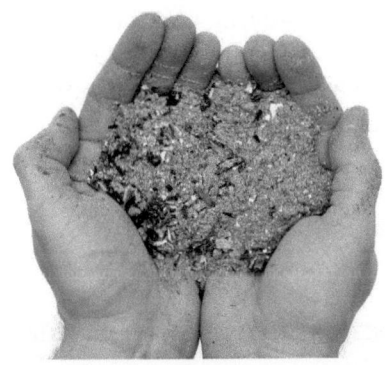

Принцип действия любой **древесной золы** основан на явлении сорбции — связывании вредных веществ и последующем выведении их из организма. Это средство, так же как и уголь, использовали в качестве противоядия и противовоспалительного препарата еще в древние времена в медицине Египта, Древнего Рима, Средней Азии, да и в России. В России зола — первое средство от всех порезов и ран, даже гнойных.

Зола способна вбирать в себя все токсины и отмершие инфицированные останки тканей кожи. При этом зола в процессе своего приготовления получается практически стерильной, если она свежеобразовавшаяся. А можно и просто еще прокалить ее дополнительно для стерилизации. Верхушки веток шиповника содержат все тот же бетулин, от которого при сжигании остается в золе серебро, что придает ей дополнительный бактерицидный эффект.

Хорошо добавить к лечению прием внутрь и местно **чистотела**, ведь недаром его именно так называют в народе. Так, экзему рекомендуют лечить при помощи ванночек из густого настоя чистотела (10 г на 100 мл воды). Ванночки применяют ежедневно, в течение 15 минут. Настой следует предварительно охладить до температуры 35-40°С.

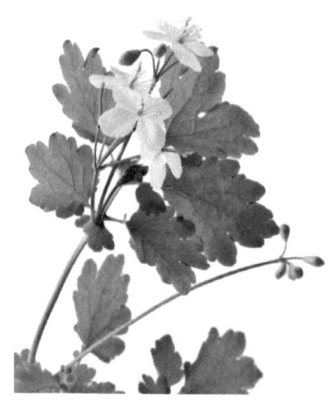

▶ *Сок чистотела обладает сильным действием против всех больных клеток в организме, его с успехом применяют даже при онкологии, так как он обладает общим действием как стимулятор иммунной системы, которая активизируется на уничтожение «неправильных» клеток. Кроме того, очищает организм за счет мочегонного и желчегонного эффекта, имеет бактерицидное, противовоспалительное, обезболивающее действие.*

При экземе всегда имеется нервный компонент, а чистотел успокаивает нервную систему, его даже принимают при неврозах, судорогах, параличах.

Травяной сбор, приведенный в письме, оказывает хорошее противовоспалительное, антиаллергенное, успокаивающее действие. В этом направлении действуют ромашка, календула, подорожник, тысячелистник. Пустырник и мелисса успокаивают нервную систему, снимают спазмы, улучшая кровообращение, особенно это актуально, если экзема гнездится на ногах. Ромашка также обладает легким мочегонным эффектом, что помогает выводить токсины и уменьшать отечность.

Лекарство из подручных средств

«...Моя дочка заболела экземой. Много лечилась разными сред- ствами, в том числе и аптечными, но в результате остановилась на применении некоторых подручных натуральных средств, которые ей очень хорошо помогают. Эти же средства рекомендуют от возрастных изменений для лица в виде масок. Для этих целей их использую я, так что лечимся вместе. Вот эти рецепты.

● Мякоть тертого сырого картофеля, чуть отжав и завернув в марлю, прикладывать к пораженному экземой месту. Можно просто погружать руки в такую свежеприготовленную массу или просто смачивать пораженные места несколько раз в день соком свежего картофеля или накладывать повязки, смоченные в этом соке. Проводить эту процедуру по нескольку раз в день и на ночь, сочетая примочки и компрессы с приемом сырого картофельного сока внутрь по 1/4 стакана 2-3 раза в день.

● Существует также рецепт сока сырого картофеля с медом для лечения экземы, что многократно усиливает эффект лечения. В свежснатертый в кашицу молодой картофель в объеме 0,5 стакана добавить 1 ч. ложку меда и перемешать. Полученную смесь положить на марлевую салфетку и приложить к пораженному участку кожи. Слой кашицы на марле должен быть не менее 1 см. Салфетку с кашицей надо зафиксировать бинтом и держать не менее 2 часов. Смесь следует снимать вместе с салфеткой, а просочившуюся через марлю часть осторожно удалить шпателем или тупой стороной ножа.

● Делать 1-2 раза в день повязки с кашицей из свежей капусты, смешанной с яичным белком.

● Смешать кашицу из 3 головок чеснока с 50 г меда и втирать ежедневно в участки кожи, пораженные экземой.

● Натереть морковь, отжать сок, его выпить, а выжимки прикладывать на экзему ежедневно 2-3 раза в день.

Все средства подручные, даже в магазин бежать не надо — обычно дома имеются. Разве что морковь я себе на лицо не накладываю — чтобы не пожелтеть. А все остальное здорово подтягивает и омолаживает кожу. Довольна и я, и дочка».

Титова Е.И., г.Рязань

КОММЕНТАРИЙ СПЕЦИАЛИСТА

Уникальный химический состав **картофеля** позволяет получить хороший эффект в лечении экземы, а также использовать его как косметическое средство. Многочисленные питательные вещества, которых в картофеле немало, прекрасно работают на пользу коже на клеточном уровне.

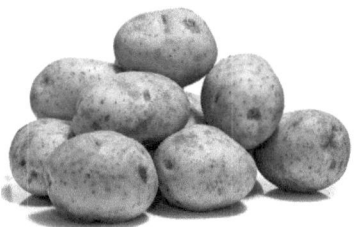

- 75% свежего картофельного клубня — это вода, которая будет активно питать иссушенную, потрескавшуюся кожу при сухой экземе, но и при мокнущей экземе она пойдет на пользу, только предварительно проверьте индивидуальную реакцию на небольшом участке.

- Крахмал, содержащийся в овоще, подарит коже гладкость, шелковистость, вернет эластичность, он создает защитную пленку, помогая коже восстановить свою целостность.

- В клубне картофеля содержится большое количество витаминов группы В, которые позволяют клеткам кожи нормально функционировать: они увеличивают выработку коллагена и эластиновых волокон, необходимых для регенерации кожи.

- **Витамин С** — сильный антиоксидант, необходимый при любых воспалительных процессах, он благотворно влияет на любую кожу.

- **Холин** является очень активным действующим веществом: он выполняет две задачи — регенерирует клетки кожи и предотвращает распространение инфекций и воспалений.

- **Селен** — биологически активный микроэлемент, укрепляющий иммунную защиту эпидермиса.

Эти же ценные компоненты окажут благотворное влияние при приеме сока внутрь, только следует помнить, что картофельный сок резко тормозит кислотность желудочного сока. Кому-то это пойдет на пользу, а кому-то станет противопоказанием.

Но имейте в виду, что в лечебных целях используется только молодой и созревший картофель, который не подвергался воздействию солнечного света длительное время. Соланин, образующийся в кожуре картофеля под воздействием солнечных лучей, может, наоборот, навредить.

Если вы ничего не знаете про картофель, который хотите пустить на приготовление лечебных масок, снимите с него толстый слой кожуры, используя только сердцевину, и оставьте клубень на час вымачиваться в соленой воде. Свежий, правильно сохраненный картофель можно использовать сразу. **Мед** насытит кожу дополнительными микроэлементами и питательными веществами, окажет противовоспалительный эффект.

Чеснок в смеси с медом, с одной стороны, обладает сильными дезинфицирующими свойствами, поставляет цинк, селен и все тот же важнейший антиоксидант — витамин С, а с другой стороны, мед не дает проявиться его жгучим и раздражающим свойствам, хотя местное кровоснабжение при этом усиливается.

Свежая капуста сродни по действию с сырым картофелем. При местном применении обладает противовоспалительным, успокаивающим зуд и очищающим действием. Она прекрасно вытягивает все вредные вещества и токсины, успокаивает кожу.

О целебных свойствах **яйца** мы уже говорили.

Морковный жмых — питание и увлажнение для больной кожи, а прием сока внутрь благотворно действует на иммунную систему и обменные процессы.

▶ *Морковь содержит набор сильнейших антиоксидантов в виде витамина С и каротина, витаминов группы В. Каротин, которым так богата морковь, это провитамин витамина А, который еще называют витамином красоты за его важность в отношении репаративных свойств кожи и поддержания ее здорового состояния и вида.*

Несколько рецептов от Ванги

«...Я с большим уважением отношусь к рецептам болгарской целительницы Ванги. Они не раз уже меня выручали, помогли и в этот раз, когда я заболела экземой, поэтому я всем рекомендую эти рецепты — проверила на себе.

● 1 ст. ложку корня лопуха и столько же корня одуванчика залить 3 стаканами воды и настаивать ночь. Принимать по полстакана 3-4 раза в день.

● Крепкий отвар из сушеной коры молодой ивы. Отвар используется для компрессов и повязок.

● 6 ст. ложек растертой калины залить 3 стаканами кипятка и настаивать 4 часа. Принимать по полстакана настоя 4 раза в день.

● При сухой экземе полезно применять компрессы из сока клюквы обыкновенной.

Мне удалось справиться с моей болезнью за один месяц именно с помощью этих рецептов».

Кругликова М.А., г. Иваново

Корень лопуха и корень одуванчика — это классика очищения организма и универсальные лекарственные растения, эффективные при многих заболеваниях.

Препаратам из **корня лопуха** присущи следующие эффекты: противовоспалительный, противомикробный, жаропонижающий, болеутоляющий, противоаллергический, желчегонный. Он освобождает организм от токсинов и улучшает общее состояние организма, что очень важно при кожных заболеваниях.

В народе **корень одуванчика** называют русским женьшенем, и неспроста. В корнях и наземной части этого растения содержится целая аптека. Это и витамины группы В и С, и такие необходимые минералы, как магний, калий, кальций, натрий и марганец, и другие биологически активные вещества.

▶ *Благодаря богатому химическому составу корень одуванчика чистит печень и желчный пузырь, улучшает пищеварение, нормализует обмен веществ, работу эндокринной системы и повышает иммунитет, очищает сосуды, чистит и разжижает кровь, прекрасно очищает кожу, выгоняет из кишечника гельминтов и разных паразитов, а ведь они нередко и провоцируют болезни кожи.*

Круг болезней разрывает мумие

«...Мне никак не удавалось справиться с экземой. Сначала, казалось, проблему решили гормональные мази, но эффект оказался недолгим, болезнь вскоре вспыхнула с новой силой. Я была в отчаянии, потому что нервы уже не выдерживали этот постоянный зуд, который не давал спать по ночам и мешал сосредоточиться на работе днем. Вид моих рук тоже приводил в отчаяние. А экзема от нервных передряг только усиливается. Этот замкнутый круг удалось разорвать с помощью народного рецепта с мумие. Я лечилась масляной настойкой и мазью с мумие. Мазала этими средствами свою больную кожу постоянно. Масляную настойку просто использовала вместо крема для рук после каждого соприкосновения с водой, а мазь наносила, когда была возможность подержать ее подольше для лучшего эффекта.

Масляная настойка. Обычно для смешивания мумие с раз-

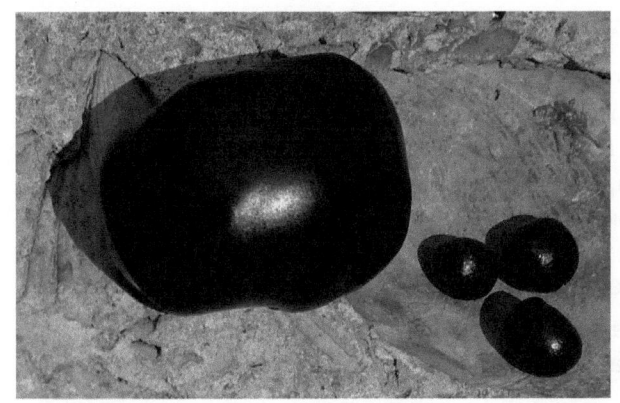

сте при температуре не выше 20°С.

Можно использовать также водный раствор для местного применения в виде компресса или для смазывания. Обычно готовят 5-10%-ный раствор препарата (1-2 г мумие растворить в десертной ложке теплой кипяченой воды).

личными маслами, розовой водой, соками и отварами трав пользуются водяными банями, которые умеренно подогревают. Берут 10 г мумие и 100 г масла. Вещества с мумие смешивают аптечной стеклянной палочкой до образования однородной массы. Смесь хранится в прохладном месте не больше года.

Мазь с мумие. Для наружного применения используются 4%-ная и 7,5%-ная мази из мумие. Состав такой: мумие — 4 или 7,5 г, воды — 25 или 27 г, ланолина безводного — 35 г, вазелина медицинского — до 100 г. Необходимо растворить весь объем мумие в воде, затем к раствору прибавить небольшими порциями расплавленный, наполовину остывший сплав ланолина с вазелином и смешивать все компоненты до получения однородной массы. Хранить состав в защищенном от света ме-

Одновременно нужно принимать раствор мумие внутрь. Мумие назначается 1-2 раза в день утром натощак в дозе величиной с пшеничное зерно (0,15-0,2 г). Мумие можно просто рассасывать, но оно горьковатое на вкус, поэтому обычно его разводят в небольшом количестве чистой воды. Также можно разводить его молоком, соком, чаем или перемешивать с небольшим количеством меда.

Один прием обязательно производится на ночь. Курс лечения — 10 дней, после чего рекомендуется сделать перерыв на 5-10 дней, затем лечение можно повторить вновь. Количество курсов колеблется от 3 до 4.

Я провела 3 таких курса в сочетании с местным применением, и кожа моя очистилась».

Ефимова Н.Е.,
г. Санкт-Петербург

КОММЕНТАРИЙ СПЕЦИАЛИСТА

В состав **мумие** входит много органических веществ и разнообразных микроэлементов: более 30 макро- и микроэлементов, аминокислоты, витамины группы В, С, Е, рутин и др., эфирные масла, пчелиный яд, смолоподобные вещества, каждое из которых способно повлиять на соответствующие обменные процессы организма, усилить регенеративные процессы в различных тканях. Это прекрасное противовоспалительное, антитоксическое, общеукрепляющее средство.

Противопоказанием служит только индивидуальная непереносимость препарата. В период лечения принимать алкоголь противопоказано.

При кожных заболеваниях, таких как бородавки, дерматиты, опрелости, экзема, гнойничковые и грибковые заболевания, полезно перед сном пропаривать пораженные места рук и ног в 5-6%-ном растворе мумие. Гноящиеся, запущенные раны лучше смазывать 30%-ным раствором строго 2 раза в день под повязку. При глубоко расположенном гнойнике, который имеет отток на поверхность, необходимо накрыть область расположения гнойника кусочком сухого вещества от 2 г и более, раскатанного лепешкой.

Чтобы раскатать мумие, его подогревают, кладя пакетик на горячую грелку, и после разминают или раскатывают. Сверху лепешку следует накрыть кусочком полиэтилена, по площади большим лепешки, и забинтовать эластичным бинтом. Под такой повязкой мумие разжижается, протекает в пораженные ткани, убивает микробы и способствует быстрому заживлению.

Псориаз

Предполагают, что возникновение псориаза связано с нарушением функции печени, почек, щитовидной железы, а также кожи. Замечена связь между состоянием нервной системы и течением псориаза: при сильном стрессе это заболевание, как правило, обостряется.

В современном представлении псориаз рассматривается и как аутоиммунное нарушение с системными особенностями, причем псориаз тесно связан с болезнями кишечника.

Псориаз — кожное заболевание, при котором на коже в различных частях тела появляются бляшки, покрытые белыми чешуйками. Эти бляшки зудят, чешутся, имеют тенденцию к разрастанию. И хотя на нашей планете от 2 до 7% людей с белой кожей страдают псориазом, причины этого заболевания до сих пор окончательно не выяснены. Замечена связь между состоянием нервной системы и течением псориаза: при сильном стрессе это заболевание, как правило, обостряется. Лекарственных растений, которые могут в течение всего года помогать при псориазе, достаточно много, хотя окончательное выздоровление маловероятно.

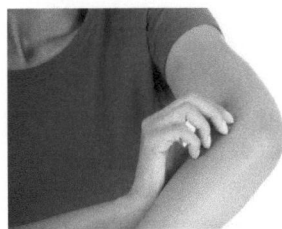

▶ *В целом признается, что у псориаза нет единой причины возникновения. Общим знаменателем является невозможность справиться с накоплением токсинов в организме. Дренажные системы работают неэффективно, и кожа выполняет их работу. Поэтому псориаз в рамках точных определений является не болезнью, а состоянием или синдромом системного нарушения дренажных функций.*

Но, как и любая другая болезнь, псориаз должен быть диагностирован только специалистом. После этого врач назначает пациенту курс лечения, исходя из особенностей каждого конкретного случая, степени поражения кожи и других факторов. Только после этого можно проконсультироваться с доктором по поводу возможности лечения псориаза народными методами.

Когда бить тревогу?

Как обычно, один из волнующих читателей вопросов: каковы характерные признаки псориаза, что должно насторожить, заставить заподозрить это коварное заболевание?

Начало псориаза острое. На коже появляются мелкие ярко-красные пятна. Они постепенно увеличиваются по периферии и достигают размера монетки. Сливаясь между собой, они образуют псориатические бляшки. Чаще всего высыпания локализуются на волосистой части головы, на тыльной поверхности локтевых и коленных суставов, передней поверхности голеней. Часто эти высыпания сопровождаются зудом и ощущением стянутости кожи.

Высыпания при псориазе имеют три характерные особенности, получившие название псориатической триады:

• *феномен стеаринового пятна*: на поверхности кожи образуются серовато-белые чешуйки, с легкостью удаляющиеся при поскабливании;

• *феномен терминальной пленки*: дальнейшее поскабливание выявляет гладкую розовую поверхность;

• *феномен точечного кровотечения*: на гладкой обнаженной поверхности появляются капельки крови.

При возникновении этих симптомов необходимо обратиться к дерматологу для подтверждения диагноза и назначения лечения. Одновременно можно проводить лечение в домашних условиях народными способами.

Псориаз протекает с периодами обострения и затухания симптомов. В его течении выделяют 4 стадии: прогрессирование, стабилизация, регресс, ремиссия. При этом полная ремиссия наступает достаточно редко.

Следует помнить, что, несмотря на массу рекомендаций по применению тех или иных средств, применять какую-либо мазь, настойку или примочки следует строго после консультации с врачом. Иначе можно нанести своему здоровью непоправимый вред.

Псориаз держим под контролем

«...Псориаз — загадочная болезнь. Никто точно не знает, почему она вдруг появляется, говорят — стрессы. Но сколько я знаю людей, которые сильнейшие стрессы перенесли, а болезни нет. А тут и жизнь вроде без особых потрясений, а бляшки эти досадные возникают. Вот и думай что хочешь. А избавиться от болезни очень хотелось. И пробовал все, что советуют. Много чего оказалось бесполезным, а вот некоторые травки дали результаты. Помогли мне две травы: грыжник и мыльнянка. Одна бабушка посоветовала к этим травам обратиться.

У *грыжника* используют траву — из нее готовят настой, причем обязательно холодным способом, иначе он будет неэффективен при псориазе. Чайную ложку измельченной травы грыжника залейте стаканом кипяченой воды комнатной температуры, настаивайте 5-6 часов (можете сырье залить водой перед сном и оставить на ночь). Затем процедите, принимайте по 1/3 стакана настоя 3 раза в день (лучше в перерывах между едой), а также смазывайте этим настоем пораженные псориазом места.

У *мыльнянки* применяют корни, из которых готовят отвар: чайную ложку сырья залейте стаканом воды, поставьте на огонь и томите в течение 15-20 минут, затем настаивайте час, процеди-

те. Принимайте по 1/3 стакана отвара 3 раза в день (лучше между приемами пищи), а также делайте с ним примочки на больные места.

Чередовал прием этих трав по месяцу, чтобы привыкания не наступало. Не сразу эффект наступил, ведь болезнь упорная, но через 2 месяца лечения бляшки стали поддаваться, а через полгода почти совсем ушли.

Конечно, при этом образ жизни старался вести правильный. Питался, насколько это возможно, без вреда для печени и почек, очищения всякие использовал, физкультурой занимался. Считаю, что помогло все вместе, но травки сыграли немаловажную роль. Так что пробуйте, учитесь на чужом опыте. Дай Бог всем здоровья».

Рыжиков П.Г., г. Сызрань

КОММЕНТАРИЙ СПЕЦИАЛИСТА

Травники считают, что растения, содержащие сапонины, облегчают состояние больных псориазом. Сапонины (от латинского слова sapo — мыло) — природные органические вещества, дающие при встряхивании с водой обильную пену. К растениям, богатым сапонинами, относятся, в частности, **грыжник голый** и **мыльнянка лекарственная**.

Пырей: пусть будет ремиссия долгой

«...Когда мой муж заболел псориазом после гибели сына, то мне очень хотелось помочь ему. Я понимала, что всему виной стресс, я сама с трудом пережила нашу трагедию, но женщины, наверное, более устойчивые, может, потому, что я плакала, выплескивала свои эмоции наружу, а он молчал и все прятал внутрь — вот на кожу и вылезло. Много средств я перепробовала, чтобы помочь мужу и наконец нашла то, что помогло. Это были ванны с отваром пырея.

Оказалось, обычный пырей — отличное средство от высыпаний псориатического характера. Ранней весной, осенью следует накопать и высушить корни пырея. На его основе готовится отвар для приема ванны. Для приготовления лечебного настоя необходимо насыпать доверху литровую банку измельченных корней пырея. Затем их высыпают в кастрюлю большого объема, заливают шестью литрами кипятка, ставят в теплое место и настаивают так около 4 часов. После кастрюлю ставят на огонь (очень медленный), доводят до состояния кипения. Кипятят 5 минут. Готовый отвар процеживают, выливают в ванну с теплой водой. Длительность нахождения в ванне 15-25 минут. Лучше ванну принимать на ночь. Периодичность процедур — 1 или 2 раза в неделю, проводят их до полного очищения кожи. И у мужа кожа действительно очистилась до конца. Говорят, что болезнь невозможно вылечить, что это только ремиссия, но пусть она будет долгой, я надеюсь на это, ведь уже 2 года симптомов нет никаких».

Тимофеева Е.А.,
Ленобласть

КОММЕНТАРИЙ СПЕЦИАЛИСТА

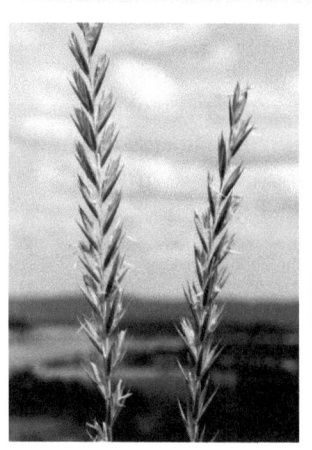

В корневище пырея ползучего обнаружены слизистые вещества, витамины (группы B, каротиноиды, аскорбиновая кислота), органические кислоты и эфирные масла, в нем накапливаются минеральные вещества, из которых наибольшую ценность представляют органические производные кремниевой кислоты.

▶ *Кремний необходим для организма человека, и особенно для кожи. Единственный источник получения кремния для живых организмов — продукты растительного происхождения. Корень пырея очень богат этим элементом.*

Через кожу соединения кремния также проникают внутрь организма, но лучше наружное применение дополнить приемом препаратов пырея внутрь. Соединения кремния участвуют во всех процессах жизнедеятельности организма, и при его недостатке затрудняется усваивание более 74 химических элементов.

Чай из корневищ пырея. Заварить 2 ч. ложки измельченных корневищ в стакане кипятка и настаивать 10 минут. Употребление чая дважды в день служит отличным вспомогательным средством при лечении псориаза.

Спасительная болтушка

«...Я лечил свой псориаз болтушкой из керосина. Это народное средство помогло мне лучше всего того, что пробовал раньше. Конечно, я понимаю, что полностью от заболевания не избавился, но от бляшек очистилась кожа здорово, я даже не ожидал такого результата. В состав болтушки входит не просто керосин, а так называемый орехово-керосиновый экстракт, я его готовил сам по рецепту, который мне дали вместе с рецептом болтушки.

Орехово-керосиновый экстракт: для его приготовления необходимо взять зеленые грецкие орехи молочной спелости. Их следует измельчить, можно на мясорубке, и поместить в стеклянную банку из расчета, чтобы она была заполнена на 2/3. Орехи залить очищенным керосином. Банку надо плотно закрыть и поставить в темное место на три недели. После этого состав необходимо процедить через несколько слоев марли или специальную фильтровальную бумагу. Полученную настойку переливают в стеклянную тару из темного стекла, плотно закрывают и хранят в прохладном темном месте (можно в холодильнике). Такая настойка может храниться год.

Теперь дам рецепт самой болтушки: в ее состав входит орехово-керосиновый экстракт, деготь березовый и рыбий жир в соотношении 1:3:2. Компоненты тщательно перемешивают. Перед применением обязательно надо ее как следует взболтать. Поэтому и название такое — «болтушка». Дело в том, что там присутствуют взаиморастворимые фракции: водная и масляная. Болтушку наносят на пораженные участки кожи 1 раз в день на протяжении 2 недель.

Этого срока применения мне хватило, чтобы очиститься от бля-шек. Возни, конечно, много с приготовлением средства, зато и результат соответствующий».

Волков А.И., г. Самара

КОММЕНТАРИЙ СПЕЦИАЛИСТА

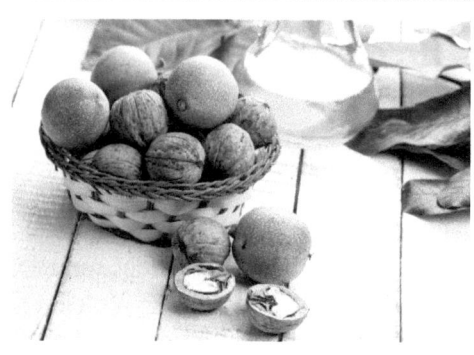

Действительно, помимо чистого керосина, для лечения кожных болезней в народе применяют керосин, настоянный на зеленых грецких орехах. Грецкие орехи содержат много йода, вяжущих и дубильных веществ. Эту настойку применяют даже внутрь, например, при лечении онкологических и других заболеваний. Ее можно готовить самостоятельно, но сейчас появилась готовая настойка под названием «тодикамп». Она успешно прошла испытания и включена в Фармакопею.

Тодикамп — отличается от настойки ореха на керосине, приготовленной в домашних условиях. Промышленная перегонка и очищение таковы, что из 20 тонн керосина получается лишь 1 тонна основы для лекарства. Специально готовится и грецкий орех, в результате чего повышается его активность. Имеются две разновидности этого экстракта: фитодин и тодикларк.

Фитодин имеет в своем составе дополнительно лекарственные растения: полынь, чеснок, лавровишню, эвкалипт, почки тополя и березы, мирт. При приеме внутрь препарата эти растения помогают снизить нагрузку на организм и повышают его защитные свойства. При наружном применении эти травы работают как противовоспалительные, дезинфицирующие и укрепляющие кожу составляющие. Фитодин обычно смешивают с водой и добавляют детскую присыпку, тальк или крахмал. Получается мазь, которую используют наружно — для аппликаций.

Тодикларк почти полностью повторяет по составу тодикамп, но здесь грецкий орех заменяют американским, который, по мнению некоторых специалистов, намного эффективнее грецкого.

⚠ **В состав болтушки от псориаза входит достаточно агрессивный березовый деготь, поэтому необходимо предварительно проверить, переносит ли больной этот компонент. Для этого немного** состава наносят на внутреннюю поверхность предплечья и оставляют на 1-2 часа. Если не отмечается покраснения и раздражения, средство можно использовать без опасений.

«Пожар» поможет победить болезнь

«...Прочитал про специфическое народное средство от псориаза. Раньше у меня была эта болезнь, но как-то сама прошла, может, потому, что сменил образ жизни, климат, потому что переехал жить в другое место, где начал все заново, но по старой привычке не пропускаю информацию по этому заболеванию. Может, кто-то захочет попробовать это необычное, но простое средство, оно считается достаточно эффективным: нужно взять чистый бумажный лист, свернуть его в кулек и хорошенько закрепить, чтобы он мог держать необходимую форму. Нижний широкий край стоит обрезать с помощью ножниц и поставить все на керамическое блюдце. Верхняя заостренная часть поджигается. Когда кулек полностью сгорит, то пепел аккуратно убирают, а налетом, который остается на блюдце, с желтовато-сероватым оттенком, смазывают пораженное место на коже. Процедуру повторяют, пока не уйдут все бляшки, и ведь уходят, я это знаю точно теперь. Вот так «маленький пожар на блюдце» помогает победить «большую болезнь».

Зарубин А.Е., г. Волхов

КОММЕНТАРИЙ СПЕЦИАЛИСТА

Метод действительно народный. Информации по нему мало, но вреда не принесет. Скорее всего, оставшийся после сжигания бумаги налет содержит серу, которая эффективна при многих кожных заболеваниях. Конечно, такого налета понадобится достаточно много, если зона поражения большая.

Помогут деготь и солидол

«...Народные рецепты лечения псориаза рекомендуют множество мазей различного состава. Огромную часть этих рецептов я опробовал на себе. Эффект получается разный, но посоветую одно — не бойтесь экспериментировать, не опускайте руки, тогда обязательно подберете нужное вам средство, и болезнь отступит. Дам несколько рецептов, от которых я получил эффект.

• Необходимо взять 150 г березового дегтя, столько же чистого спирта, несколько граммов камфорного масла, 3 яичных свежих желтка. Для растирания яичных желтков лучше взять металлическую посудину, добавить туда несколько капель камфорного масла, все тщательно перемешать. Деготь, спирт добавляются постепенно, все тщательно перемешивается. Мазь раскладывается по темным банкам, и в таком виде ее можно хранить около года. Применяется она следующим образом: нужно взять ватный тампон, протереть тщательно мазью пораженные места на теле. Оставить так все на сутки. Не трогать и не смывать. После постараться вымыть все тщательно с применением мыла. Через сутки процедуру повторить. Повторять ее нужно до полного выздоровления.

• Мазь изготавливают на основе солидола, 2 яичных белков, липового меда. Взять 1 белок яйца куриного, 2,5 ст. ложки меда, треть тюбика детского крема, 1 кофейную ложку серы, 1 десертную ложку чесночного сока, 1 кофейную ложку сока лука репчатого, 2 ч. ложки золы и несколько измельченных плодов шиповника. Все перемешивается с помощью миксера. К уже готовой массе добавляют 250 г очищенного солидола и еще раз все перемешивают. Консистенция мази должна напоминать сметану. Этой мазью нужно смазывать ежедневно пораженные места в течение 2 недель. Подобные народные средства от псориаза, постоянно меняя их, используют не менее 3-4 месяцев».

Алексеев И.А.,
г. Ростов-на-Дону

КОММЕНТАРИЙ СПЕЦИАЛИСТА

Лечить псориаз можно не только лекарственными препаратами, травяными мазями и настоями, но и вполне себе обычным машинным средством — солидолом.

Солидол — это пластичное вещество, которое получается путем сгущения индустриального минерального масла кальциевыми мылами, получаемыми из жирных кислот. По степени очистки выделяют следующие формы вещества:

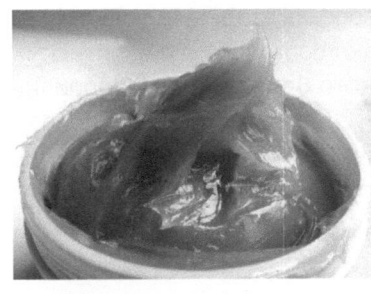

- *технический солидол*, который используется в качестве смазки различных механизмов;
- *медицинский солидол*, применяемый для лечения дерматозов различной этиологии, в том числе и псориаза.

Обычно используют технический солидол, потому как чистый медицинский достать нелегко. В аптеке солидол продается, но, к сожалению, со всякими добавками из трав и витаминов, что, увы, в борьбе с псориазом может дать не самый правильный эффект.

▶ *При нанесении на кожу солидол оказывает смягчающее и противовоспалительное действие, поэтому это вещество входит в состав многих мазей, при помощи которых можно успешно лечить псориаз. Такое лечение проходит без неблагоприятных побочных эффектов даже при длительном применении, причем данный продукт поможет справиться как с начинающейся болезнью, так и с ее застарелыми формами.*

Обычно у людей аллергической реакции на солидол не возникает. Но для верности стоит проверить его действие на небольшом участке пораженной кожи. Просто смажьте выбранный участок веществом и посмотрите, что будет происходить с этим местом в течение часа. Если какой-либо дискомфорт, зуд или покраснение отсутствует, можете смело использовать солидол в борьбе с псориазом.

Березовый деготь получают с помощью сухой перегонки коры березы (бересты). С древних времен люди применяли березовый деготь наружно для лечения порезов, ран, ускорения процесса заживления, то есть в качестве антисептического и дезинфицирующего средства.

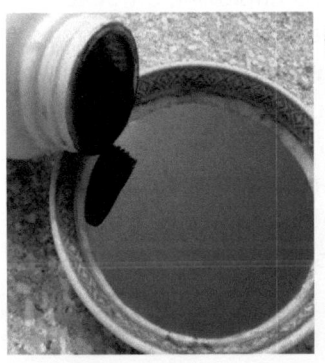

Аптечный березовый деготь — 100%-ный натуральный продукт, и его можно использовать для очищения кожи, однако не в чистом виде. Деготь можно добавлять в мыло, лосьон, крем, мазь, но доза не должна превышать 20%. В очень высоких концентрациях деготь, наоборот, будет действовать повреждающе на кожу. Кроме того, продукт не рекомендуется использовать длительно, а также во время беременности и кормления грудью.

Остальные составляющие мазей играют вспомогательную роль. **Мед, плоды шиповника** и **детский крем** улучшают состояние кожи, питают и защищают ее. О целебных свойствах **куриного белка** мы уже говорили. **Соки чеснока и лука** дезинфицируют кожу, способствуют отшелушиванию чешуек, зола сорбирует на себя токсины, очищая кожу и насыщая ее полезными микроэлементами. **Сера** в составе средства оказывает противомикробное действие. На месте пораженной кожи происходит ускоренная регенерация.

Баня избавила от псориаза

«...Псориаз — это у нас семейное. У меня еще в молодости стали появляться на теле пятна — псориаз. Как ни пытался лечить, все без толку. Мази совсем не помогали, травы разные давали временное облегчение, а потом все по-новому. Так практически всю молодость отмучился, а неудобств-то сколько — ни на пляже, ни в компании не раздеться, про девушек я даже не говорю.

Хорошо, что вовремя узнал хороший рецепт, как бороться с псориазом, — справился. Но вот через много лет и сын мой столкнулся с такой же проблемой. Пришло время, значит, и к нему мой метод применить.

Перво-наперво баню топить начали. Ведь вся хитрость моего метода лечения в бане и вениках из лечебных растений. Каждый раз в баню берем веники из ромашки, крапивы, смородины и чистотела. Иногда, конечно, чередуем их и с березовыми, и с дубовыми. После парной зимой снегом обтираемся, летом — водой из колодца друг друга поливаем раза по четыре.

Я в свое время полностью избавился от болезни за полгода такого лечения — а поражены были ноги по колено и руки по локоть, и на голове и на лице бляшек тоже хватало. А у сына псориаз даже начаться толком не успел, вовремя спохватились. Его маленькие бляшки начали исчезать уже после второго парения, а после месяца и вовсе пропали. И вот год уже прошел, а он о болячках даже не вспоминает. Но в баню все равно постоянно ходим, от нее ведь и остальным частям организма пользы очень много, да и удовольствие хоть куда».

Алоян О.Е,
г. Феодосия

358

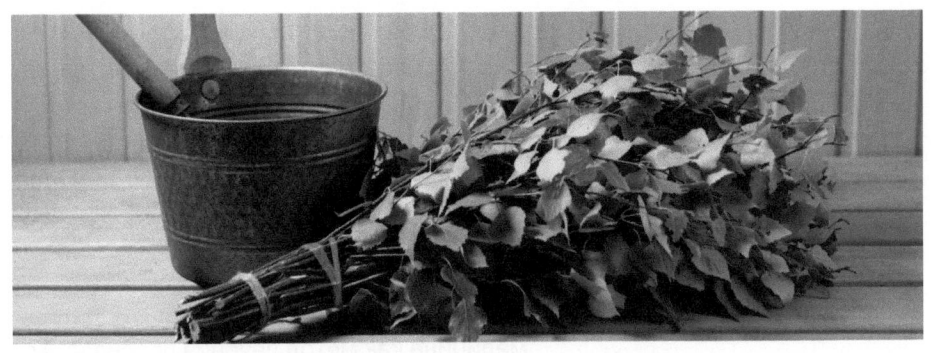

КОММЕНТАРИЙ СПЕЦИАЛИСТА

В описанной методике воздействие сочетанное. Сама процедура принятия парной уже очень благоприятно сказывается на процессах очищения кожи и всего организма, активизации питания кожи и защитных сил организма, нормализации регуляторных процессов на всех уровнях. Но и травы, применяемые на распаренную кожу, когда она максимально доступна воздействию всех полезных веществ, играют немаловажную роль.

Чистотел, ромашка, крапива — известные целители кожных заболеваний. Это и противовоспалительный эффект, и дезинфицирующий, и смягчающий, и очищающий, и питающий. Эти же травы прекрасно регенерируют очищенные от бляшек места. Надо также учитывать успокаивающий и расслабляющий эффект самой банной процедуры, что тоже немаловажно при таком заболевании.

Сода остановила псориаз

«...Недавно у меня появилось на колене красное пятнышко. Врач сказал, что это начальная стадия псориаза. Кроме того, у меня проблемы с желчным пузырем: холестаз и холецистит. Мне сказали, что надо ощелачивать внутреннюю среду. Я случайно узнала, что можно употреблять пищевую соду в качестве ощелачивающего средства. Для этого по утрам надо пить теплую воду с 0,5 ч. ложки соды. Учтите, что добавлять соду нужно в горячую воду, после чего давать ей немного остыть. При регулярном применении подобного раствора происходит ощелачивание организма, выводятся шлаки.

Решила попробовать, и вскоре не только печени стало гораздо легче, желчный пузырь перестал беспокоить, но и пятнышко на колене практически исчезло».

Иванова А.М.,
г. Калининград

КОММЕНТАРИЙ СПЕЦИАЛИСТА

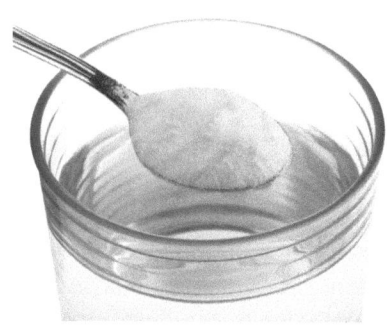

Прием соды давно существует в народной медицине как метод лечения псориаза. Хорошо добавить и наружное применение, чтобы высыпания на коже сократились, и уменьшился зуд. Для этого надо смешивать небольшое количество воды с содой и наносить полученную кашицу на пораженные участки. Желательно ее не смывать, а оставлять до полного высыхания.

Благотворно воздействуют на пораженные псориазом участки кожи и горячие содовые компрессы. Делаются они очень просто: нужно растворить соду в горячей воде и, смочив в ней полотенце, прикладывать к пораженным зонам до полного остывания полотенца.

Назначать себе курс содовых процедур самостоятельно не стоит. Неумеренный прием соды внутрь может привести к нарушениям кислотности желудка. Поэтому пищевая сода для лечения псориаза должна использоваться разумно.

Нейродермит

Нейродермит — нейроаллергическое заболевание кожи, первым и ведущим симптомом которого является зуд; видимые клинические проявления на коже развиваются позже. Нейродермит бывает ограниченный и диффузный (рассеянный, разлитой).

Причины нейродермита до конца не известны, но его возникновению часто способствуют *нервные стрессы, комплексы неполноценности, есть и генетическая предрасположенность. Нейродермит может быть вызван воздействием аллергенов из растений, домашних животных и пищевых продуктов. Для лечения данного заболевания прежде всего следует ограничить контакты больного с потенциальными возбудителями-аллергенами. Успешному лечению поможет и антиаллергенная диета, помогающая исключить попадание в организм веществ, провоцирующих нейродермит. О питании при кожных болезнях речь пойдет ниже.*

Больным людям необходим покой, для чего максимально ограничивают стрессовые ситуации. Не стоит забывать, что при лечении нейродермита следует использовать одежду лишь из натуральных материалов, однако нужно избегать шерстяных вещей.

Старайтесь использовать разные травы

«...Травы могут отрегулировать любые нарушения в организме, я убедилась в этом в очередной раз, когда заболела нейродермитом. Болезнь подкралась исподволь, но я-то знала, что виной всему пережитый длительный стресс. В любом случае, надо было искать средства и бороться, и я нашла такис средства. Это травные отвары, настои и примочки с ними. Вот какими средствами я лечилась.

● *Бактерицидный травяной сбор.* Для приготовления составляют сбор из девясила, клевера, календулы, подорожника, мать-и-мачехи и тысячелистника в равных пропорциях. Смесь (2 ст.

ложки) заливается литром кипятка и помещается в термос. Утром настой процеживают, а затем принимают по половине стакана в течение дня. Такой напиток имеет противомикробное, успокаивающее и обезболивающее действие.

● *Успокаивающий настой.* Готовят, смешивая в равных долях корни валерианы, дягиля и лопуха с травой мелиссы, листьями вахты и цветом фиалки. 2 ст. ложки такого сбора помещают в термос, заливают 0,5 л кипятка и настаивают ночь. На следующий день принимают по четверти стакана в течение дня. Такой состав обладает прекрасным противомикробным и ранозаживляющим действием.

- *Настои с мятой.* Отличными успокаивающими свойствами обладает мята. Для приготовления отвара измельченные листья (полстакана) заливают кипятком (доверху). После настаивания в течение часа раствор процеживают. Таким составом протирают воспаленные участки кожи.

- *Делаем примочки из трав.* Для примочек используют сбор: в равных частях смешивают березовые листья, кору дуба с семенами льна, кориандром, а также травами полыни и мяты. 2 ст. ложки сухой смеси засыпают в термос и заливают кипятком (0,5 л). Наутро настой готов, его процеживают и используют для примочек: обмакнуть в него чистую марлю и приложить к больному участку кожи. При высыхании марлю можно повторно увлажнять и накладывать снова на воспаленную кожу.

Так и вылечила я свой нейродермит. А еще, наверное, достигла успеха в лечении потому, что очень хотела этого. Психологический настрой в этом деле, я уверена, очень важен».

*Устимова Е.Н.,
г. Санкт-Петербург*

КОММЕНТАРИЙ СПЕЦИАЛИСТА

Только такое всестороннее действие трав способно избавить от болезни. Указанные сборы охватывают все необходимые направления лечения: это воздействие на нервную систему, обеззараживание, регенерация, успокаивающее действие против воспаления и зуда. Сочетание внутреннего и наружного применения трав наиболее правильно. И читательница права, здесь очень важен психологический настрой. Об этом пойдет разговор ниже.

Многообразие средств и рецептов позволяет подобрать оптимальный вариант для лечения конкретного больного. Вылечить ими нейродермит нельзя, но можно существенно облегчить состояние больного.

Перед применением любых народных снадобий следует обязательно посоветоваться со специалистом.

Необходимо также провести тестирование своего организма на переносимость выбранного препарата, чтобы он сам не спровоцировал осложнений. Для этого средство (небольшое количество) наносят на локтевой сгиб и смотрят, не вызовет ли оно раздражения.

Нейродермит не устоит

«...Кто чем болел, как вылечился, очень полезно всем это знать. Вот и я хочу написать о своей соседке. Мы с ней дружим уже много лет, и раньше, когда только познакомились, я обратила внимание на ее руки — кожа вся воспаленная, да еще расчесывала она их до крови. Так было не постоянно, а только как реакция на стресс. Мне она рассказала, что эта болезнь у нее чуть не с рождения, нейродермит называется. Пока девочкой была, родители что только ни делали, чтобы вылечить дочку. И на курорты возили, и в санатории разные, а уж скольких врачей обошли, так захочешь, не перечислишь. Да все без толку. Она очень стеснялась своей болезни и, хотя была девушкой симпатичной, молодых людей избегала. Я очень жалела подругу, но, как ей помочь, не знала.

Пробовала давать какие-то рецепты народные, но она во все это не верила и даже не пробовала. И вот как-то поехали мы с ней вместе отдыхать. А как раз перед поездкой у нее случились проблемы на работе, и, конечно, сильно разволновалась она и к утру расчесала себе все руки. Но отдыхать мы все же поехали. В поезде с нами ехала женщина, которая, увидев руки подруги, сказала, что может помочь. Не знаю почему, но вдруг больная моя, до того не слушавшая никаких советов, внимательно выслушала все, что говорит попутчица, а потом еще и записала ее слова. Эта женщина дала ей рецепт от нейродермита и сказала, что с его помощью многие избавились от этой болезни.

Для приготовления лекарства нужно срезать кору с тополя или осины, залить ее водой и довести до кипения. Отвар нужно немного остудить и опустить в него руки, держать минут пятнадцать, пока он не остынет. После чего, не вытирая рук, смазать их такой смесью: столовая ложка медвежьего жира и измельченная таблетка стрептоцида.

Как потом рассказывала подруга, после процедуры сразу чувствуешь себя лучше — зуд пропадает, кожа успокаивается. Она повторяла их 2-3 раза в день, пока руки не очистились полностью.

И плюс диета... Не ела «пациентка» копченостей и колбасы, острой пищи и маринадов, совсем мало шоколада и кофе. Даже простой чай заменила на зеленый, да так к нему привыкла, что теперь другого и не пьет. Прошло с тех пор уж шесть лет, но и по сей день у моей соседки чистые ручки с хорошим маникюром и... любящий супруг, и замечательная годовалая дочка.

Вот как не поделиться таким опытом, зная, что немало молодых людей страдают от нейродермита и не ведают, как вылечиться».

Мария Федорова, г. Москва

КОММЕНТАРИЙ СПЕЦИАЛИСТА

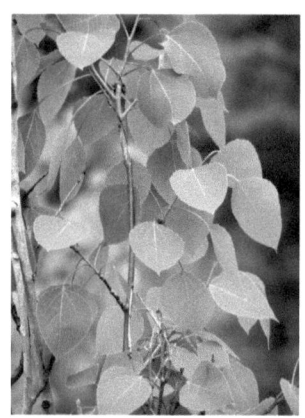

Кора осины является кладезем целого комплекса биологически активных веществ, витаминов и минеральных солей, обеспечивающих синтез многих ферментов в организме, положительно влияющих как на белковый, так и на углеводный обмен. Благодаря тому, что кора осины содержит ацетилсалициловую кислоту, она обладает противовоспалительным и обезболивающим действием. Достаточно высокое содержание в коре осины витаминов, дубильных и иных биологически активных веществ обеспечивает ее мягкое действие на организм.

▶ *Кора осины входит в состав многих средств для ухода и лечения кожи, поскольку способствует улучшению ее состояния.*

Стрептоцид — известное антибактериальное средство, правда, сейчас мало применяемое. При местном применении оно эффективно воздействует на многие группы микроорганизмов.

Лечебные ванны — мое спасение

«...Когда у меня обостряется нейродермит, то спасаюсь только травяными ваннами.

• *Ванна из аира.* Сухие, измельченные корневища аира (2 ст. ложки) заливают литром воды и кипятят 15-20 минут. После настаивают 40 минут и процеживают. Данный отвар подмешивают в воду для купания, длительность такой водной процедуры 10-15 минут, после тело обмывают чистой водой и высушивают (не вытирая). Рекомендуют делать курсы из 10 таких лечебных ванн.

• *Ванна из трав.* Листья мя-

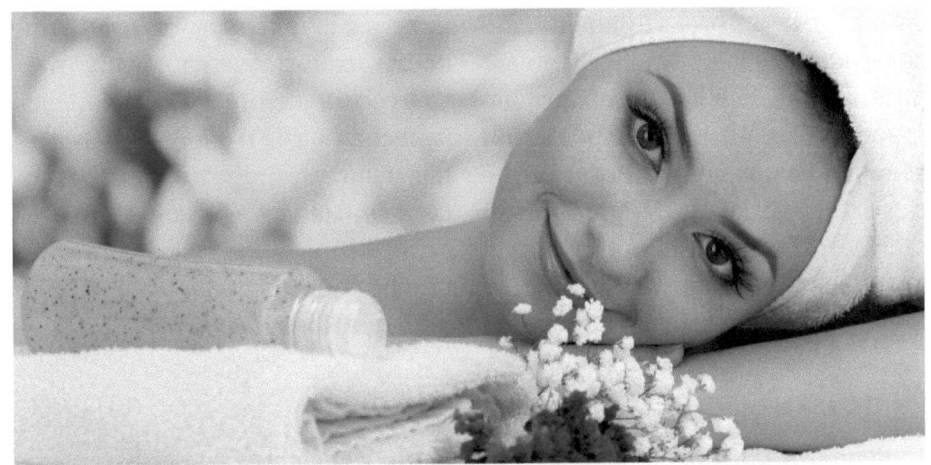

ты и подорожника смешивают со зверобоем, ромашкой, чабрецом и ягодами можжевельника — все в равных долях. Подготовленную смесь перемешивают и 2 ст. ложки заливают литром кипятка в термо-се. После настаивания в течение часа состав процеживают и добавляют в ванну. Эти ванные процедуры успокаивают не только мою кожу, но и психику».

Фадеева И.П., г. Москва

КОММЕНТАРИЙ СПЕЦИАЛИСТА

В корневищах **аира** содержатся вещества, оказывающие мощное ранозаживляющее, противовоспалительное, успокаивающее и болеутоляющее действие. Его часто применяют при гнойных ранах и воспалениях кожи. **Подорожник, зверобой, чабрец и ромашка** — это «кожные» травы. Их дезинфицирующие и заживляющие свойства широко известны. Успокоят они и зуд, особенно чабрец и ромашка. А вот ягоды можжевельника способствуют процессам очищения и обладают сильными бактерицидными свойствами. Кроме того, их аромат благотворно действует на центры мозга, успокаивая и снимая нервное напряжение.

Мазь с чистотелом от нейродермита

«...У нас в семье очень строгий отец (мой муж). Наверное, во многом от этого я заработала нейродермит. Он всю жизнь привык командовать и в ответ получать беспрекословное подчинение. На детей, думаю, тоже это повлияло, во всяком случае, у младшей дочери тоже начался нейродермит, да и вообще она была аллергичной девочкой с рождения. Всегда спасал от всяких кожных неприятностей детский крем. И сейчас, когда развился нейродермит, я вспомнила об этом средстве. Но очень кстати я прочитала, что в детский крем можно добавить сок чистотела в соотношении 5:1. Получилась чудесная мазь, и очень эффективная. Она быстро заживляла расчесы и снимала зуд, жжение. Только этой мазью мы и спасались в периоды обострения».

Коновалова И.П., г. Тверь

КОММЕНТАРИЙ СПЕЦИАЛИСТА

Рецепт хороший, но проблема в том, что сейчас детские кремы очень разные по составу. Обратите внимание, когда будете выбирать его.

▶ *В детском креме должно содержаться минимальное количество консервантов, синтетических отдушек, ароматизаторов, красителей. Хороший детский крем имеет белый цвет и почти не имеет запаха. Разве что травяной. В основе детского крема должны быть прежде всего натуральные жиры, например норковый, натуральные растительные масла: оливковое, кокосовое, кунжутное и другие. Может быть натуральный пчелиный воск, натуральный ланолин. Допустимы экстракты лекарственных трав и растений, такие как ромашка, череда, фенхель, календула и другие, а также оксид цинка, способствующий заживлению.*

О целебных свойствах чистотела мы уже много говорили. Ребенку старшего возраста можно без опасения добавлять его в крем, а малышу надо осторожно пробовать на маленьких участках кожи.

Масло от кожного зуда

«...Один из неприятных моментов практически всех кожных заболеваний, а нейродермита в особенности, — это кожный зуд. Я с этим столкнулась, когда заболел мой внук, ему тогда было 15 лет. Изматывающий зуд не давал ему покоя ни днем ни ночью. Это измучило всех членов семьи. Такие советы, как помазать содой или уксусом, не помогали, а от уксуса еще и щипало. Стала я тогда ис-

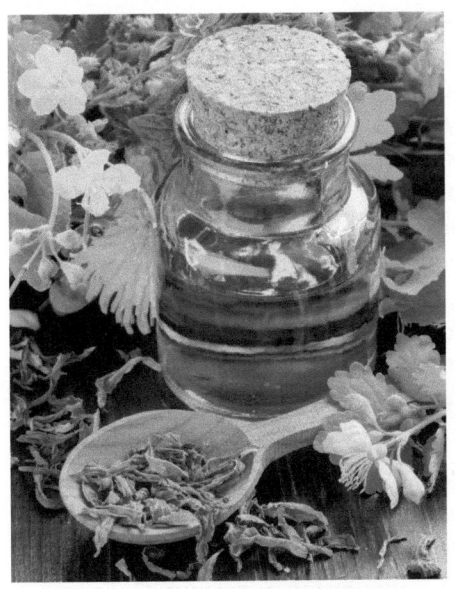

лы, бессмертник, кору дуба. 10 г смеси трав залейте 90 г растительного масла (лучше оливкового) и варите на водяной бане в течение 2 часов, затем настаивайте ночь и процедите. Используйте полученное масло для обработки пораженных участков кожи.

Кроме того, дерматологическое масло оказывает лечебное действие и при угревой сыпи. Возраст внука был как раз подростковый, и угри не обошли его стороной.

Еще я использовала для внука 10%-ную настойку болиголова, которой натирала беспокоящие участки кожи.

Очень тогда выручили нас эти два рецепта, поэтому и хочу поделиться ими со всеми, может, кому тоже помогут».

Васильева Р.О.,
г. Санкт-Петербург

кать всякие народные средства, и нашла я рецепт приготовления дерматологического масла.

Для его приготовления нужно смешать хвощ полевой, тысячелистник, будру, лепестки роз, лист грецкого ореха, цветки календу-

КОММЕНТАРИЙ СПЕЦИАЛИСТА

Хвощ полевой обладает противовоспалительным, вяжущим, кровоостанавливающим, антибактериальным действием. Имеет ярко выраженный дезинтоксикационный эффект и при наружном применении способствует выведению токсинов, уменьшает зуд. Результативен хвощ при фурункулезе, стригущем лишае, стоматитах и других воспалительных процессах кожи и слизистой ротовой полости. Присыпки из хвоща используют в качестве кровоостанавливающего и дезинфицирующего средства при лечении незаживающих ран и язв.

Будра плющевидная обладает противовоспалительным и антисептическим действием. Наружно настой или отвар будры применяют для ванн и компрессов при воспалениях кожи, кожных язвах и ранах, гнойничковых высыпаниях.

Такое же действие оказывают хорошо измельченные (до порошка) листья, смешанные с небольшим количеством растительного масла или воды.

Лепестки розы имеют заживляющий эффект и предназначены для ухода именно за тонкой, нежной, чувствительной, склонной к аллергии кожей. В лепестках розы содержится высокий уровень натуральных жирных кислот, которые восстанавливают защитные функции кожи и, как результат, эффективно способствуют процессам заживления. Водные экстракты из розовых лепестков и кремы с добавлением розового масла устраняют воспаление кожи, раздражение, шелушение. Свежие розовые лепестки обладают высокой бактерицидной активностью. Поэтому их используют для лечения любых заболеваний кожи.

> ▶ *Для снятия воспаления при экземе, псориазе, рожистых воспалениях, угревой сыпи просто прикладывайте к пораженным местам свежие лепестки розы. Долго не заживающие гнойные раны, ожоги значительно быстрее заживут, если к ним приложить свежие лепестки, это поможет снять зуд при аллергиях и расчесах.*

В листьях **грецкого ореха** большое количество витамина С. Главную ценность листьев составляет большое количество каротина. Кроме того, найдены дубильные вещества и красящее вещество юглон, обладающее бактерицидным действием, следы эфирного масла.

Цветки календулы и бессмертник — прекрасные дезинфицирующие средства, они также способствуют скорейшей регенерации кожи, снимают воспаление и раздражение, успокаивая тем самым зуд.

Кора дуба содержит большое количество вяжущих и дубильных веществ, которые уменьшают проницаемость стенок капилляров, противостоят отеку и успокаивают зуд.

Грязи, глина, курорты

Конечно же, не обойтись в лечении кожи без лечебных грязей и глины. Это прекрасные средства, непосредственно воздействующие на кожу путем прямого контакта. Выбор состава грязей обязательно следует согласовать с врачом. Эти средства можно купить в аптеке и применять дома, а можно выбрать курорт и совместить грязелечение с отдыхом, что всегда более благотворно для больных кожными болезнями.

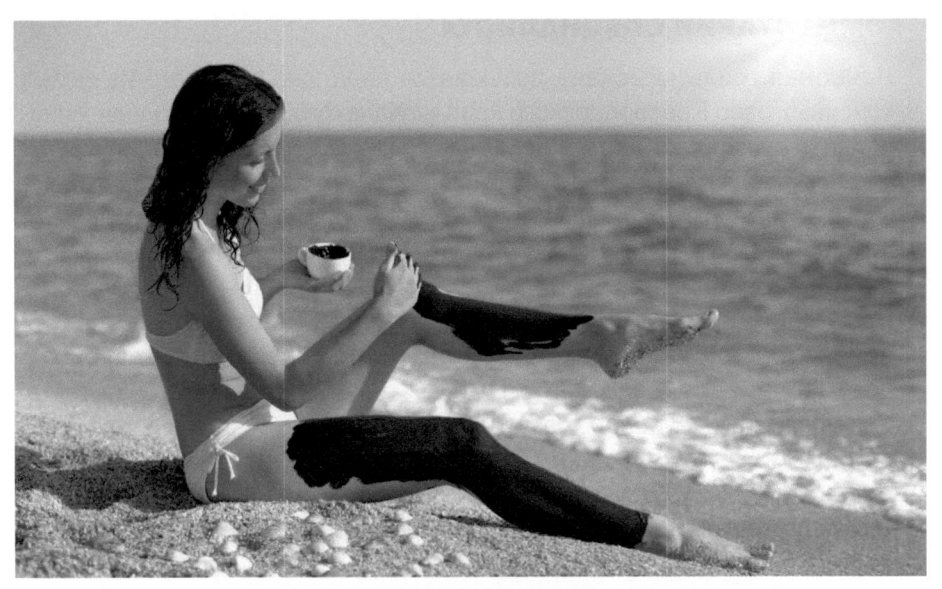

«Грязный» удар по нейродермиту

«...Болезнь моя началась после серьезного стресса — потерял сына. Долго корил себя, хотя другие говорили, что моей вины нет. Такое «самоедство» и привело к серьезной болезни кожи. Это еще больше меня деморализовало, но, с другой стороны, заставило задуматься, что нельзя всю жизнь жить прошлыми переживаниями, надо подумать и о будущей своей жизни.

Врачи ставили диагноз нейродермит. Замучил зуд, облегчение приносили только гормональные средства. Но это не стало решением проблемы. Болезнь загоняется внутрь, а потом опять проявляется с новой силой, и с каждым разом эффект от гормонов все меньше.

А тут случайно услышал по телевизору передачу о месторождении ейской грязи. Врач рассказывал, как эффективна она при кожных болезнях, и нейродермите в том числе. Я решил попробовать. Стал пользоваться ейской грязью — результат великолепный, хотя и потребовалось больше времени, чем говорили.

Сейчас использую грязь для профилактики один раз в неделю. Очень рад результату. Помогла природа».

Константин Круглов,
г. Уральск

Лечебная грязь «Ейская» добывается недалеко от одного из самых красивых озер Краснодарского края — Ханского. Это природная минеральная сульфидно-иловая лечебная грязь. Вследствие того, что сульфидно-иловая грязь представляет собой гипертоническую массу, ее назначают в целях высушивания и обезвоживания кожи. Она прекрасно ликвидирует мокнутия. Кроме того, эта грязь обладает противомикробным, пенициллиноподобным действием.

При нейродермите применяют аппликации на область проекции печени и надпочечников со стороны спины слева и справа, около позвоночника.

- *Температура лечебной грязи — 38°-39°C.*
- *Продолжительность процедуры — 10-15 минут, через день.*
- *Курс — 8-10 процедур.*

Одновременно с этим грязевые аппликации назначают и на очаги поражения кожи.

- *Температура лечебной грязи — 40-42°C.*
- *Продолжительность процедуры — 20-30 минут, ежедневно.*
- *Курс — 10-15 процедур.*

Грязевые процедуры оказывают приятное разогревающее действие, снимают спазмы, стимулируют образование и выделение желчи. В клетках печени активнее происходят окислительные процессы. На пораженную кожу грязь оказывает противовоспалительное и регенераторное действие, повышает бактерицидность кожи. После курса грязелечения исчезают жалобы на кожный зуд, улучшаются сон, аппетит. Наблюдается значительное уменьшение всех проявлений заболевания на коже, кожа очищается и приобретает здоровый вид.

▶ *Грязелечение оказывает и общее воздействие на иммунитет, что приводит к усилению механизмов защиты самой кожи, снижению ее аллергической чувствительности к разным агентам.*

Болезнь ушла без обострений

«...Я лечила свой псориаз грязью озера Сиваш. Мне говорили, что возможно обострение, но у меня его не было, симптомы ушли плавно. До полного излечения мне понадобились два курса по 15 сеансов. Но первый курс лечения я делала с перерывами — сорганизоваться не могла. Возможно, поэтому результаты были недостаточные.

Второй курс проводила без перерывов, каждый день, тело очистилось через 15 процедур. Я очень рада!»

Наталья К., г. Днепропетровск

КОММЕНТАРИЙ СПЕЦИАЛИСТА

Грязи «Сиваш» — это тоже сульфидные иловые грязи. При псориазе эффективно применение тонкослойной грязевой аппликации на пораженные участки кожи.

Аппликации (подогретые до 38°-45°С) накладывают на пораженные участки тела, прикрывают пищевой пленкой, можно надеть плотно прилегающие брюки. Аппликации оставить на теле на 40-50 минут. После процедуры грязевые пакеты выбросить в мусорное ведро, остатки грязи снять салфеткой. Желательно не подвергаться действию холодовых факторов и повышенной физической нагрузке в течение 2-3 часов после процедуры. Количество процедур — 15-20 (каждый день или через день). Курсы можно повторять через 2 месяца.

Проведя курс грязевых аппликаций, вы заметите, как улучшилось состояние вашей кожи — она станет более эластичной, свежей и помолодевшей. А если у вас имелись прыщики, высыпания и угри, то грязевые аппликации на лицо легко справятся с этой проблемой, так как лечебная грязь очищает и дезинфицирует кожу.

▶ *Помогают грязевые аппликации и при таких кожных заболеваниях, как псориаз, нейродермит, экзема, акне, грибковые поражения, для рассасывания послеоперационных швов и рубцов после травм и ожогов. Грязевые процедуры способствуют также и разглаживанию мелких морщинок.*

▶ *При лечении больных зимней формой псориаза полезно комбинировать грязелечение с ультрафиолетовым облучением кожи. В летнее время показано грязелечение в сочетании с морскими купаниями.*

Как я лечила псориаз

«...Большие проблемы испытывала я со своим псориазом, не знала, как избавиться. Мало того что этот зуд покоя не дает, так еще и с косметических позиций чувствуешь себя ужасно. Вот и поехала лечиться во Вьетнам, поскольку хвалили там грязелечебницу «Тхап Ба». Приняла я там 10 сеансов грязи, вначале улучшения были заметны, а во второй половине пошло обострение. Врач сказала, что это временные симптомы, убедила купить с собой сухую грязь, чтобы продолжить дома. Дома я еще 2 недели пролечилась этой грязью, и действительно, стало гораздо лучше — следы псориаза практически исчезли, я почувствовала себя другим человеком. Если будет возможность, постараюсь в скором времени еще раз съездить на тот курорт или найти аналогичные грязи где-нибудь у нас. Всем здоровья!»

Ронжина Е.И.,
г. Новосибирск

КОММЕНТАРИЙ СПЕЦИАЛИСТА

Грязь, используемая в центре «Тхап Ба», — это неорганическая лечебная грязь, в состав которой входят минеральные вещества. Основными составляющими элементами грязи в лечебнице «Тхап Ба» являются гидрокарбонат, натрий и кремний, а также целый ряд микроэлементов, что придает грязи антибактериальные свойства.

Воздействие грязи выражается в стимулировании нервных окончаний в коже, которое, в свою очередь, передается в мозг и вызывает позитивные изменения всего организма.

▶ *Благодаря активному проникновению в кожу и действию на нее микроэлементов, содержащихся в грязи, после приема грязевой ванны кожные покровы очищаются. Эти грязи подходят для лечения многих кожных заболеваний и используются в косметических целях. При лечении кожных заболеваний возможно обострение, которое следует рассматривать как фазу, предшествующую наступлению восстановления.*

Согласно экспериментально-клиническим исследованиям в результате курсового лечения грязями происходит стабилизация иммунологических показателей, что свидетельствует об иммуномодулирующем и противовоспалительном эффекте грязелечения.

Психология и диета

На первом году жизни (и даже в утробе матери) кожа является проводником эмоционального тепла, при недостатке которого человек всю жизнь будет искать объекты, которые он сможет к себе притянуть и к которым сможет прижаться...

Обрисую примерный психологический портрет больного кожными болезнями: недостаток эмоционального тепла, открытости, стремление угождать, подавленная агрессия, негативные представления и ожидания. Большую роль играют детско-родительские отношения: доминантность матери или отвергающая мать и отец, не уделяющий внимания, или утрированная нежность одного из родителей, недостаточный физический контакт, страхи, напряжение, подавленные сексуальные стремления. Часто в таких семьях большое значение уделяется излишней чистоплотности.

Почему кожа болеет?

?

«...У моего сына нейродермит, и все говорят, что это результат стресса. Но я не могу найти в его жизни этого стресса. И потому все время думаю: может, это в детстве мы неправильно как-то его воспитывали, что, может, от этого он сейчас болеет? И как исправить этот психологический перекос, который привел к заболеванию? Буду благодарен, если вы расскажете, почему могут возникать такие болезни и что с этим делать».

Наша кожа является органом общения с внешней средой, органом обмена информацией на уровне чувств и эмоций. Через нее мы познаем мир, ощущая тепло и холод, прикосновение и движение. Есть особо чувствительные люди, которые кожей улавливают даже цвет предметов, к которым прикасаются.

▶ **Характерной особенностью людей, имеющих кожные заболевания, является способность чувствовать напряжение кожей, а также выражать свои внутренние чувства именно через кожу. И в ситуации внешнего или внутреннего конфликта кожа реагирует на конфликт, порождая различные кожные реакции.**

Может ли в детстве быть заложена психологическая основа кожных заболеваний? Да, чаще всего корни уходят в детство, когда маленький человек беззащитен перед авторитетом взрослых. Часто в семье ребенку просто не позволяли эмоционально сбрасывать внутреннее напряжение, порождаемое негативными реакциями, такими как гнев и обида, поскольку это угрожало власти и авторитету родителей. В результате ребенок вынужден был подавлять свой гнев и плач в себе.

На уровне физиологии происходит следующее: в ответ на действие какого-то внешнего раздражителя в организме наблюдается чрезмерный иммунный ответ. Он выражается в нарастании концентрации антител. При этом антитела начинают вырабатываться и к собственным белковым структурам. В результате этой защитной реакции организма на коже появляются высыпания в виде волдырей, сыпи, чешуек, угрей — это аутоиммунный компонент болезни. И это безмолвный крик человека: «Посмотрите, что вы со мной сделали!» Человек проявляет свое неприятие в виде демонстрации отвержения через кожные высыпания.

В лечении подобных проблем с кожей, помимо терапии на уровне тела, большую роль играют психотерапевтические техники. Так, большое внимание уделяется техникам расслабления спазмированного эмоциями гнева тела, а также технике прощения обид. Также полезны групповые и индивидуальные тренинги, направленные на повышение степени доверия, открытости и развитие навыков коммуникации.

▶ *В любом случае, надо поработать с собой, чтобы вначале изменить себя и свои реакции на проблемные ситуации, а уж вслед за этим изменят свое отношение к вам и окружающие вас люди. И со временем поводов для обид будет становиться все меньше и ваша жизнь очистится от них. А кожа — от высыпаний.*

Как перестать обижаться

«...После посещения психолога по поводу своего нейродермита я впервые осознал, что живу в мире обид — больших и маленьких, что они наполняют мою жизнь и даже приносят некое удовлетворение. Это был первый шаг к выздоровлению. Увидев врага, я понял, с кем надо бороться. Психолог объяснил мне, что я должен изу-

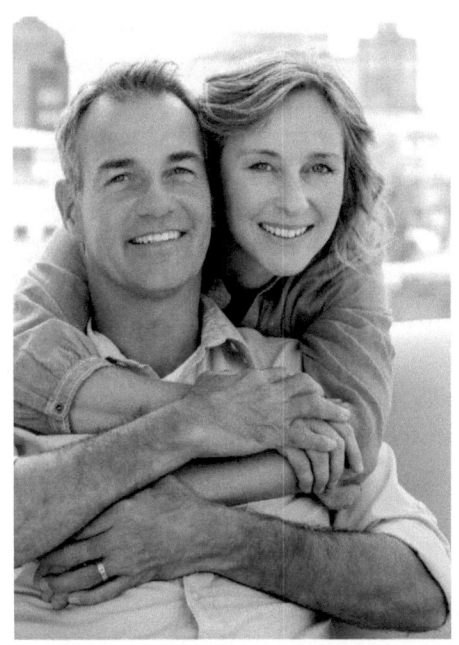

чить все «повадки» врага: когда он «просыпается», что его кормит. Я стал наблюдать за собой и своими реакциями на все повседневные события в жизни.

Как правило, ситуации, в которых мы склонны испытывать обиду, повторяются. Внешне они могут быть разными по сюжету, но их всегда объединяет ход мыслей и последовательность событий. Например: просьба–отказ–обида или желание–неисполнение–обида. Могут быть и более многоступенчатые схемы, и эти схемы надо уловить в себе. Психолог посоветовал мне даже записывать всю цепочку мыслей, приводящих к состоянию обиды. Их действительно

оказалось немного, они однотипные в разных ситуациях. Вскоре я научился узнавать эти ситуации обиды и отстраняться от них, смотреть на события со стороны, не участвуя в них эмоционально. Это стало получаться, и это помогло. Вас кто-то обидел? Но почему он это сделал? Может быть, для самоутверждения? Но тогда это проблема того человека, а не ваша, почему нужно вам переживать и на него обижаться?

Еще один хороший способ избежать обиды — улыбнуться. Это обескураживает обидчика и препятствует рождению обиды в вас, ведь улыбающийся человек не может гневаться. Это очень хорошая защита, которая тоже работает.

Ну а если обида меня все же захлестнула, то я выливал все свои чувства на бумаге и откладывал ситуацию в сторону вместе с исписанным листом. Через некоторое время вернувшись к ней, я уже обладал способностью анализировать, извлечь из ситуации урок, что исключало обиду. Меня научили хорошей фразе: «Я никогда не обижаюсь — это бесполезное занятие. Я делаю выводы». Эта фраза мне очень помогает отпустить обиду. Можете фразу озвучить обидчику — тоже помогает, потому что он чувствует свои усилия «зацепить» вас бесполезными и портящими его репутацию. Обида вдруг оборачивается против него самого.

И еще надо постоянно работать над тем, чтобы отпустить все обиды прошлого. Надо представить лицо каждого обидчика из прошлого вашей жизни, улыбнуться ему и сказать мысленно: «Прости, Господи, что я обижался на него». При этом не надо никого обвинять. Когда вы почувствуете, что образ вашего обидчика больше не пробуждает чувства обиды, — значит, вы отпустили обиду, и вы сможете представить его лицо улыбающимся вам и улыбнуться ему в ответ с легким сердцем.

У меня, хоть и не сразу, получилось избавиться от обид прошлого, получилось перестать обижаться по любому поводу, и нейродермит сейчас меня не беспокоит. А значит, это может получиться у каждого. Я буду рад, если кому-то мой опыт поможет».

Наймушин А.А.,
г. Санкт-Петербург

Психологические рекомендации

Можно ли дать какие-то общие психологические рекомендации людям с кожными заболеваниями?

Назовем 4 основные рекомендации, которым надо постараться следовать всем страдающим кожными заболеваниями, а также учить этому своих детей, чтобы они не оказались «наследниками» ваших болезней в результате неправильных психологических установок.

1. Установка на открытость (преодоление препятствий в общении с окружающими).

2. Полноценный отдых (хороший сон, медитация, общение с природой, чтение добрых сказок, успокаивающие травы) — для того, чтобы научиться расслабляться и принимать происходящее позитивно.

3. Научиться прощать себя и других (арт-терапия, молитвы и отпущение обид).

4. Регулировать гнев, то есть уметь его контролировать, не превращая созидательный гнев в разрушительный. Здесь тоже можно использовать арт-терапию, анималотерапию — общение с животными, занятие фотографией, любым искусством.

Питание при болезнях кожи

Очень много вопросов по питанию при заболеваниях кожи. Обычно у читателей имеются отрывочные сведения по этому вопросу. Не могли бы вы обрисовать полностью картину правильного питания в такой ситуации?

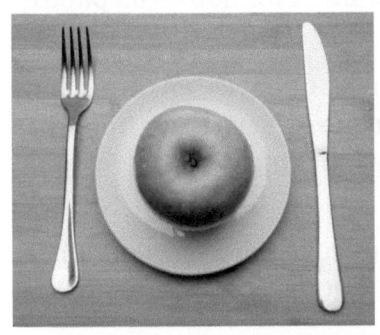

Основные принципы питания при тех кожных заболеваниях, которым посвящен данный выпуск, не отличаются от рекомендаций при аллергических заболеваниях, в том числе с кожными проявлениями. Это естественно, ведь аллергический и воспалительный компоненты здесь присутствуют всегда. Особенно строго придерживаться их следует при обострении.

Необходимо исключать или существенно ограничивать следующие продукты и блюда:

• все виды копченостей; мясные консервы, мясо свинины, баранины, утки, гуся; субпродукты (печень, почки и т. д.); крепкие мясные бульоны, острые и жирные мясные подливы и соусы; колбасные изделия;

• морскую рыбу в любом виде, если есть непереносимость ее; в любом случае употребление ее должно быть не чаще двух раз в неделю, речная рыба предпочтительнее;

• различные соленья и маринады, стручковый перец, баклажаны, хрен, редьку, редиску, щавель, шпинат, репчатый и зеленый лук в сыром виде, чеснок, различные пряности (горчица, перец и т. п.), поваренную соль;

• кофе (натуральный и растворимый), какао, шоколад, орехи; мед, сахар и другие сладости в острый период исключаются, а в остальное время желательно есть не более 30-50 г в день;

• мучные изделия и картофель, хлебобулочные изделия лучше употреблять из ржаной муки или цельного зерна;

• апельсины, мандарины, бананы, ананасы, виноград, изюм, персики, а также соки из них;

• спиртные напитки;

- при плохой переносимости молока исключить натуральное молоко, можно употреблять сливочное масло и кисломолочные продукты;
- большую часть жиров желательно восполнять за счет растительного (40-50%) и топленого масла.

❗ **В период обострения заболевания больным рекомендуется в течение 3-6 месяцев питаться домашней пищей — на работу тоже пищу брать из дома.**

❗ **Если вы замечаете, что тот или иной продукт питания или блюдо, разрешенное по указанной диете, вызывает обострение, его надо немедленно исключить из питания на длительное время.**

И последнее, но самое эффективное средство — это голодание. Средство суровое, но зато действующее более быстро и эффективно, чем остальные.

Речь идет о периодическом голодании по 3-5 дней с последующим переходом на очистительно-разгрузочную диету с включением сырых овощей и фруктов, рисовой и гречневой каш, свежих соков, кисломолочных продуктов, обильного питья (до 3 л воды, отвара шиповника или чая) малыми порциями.

▶ **Более продолжительное голодание (15-25 дней) рекомендуется проводить только в условиях стационара под систематическим наблюдением врачей. Двухнедельное голодание допустимо для самостоятельного применения, если имеется опыт коротких голоданий, которые вы успешно переносили. Но в любом случае следует предварительно проконсультироваться с врачом.**

Голодание дает хорошие результаты не с первого раза, но за 3-4 коротких курса по 5-7 дней и 2-3 курса по 10-15 дней вы значительно уменьшите проявления своей болезни.

Не рекомендуется голодание лишь при грибковых заболеваниях.

Лечение голодом

«...Мне 42 года, я давно болею псориазом: бляшками покрыта голова, часть лица, колени, локти — все в чешуйках. Это положение до того меня довело, что я решился на длительное голодание в 30 дней в сочетании с гальваническим лечением поджелудочной железы, чтобы удалить скопившиеся там токсические отложения. Ведь медики давно установили тесную связь поджелудочной железы с состоянием кожи.

В первую очередь очистилось мое лицо, а затем последовало очищение и других пораженных частей тела. Сейчас я веду полноценный образ жизни, а до этого 12 лет был на инвалидности — сидел на шее у жены. Досадно только одно — почему мне не посоветовали врачи лечение голодом много лет назад? Не повторяйте моей ошибки — голодание творит чудеса!»

Тарасов Е.И., г. Караганда

КОММЕНТАРИЙ СПЕЦИАЛИСТА

Голодание способствует глобальному очищению организма, обновлению всех тканей и клеток, поэтому часто дает полный эффект выздоровления от кожных заболеваний. Дополнительное очищение поджелудочной железы значительно повышает шансы на успех. В поджелудочной железе вырабатываются энзимы, необходимые для нормальных функций кожи, и если появляется кожное заболевание, это значит, что снабжение энзимами прекращено или недостаточно.

Глава 7.

Избавляемся от негативных мыслей

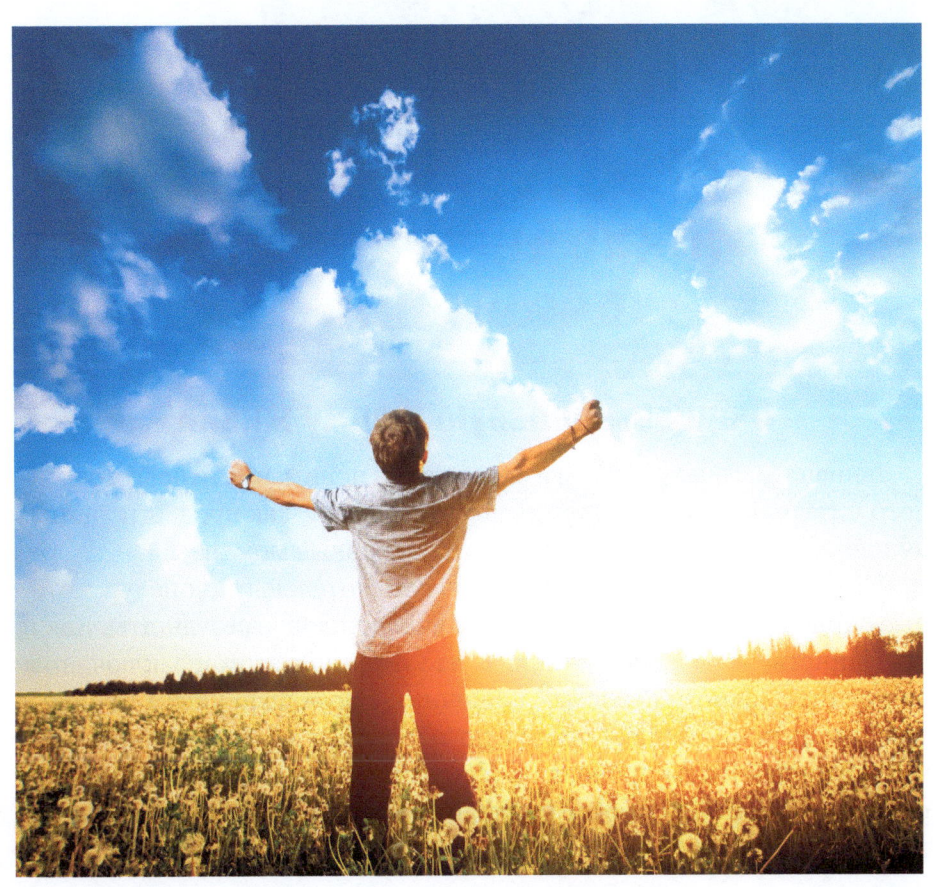

Геннадий Малахов

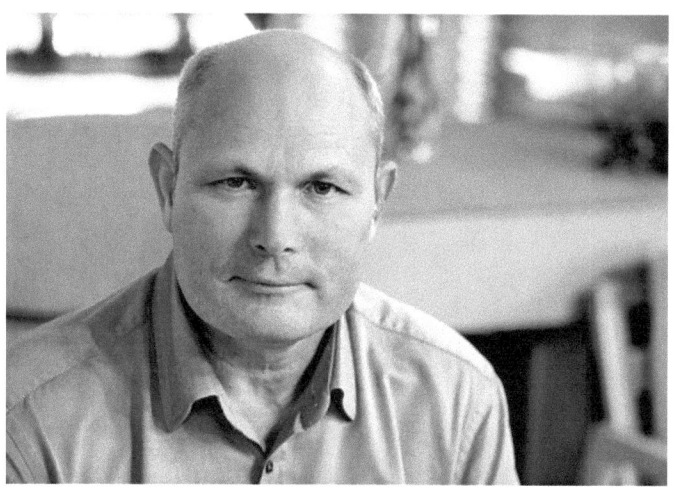

Духовно - психологическое очищение

Очищаем полевую форму жизни

Данная тема очень важная и сложная для понимания неподготовленного читателя, поэтому, прежде чем я расскажу, как провести данное очищение, считаю нужным объяснить основные моменты.

В свое время я начал с простейших очистительных процедур, которые очищают физическое тело, и получил неплохие результаты. Как и большинству людей, мне казалось, что именно в этом и заключается очищение. Почистил толстый кишечник с помощью клизм (лучше с уриной), печень, почки, попотел, поголодал... и на этом можно закончить, в дальнейшем проводя профилактические курсы. Работая над очередной книгой, я многое понял, в частности то, что человек — это не только физическое тело, а в большей степени особые полевые структуры, которые образуют сознание, ум, руководят всей физиологией и построением тела.

Знание полевой формы жизни позволяет понять, почему у одного человека обстоятельства складываются благоприятно, а у другого нет, и многое другое, что объясняет счастье и несчастье человека. По своей значимости полевая форма жизни в тысячи раз превосходит физическое тело человека. Истина проста: если человек не может владеть своим умом, чрезмерно эмоционален, впечатлителен, то тем самым засоряет полевую форму жизни, образуя в ней своего рода «раковины». В этих «раковинах» идут совершенно другие процессы, и через некоторое время на уровне физиологии тела происходит угнетение той или иной функции организма и перерождение клеток.

(!) **При очищении полевой формы жизни нужно целенаправленно работать над душевными и психическими качествами не только для себя и своих близких, но на благо всей Вселенной. Слезы сознательного добровольного покаяния, страдания, искупления и благоговения свидетельствуют о протекании этого процесса. В результате происходит коренная перестройка личности, черт характера.**

Суть очищения полевой формы жизни

В результате такого очищения человек:
• приобретает цельное и единое поле;
• вырабатывает новое миропонимание и черты характера;
• избавляется от наиболее разрушительных кармических долгов.

Я не буду объяснять то, что знают все: сознание и физическое тело составляют единое существо, которое является человеком, личностью. Когда сознание покидает тело, оно становится безжизненным… Сознание и составляющие его энергии и есть полевая форма жизни.

Современная наука об энергетических центрах человека

В восточной медицине их называют чакрами, через них в организм поступает энергия. Как наличие чакр можно объяснить с современных позиций?

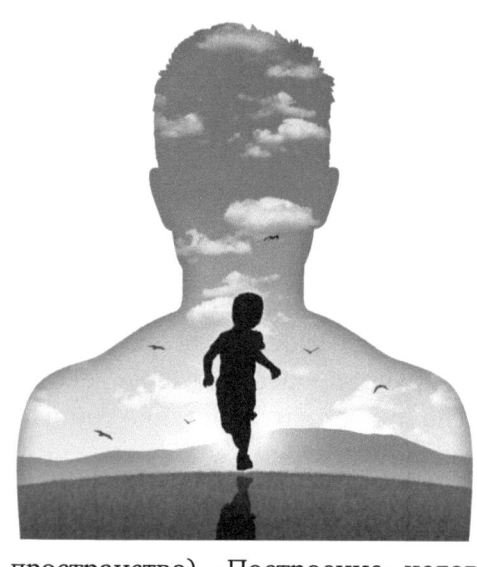

Согласно науке, мир — это многомерное пространство.

Мы живем в четырехмерном пространстве (длина, ширина, высота и время), которое погружено во все более и более многомерные — 5, 6, 7, 8, 9, 10... 1000-мерные и т. д. Давайте попробуем перенести эту аналогию на человека.

Сахасрарачакра расположена на макушке головы, нарисунках изображается 1000-лепестковым лотосом (выход в 1000-мерное пространство). «Построение» человека начинается отсюда, из одной точки — организм как бы«выворачивается» в одном направлении, следствием чегоявляются все части тела (свидетельствуют данные о развитии зародыша). В дальнейшем идет наращивание массы появившегося тела и органов.

Аджна — центр разума, который появляется первым для руководства построением человека.

Вишуддха расположена в области гортани. Согласно древнеиндусской философии, это центр образования пространства — Акаши. Начиная с этого пространственного уровня, идет вывод человека на материальный, четырехмерный, уровень. Последующие чакры: Анахата(12-мерное пространство), Манипура (10), Свадхистхана (6) и Муладхара (4) завершают этот процесс, каждаяна своем уровне.

Ввиду того что человек «погружен» в колоссальное количество пространств и обладает их энергетикой, он может оказывать воздействие на эти пространства и через них влиять на другие объекты, живые и неживые. В свою очередь через эти пространства человек также получает какое-либо воздействие от разных объектов.

Если в четырехмерном пространстве (нашем мире) преобладает физическое воздействие, то в пространствах, больших 16-мерности (уровень вакуума и больше), царствует сила мысли. Условно пространства, в которых действует мысль, можно назвать «полем причины», «полем событий».

С помощью целенаправленной мысли мы можем «вытягивать» оттуда ту или иную жизненную ситуацию, влиять на себя, на других и многое-многое другое.

Все едино во Вселенной

Начиная с 16-мерного и до нашего 4-мерного пространства, идет обособление, отделение живых существ и предметов. Вот почему в 4-мерном пространстве мы воспринимаем себя и других людей или предметы как отдельную единицу. Однако через «поле причины» все во Вселенной связано между собой. Именно поэтому, воздействуя на кого-то, совершая какие-то действия, человек оставляет там свой след, который непременно вернется к нему в этой или следующей жизни.

«Поле причины» уравновешено и гармонизировано, оно обладает еще одной интересной особенностью: может усилить мысленное воздействие и возвратить обратно к пославшему его источнику.

Мысленно проклиная кого-либо, гневаясь, тоскуя, мы разрушающе действуем не только на того, к кому относятся эти чувства, но и на прочие существа и предметы. И наоборот, посылая в пространство, к конкретным людям, животным, предметам положительные, радостные мысли, мы укрепляюще действуем на все и обратно получаем усиленный положительный посыл.

Делаем выводы

Теперь многое станет вам понятнее, и не только в плане оздоровления; практически это касается всего, что связано с человеком и его развитием.

1.   Полевая форма жизни посредством чакр образует и вырабатывает необходимые для себя энергии. Эти энергии движут, поддерживают и управляют физическим телом человека.

2.   В глубинах многомерных пространств воздействие совершается не посредством поступков или действий человека, а его мыслей, поэтому правильное мышление является главным гарантом здоровья и благополучия.

3.   Человек находится на всех пространственных уровнях Вселен-

ной, которые населены разнообразными существами, а также душами ранее живших людей; поэтому к его «телу» могут прикрепляться полевые паразиты и заимствовать энергию.

4. Разнообразные излучения в окружающем пространстве также могут разрушающе действовать на полевые структуры человека и приводить к патологии. Выбор места жительства, работы и т. д. с учетом этого имеет важное значение.

5. Нарушения, возникшие в полевой форме жизни человека, неизбежно вызывают нарушения в работе человеческого организма и способствуют упорному течению не самых опасных заболеваний (например, насморка) и неизлечимости серьезных (например, туберкулеза). Для их устранения необходим качественно иной подход, нежели к физическому телу.

От чего можно очищать полевую форму жизни человека?

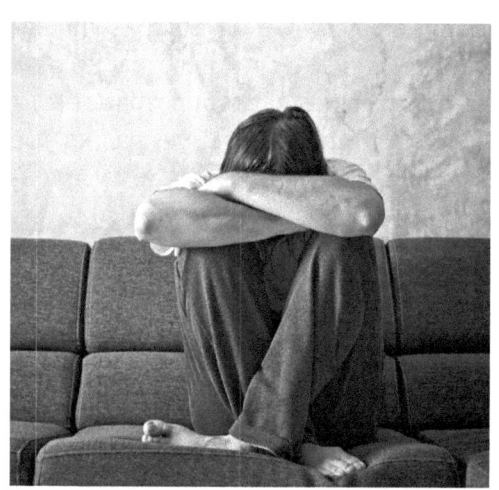

После того, как мы с вами ознакомились с полевой формой жизни человека, следует узнать, какие загрязнения могут находиться в ней. С этой целью давайте внимательно присмотримся к себе и другим людям. Прежде всего, бросается в глаза то обстоятельство, что у одних людей бывает нормальное телосложение, а у других нет. Некоторые уже рождаются с уродствами.

Это связано с программой развития, которая разворачивается в полевой форме жизни человека, когда какие-то искажения срывают нормальный процесс формирования тела и в результате возникает внешнее уродство. В результате сильных душевных потрясений могут возникнуть такие расстройства, как заикание, подъем артериального давления, сердцебиение, сахарный диабет, импотенция и т. д. Это говорит о мощном инородном энергетическом очаге в полевой форме жизни, блокировавшем ту или иную физиологическую функцию. Некоторые люди ощущают холод в ногах, руках, пояснице (или, наоборот, жар), а также некоторые другие явления, не свойственные нормальному состоянию, — свидетельство того, что в организм человека внедрилась патогенная биоклиматическая энергия, которая может вызывать самые разнообразные нарушения в его работе.

Об энергетических искажениях свидетельствует не только осанка, но и походка, изменения кожи (прыщи, растяжки, шелушения и т. д.).

Все, что я перечислил выше, — разного рода загрязнения полевой формы жизни человека, от которых, безусловно, надо избавиться. Иначе они неизбежно вызовут ту или иную болезнь, снизят наши жизненные и творческие возможности.

Кармические загрязнения полевой формы жизни и «поля событий»

Человек живет не одну жизнь, а несколько, и в течение нескольких жизней он накапливает колоссальный опыт и совершает множество деяний. Информация таким образом «вшита» в информационно-энергетическую часть человека (которую я называю «полевой формой жизни»), что влияет на его внешние данные (фигуру, рост, крепость организма), темперамент и черты характера. Эта информация наделяет человека некоторым бессознательным опытом зрелости, в соответствии с ним каждый строит свою жизнь, общение с другими людьми, природой и т. п. Часто имеется такой негативный опыт, который препятствует нормальному общению, жизни, порождает проблемы со здоровьем, однако, активно работая с чертами характера, образом мышления, от него можно избавиться.

Мне приходится прибегать к терминам восточной философии, так как сложно подобрать определения, пользуясь христианской терминологией. Но если вы поймете суть, то в данной терминологии уже не будет необходимости. Ведь ОСОЗНАНИЕ — большая часть пути к ИСЦЕЛЕНИЮ.

В нашем трехмерном пространстве понятие времени имеет направление из прошлого, через настоящее в будущее. Но устройство мира гораздо сложнее, он состоит из 4-, 5-и более мерных пространств. Там есть поле событий, где «оседают» и хранятся все поступки, мысли. Это есть тот всеобщий информационный банк, «хроники Акаши», откуда можно взять любую информацию о прошлом, настоящем и даже будущем. В соответствии с тем, что в течение жизней тот или иной человек оставил там, строится его нынешняя судьба и события в жизни.

 Можно и нужно сознательно очищать свое «поле событий» от негатива и мусора, оставленного нами еще в прошлых жизнях.

Человек, очистившийся от полевых загрязнений, в частности кармических, изменяется внешне (другие пропорции тела, выражение лица), внутренне (иначе мыслит, психологически устойчив, добр, отзывчив, терпим), становится намного энергетичнее (это чувствуется при общении, рядом с ним вы подзаряжаетесь, обновляетесь), выносливее (может работать без устали) и здоровее. Я расскажу вам о тех полевых загрязнениях, которые больше всего влияют на наше здоровье.

«Поле событий», дела и поступки человека

Несмотря на большое многообразие видов кармы, я остановлюсь на индивидуальной карме и карме предков.

1. ИНДИВИДУАЛЬНАЯ КАРМА в свою очередь подразделяется на

1) приобретенную в прошлых жизнях и

2) наработанную в этой жизни.

Худшая карма обретается в процессе безнравственной жизни. Клевета, эгоистические интриги, имеющие цель разрушить плоды чужого труда, унижение более достойных, оскорбления, воровство составляют «внешнюю» карму. «Внутренняя» умственная черная карма включает такие состояния души, как скептицизм, не ведущий к знанию, безверие, яростное упорство в неведении (привязанности к мирскому бытию),

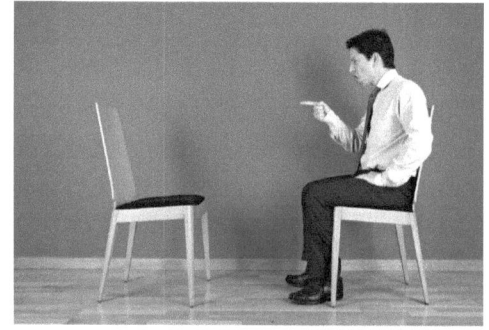

зависть и т. п. В общем, карма образуется за счет накопления добрых и злых дел в «поле причины» по отношению к окружающим (не только людям).

2. КАРМА ПРЕДКОВ. В древнетибетских медицинских трактатах имеются важные рассуждения на эту тему. Они говорят о том, что «... карма будущего существа (в момент зачатия) должна соответствовать карме его родителей».

> ❗ **Каждый человек родится в той стране, в том городе, в той семье, в том физическом теле, которые он «заслужил» в своих прежних жизнях. Продолжительность жизни, болезни, способ существования также зависят от этого.**

В силу кармической предопределенности человек рождается у тех родителей, карма которых соответствует его собственной. При этом информация как бы «перетекает» из поколения в поколение. И если кто-то нарушил нравственные законы, то информация об этом по цепочке преемственности будет передаваться от прародителей дедам, родителям, сыновьям, внукам до тех пор, пока энергетика нарушения не исчерпается полностью (если ее не усугубят).

Все события, переживания, мысли человека на протяжении жизней способствуют «завязыванию узелков» в поле событий. Память о них переходит в следующую жизнь и влияет на нашу судьбу и здоровье. Часть прежнего опыта проявляется в течение жизни постепенно — «узелок» опыта находится в скрытой форме в недрах подсознания и ждет своего часа. Когда внешняя ситуация напоминает ту, которая его образовала, он резонирует с ней и переходит в рабочее состояние.

Суть КАРМЫ состоит в причинно-следственных связях, согласно которым наше нынешнее существование и здоровье определяются нашими прошлыми помыслами и поступками, а будущее напрямую зависит от сегодняшних помыслов и поступков.

За все надо платить!

Хочу сказать сразу вот что. Если раньше, говоря о карме, все больше размышляли, как деяния прошлых жизней влияли на судьбу и здоровье в нынешней жизни, то сейчас время течет намного быстрее, и рас-

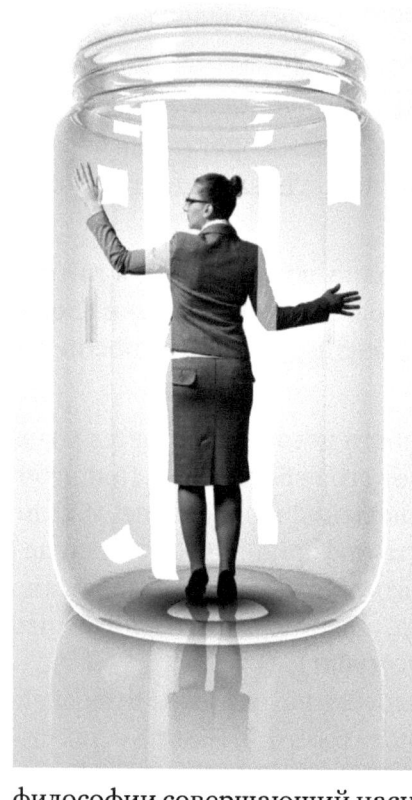

плата идет практически мгновенно. То есть за то, что вы «наломали дров» несколько жизней назад, вы, конечно, будете отвечать, а вот «дрова этой жизни», скорее всего, аукнутся уже теперь. Если говорить языком христианской религии, то если раньше за грехи предков расплачивались 7 колен (поколений потомков), то теперь за свои грехи вы будете платить по счетам сами. Хотя, если сильно нагрешили, то и потомкам тоже достанется…

Кармическая информация может реализоваться очень быстро, «когда снова и снова причиняется зло тем, кто охвачен страхом, больным и калекам, или тем, кто доверчив, или тем, кто достоин высокого уважения, или подвижникам».

Какие же изъяны в жизни (предыдущей или нынешней) приводят к расплате по счетам? Согласно восточной философии совершающий насилие обрекает свое сознание и организм на неизбежную потерю энергии. Не эта ли причина лежит в основе вялотекущих хронических заболеваний?

Убивая других, человек укорачивает собственную жизнь. И даже если ранее, до убийства, накопленные благие действия предопределяют счастливую форму рождения, новая жизнь не будет продолжительной.

Кармические загрязнения — это «свернутая» информация из прошлой жизни (а возможно, и из этой) человека, находящаяся в полевой форме жизни.

При рождении она может исказить программу построения физического тела и вызвать врожденные уродства. Как правило, эта информация при активизации внешними причинами забирает на себя много энергии полевой формы жизни, а также образует «энергетические раковины» — первопричины будущих болезней, что прямо и косвенно сказывается на продолжительности жизни человека. В зависимости от качества наработанной в прошлой или уже этой жизни информации, у человека проявляется склонность к разного рода деятельности, привычкам, потребностям, к попаданию в соответствующие жизненные ситуации.

В соответствии со своей кармой одни люди активно занимаются тем или иным методом самооздоровления, самосовершенствования, а другие все отрицают и сомневаются.

С чего начать духовно-нравственное очищение?

Для того чтобы осуществить этот вид очищения, надо быть абсолютно искренним по отношению к самому себе. Многие люди «не замечают» за собой никаких моральных изъянов (отличная жена/муж, образцовая мать/отец, великолепный работник, уважаемый человек и т. п.).

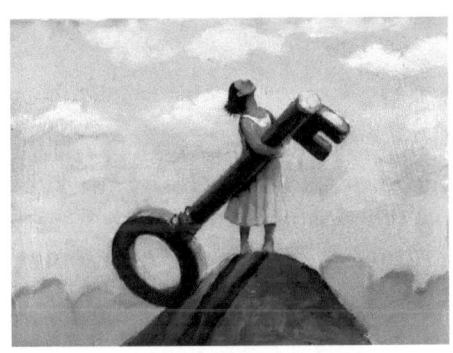

Но если покопаться в своем прошлом, то можно обнаружить весьма серьезные нравственные уродства и кармические долги: убили птичку; отрезали хвост кошке, играя в больницу; жестоко подшутили над слабым одноклассником; унижали и избивали младшую сестру; убили чью-то любовь к вам и навеки изуродовали этим судьбу человека; делали аборты или побуждали к этому; постоянной занятостью (не до интимных радостей) довели преданного мужа до аденомы простаты или жену до онкологии; давлением на сына, дочь побудили их пойти по ложной жизненной дороге и искалечили тем самым их судьбу и т. д. и т. п. Все вышеуказанное и многое другое «оседает» в недрах полевой формы жизни, подсознания и вызывает поломки в виде заболеваний и иных, не менее печальных следствий.

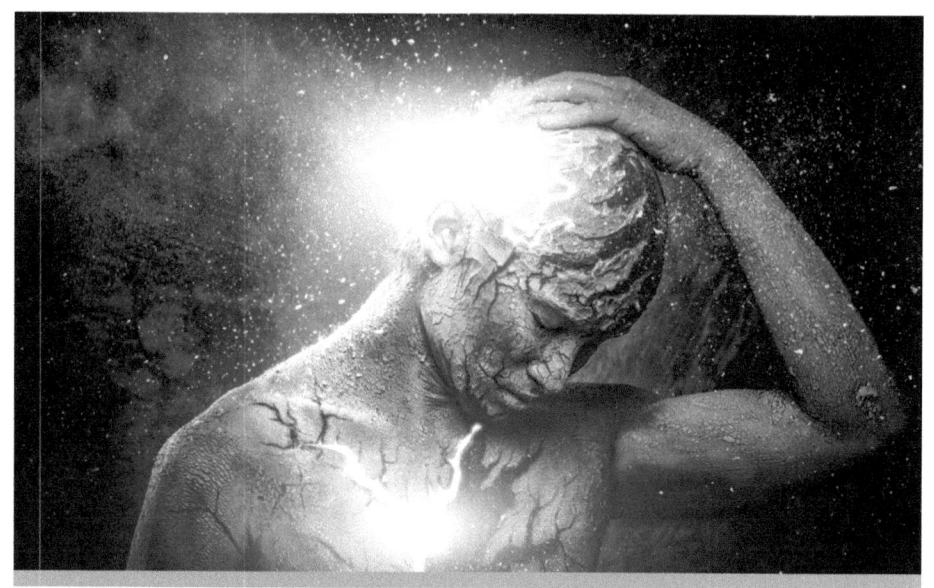

Избавление от застарелых обид

Одним из наиболее сильных факторов, загрязняющих полевую форму жизни, являются обиды. Обида представляет программу (информацию о конкретном человеке и т. п.), которая всякий раз оживает, наполняется энергией при воспоминании об обидчике. Естественно, все это нарушает нормальную целостность полевой формы жизни и незаметно ведет к серьезным проблемам с физическим телом.

Приведу результаты наблюдений целителей

Часть этих примеров я проверил на себе, моих близких и знакомых.

Неправильный выбор жизненного пути и разочарование в нем приводит к заболеваниям сердца.

Извращенное отношение к труду — к заболеваниям мозга.

Влюбчивость и переживания на этой почве — к болезням легких (у волевых натур) или щитовидной железы (у художественных натур).

Зависть — к болезням пищевода.

Избыточное честолюбие — к болезням надпочечников.

Жадность, ревность — к болезням почек.

Страх вообще — к болезням печени, а страх перед действием — к болезням кишечника.

Хитрость — к болезням желудка.

Половая неуверенность в себе — к болезням поджелудочной железы.

Энергетическое несоответствие супругов — к болезням предстательной железы или придатков матки.

Извращенный материнский инстинкт — к болезням молочных желез.

Навязывание образа жизни волевыми родственниками, подчинение и добровольное рабство — к болезни крови, селезенки.

Жизнь прошлыми воспоминаниями — болезни позвоночника.

Раздражение и гнев — неполадки с желчью.

Мнительность — с лимфой.

Недорасход умственной энергии — радикулит.

Нереализованное властолюбие — астма.

Национализм — белокровие.

Удар по самолюбию — насморк и грипп и т. д.

Практически в любом отрицательном эмоциональном стрессе имеется элемент обиды.

Как самостоятельно избавиться от застарелой обиды?

Представьте своего обидчика как можно более ярко (можно смотреть на фото), как будто он сидит перед вами, и произнесите одну за другой фразы. (Каждую надо произносить до тех пор, пока она не прозвучит искренне, и только потом перейти к следующей!)

Я прощаю тебя

Прости и ты меня

Благодарю тебя

Благословляю тебя

Вначале вы обнаружите, что отвас требуется немалое волевое и умственное усилие для того, чтобы одновременно сосредоточиться на зримом образе этого человека и на фразе «Я прощаю тебя». Вы ощутите внутри себя сопротивление, разного рода помехи и аргументы в пользу того, что данного человека нельзя прощать. Но вы должны понять, что в первую очередь это разрушает вас. Снова и снова повторяя «Я прощаю тебя», вы начинаете своего рода медитацию, внутренний диалог. Постепенно у вас родится новое понимание проблемы и отношений со своим обидчиком, обида потеряет свою эмоциональность и станет всего лишь информацией, прошлым опытом.

Теперь можете приступать к следующей фразе: «Прости и ты меня». Повторяя ее, вы поймете, какую роль сами сыграли в возникшем конфликте. Так приходит осознание своих ошибок. Град очищающих слез смоет с вашей души грязь совершённого, и... вы удивленно посмотрите на мир совершенно иными глазами.

Если с вами произошла данная внутренняя трансформация, то произнесение следующих двух фраз не составит труда: «Благодарю тебя» и «Благословляю тебя». У человека «духовно слепого» язык не повернется благодарить своего обидчика. А ведь именно его надо действительно благодарить и благословлять. За то, что он разбудил вас от духовной спячки, заставил активно душевно работать, а главное — открыл в вас умственные и духовные несовершенства, отработал вместе с вами кармические долги. Карма сводит ваши судьбы вместе лишь для одной цели — чтобы вы оба стали совершеннее.

Упражнение избавит вас от внутреннего напряжения, вы осознаете ценность другого человека. Пусть у вас с ним будут серьезные различия во взглядах, но теперь вы сможете свободно развиваться независимо друг от друга. Между вами больше нет отрицательной связи.

Начните проработку с самых мелких обид. Вначале выполняйте упражнение регулярно, хотя бы раз в день. Постепенно переходите к самым трудным и запутанным взаимоотношениям в своей жизни. Именно они и приводят человека к хроническим недугам.

В зависимости от натуры человека, степени его духовной зрелости на выполнение этого «простого» упражнения может уйти от нескольких дней до... нескольких лет!

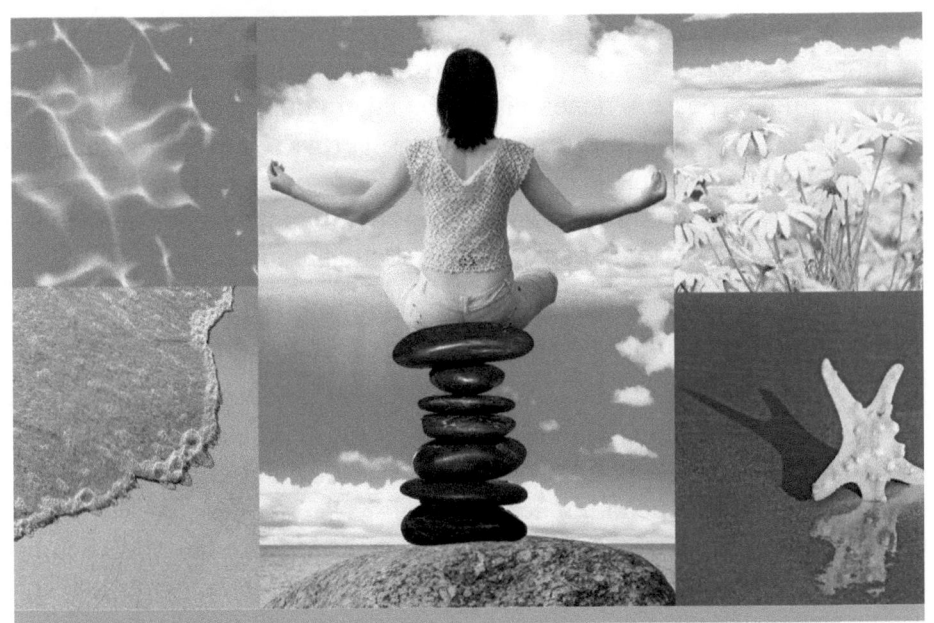

Очищение полевой формы жизни

Циркуляторное дыхание

Вы уже очень много узнали о причинах полевых загрязнений, и я уверен, что всем вам не терпится перейти непосредственно к очищению полевой формы жизни. Методик в наше время существует множество, но сегодня речь пойдет об опробованной лично мной и многими моими пациентами, доказавшей свою эффективность — о методике очищения циркуляторным дыханием.

Давайте вспомним, что же такое полевая форма жизни: это вся совокупность энергий, составляющих человеческое существо. Она имеет сложнейшее строение и управляет построением и функционированием физического тела. Заболевания в подавляющем большинстве начинаются на полевом уровне, а затем проявляются в явной форме в физическом теле.

1.   Механизм заболевания (особенно психосоматического) часто начинается так: в результате психического зажима, например, обиды, оскорбления, угрозы, в полевой форме жизни образуется очаг (раковина) обиды, оскорбления, страха, который структурирует иначе энергии, образующие полевую форму жизни. В органах, тканях и клетках, находящихся внутри этой раковины, начинают происходить процессы, в результате которых они теряют свою специфичность, функции.

Главное условие для полного выздоровления — убрать «раковины» из полевой формы жизни. В дальнейшем организм сам восстановит себя.

2. Внутреннее, сдерживаемое в себе эмоциональное проявление невольно приводит к напряжению соответствующих мышц (например, от обиды, оскорбления человек хочет ударить своего обидчика, но сдерживается). В итоге мышцы остаются в напряженном состоянии длительное время. Подобный спазм мышц тратит массу энергии человека и ухудшает кровообращение. Это другая причина психосоматических заболеваний.

3. К третьей причине можно отнести гормональный ответ организма на ту или иную эмоцию. Ведь известно, что нервная и эндокринная системы очень тесно связаны.

Вследствие того, что причина заболевания находится на другом уровне, медикаментозное лечение малорезультативно. И как показывает практика, подобные заболевания, несмотря на заместительную терапию (инсулин), хирургию, облучения (онкология), продолжают прогрессировать.

Положительные эмоции вырабатывают в организме целебные вещества, а отрицательные — ядовитые.

Как убрать «раковину»?

Как правило, любой психологический зажим, особенно страх, гнев, представляет собой резкое повышение энергетики внутри полевой формы жизни. Вот почему энергетика «раковины» может во много раз превосходить энергетику полевой формы жизни человека. Для того чтобы ее уничтожить, необходимо уравновесить энергетики.

Переходим непосредственно к методике, позволяющей это сделать, и что здесь очень важно: она действует как на энергетику организма, так и на его физиологию.

Расслабление тела при дыхании

…Наступает само собой в связи с тем, что вы утомляетесь от поддержания ритма дыхания (утомление структур мозга, ответственных за поддержание дыхания, вызывает разлитое торможение в коре головного мозга, что приводит к расслаблению и погружению в своеобразное гипнотическое состояние). Но активный вдох, стимулируя симпатический отдел вегетативной нервной системы, позволяет постоянно сохранять высокую концентрацию внимания, что особенно важно для полного расслабления мышц и сосредоточения на возникающих эмоциях, ощущениях. Когда тело расслаблено, скованные области становятся более осознаваемыми.

 Помните: область тела, которая не «хочет» расслабляться, напичкана энергией, образующей «раковину».

При полном расслаблении значительно проще чувствовать ток энергии в полевой форме жизни. Непосредственно в самый момент выхода «раковины» расслабление помогает тем, что энергия, образованная психическим зажимом, освобождается и не сдерживаемая мышечным напряжением свободно покидает организм.

«Освобождение дыхания»

Нормальное циркуляторное дыхание активизирует «раковины», которые появляются из глубин полевой формы жизни в виде неприятного чувства. А неприятные чувства мы подавляем — такова наша защита. Но в данном случае она неуместна, ибо уменьшает поток энергии. В результате подобное подавление создает различные комбинации задержки дыхания: закупорка пазух носа, сжатие, напряжение, спазм бронхов и др. Необходимо сознательно продолжать циркуляторное дыхание, а неприятное чувство «переделывать» в очень приятное, это и называется «освобождением дыхания».

Тетания

Тетания — это сокращение (подергивание) мышц во время выхода «раковины» из организма там, где имелся энергетический блок. Для того чтобы уменьшить тетанию либо вообще избежать ее, необходимо не сосредотачиваться на ней, а, наоборот, расслабляться и переживать неприятное ощущение как очень приятное.

Положение тела

Практикующим методику очищения полевой формы жизни рекомендуется принять положение лежа на спине, ноги не скрещивать, ладони вверх. Но, например, при выведении сильного страха или печали лучше свернуться «клубком», в других случаях прогнуться, в третьих — интуитивно выполнять какие-то движения руками или телом.

Важно следующее: приняв удобное положение, больше не шевелитесь. Вместо движения у вас появляется возможность испытать ощущение желания сделать это. Таков один из лучших способов быстро активировать энергию подавления и легко ее вывести вон.

Циркуляторное дыхание

Дыхание используется для того, чтобы «накачать» полевую форму жизни энергией, определить «раковины» и искажения в ней и разрушить их.

- Вдох и выдох связаны между собой так, что в дыхании нет паузы.
- Вдох резкий, энергичный и короткий (как у Стрельниковой).
- Выдох самопроизволен, без напряжения, естественно следующий за вдохом.
- Вдох и выдох необходимо делать через нос, иногда допускается дыхание через рот.

Практический совет. Для того чтобы получился резкий, короткий вдох носом, надо «резко дернуть» диафрагму вниз.

Лягте на пол, положите руки на пупок и сделайте быстрый и короткий «нюхательный» вдох. Вы почувствуете, как живот дернется вверх, и ваши руки подпрыгнут. За счет эластичности диафрагма быстро возвращается на свое место, осуществляя при этом пассивный выдох. Это и есть правильное дыхание, не вызывающее никакого лишнего напряжения в организме.

В результате частого циркуляторного дыхания (60-80 раз в минуту) происходит нагнетание энергии в полевую форму жизни и усиление ее циркуляции. Человек, дышащий таким образом, чувствует поток энергии, ощущает, где она блокирована (боль, распирание).

При таком способе дыхания — активный вдох, пассивный выдох — активизируется симпатический отдел вегетативной нервной системы, который усиливает обменные процессы в организме, повышает содержание красных кровяных телец, сахара и гормонов в крови, останавливает развитие воспалительных процессов и аллергических реакций, повышает артериальное давление, расширяет бронхи.

Вследствие того, что в легких воздух как бы стоит, в организме накапливается углекислота — появляется испарина, открываются поры. Эти признаки (поток энергии, распирание в области зажимов, испарина) указывают, что вы правильно дышите. Другими словами, подобный способ дыхания активизирует организм на самоисцеление и укрепление.

Во время длительных циклических упражнений, а циркуляторное дыхание относится к ним (уберите двигательный компонент в беге и у вас останется одно циркуляторное дыхание), за счет постоянного волевого усилия по поддержанию должной интенсивности вышеописанного дыхания, в организме человека начинается выработка естественных эндорфинов, которые вызывают и поддерживают состояние экстаза и эйфории.

Эндорфины, вызывая сильные, активные эмоции, дополнительно активизируют симпатический отдел вегетативной нервной системы, возбуждая тем самым защитные силы организма и обеспечивая его энергией. Существуют различные виды циркуляторного дыхания, которые по-разному меняют интенсивность и форму потока циркулирующей в полевой форме жизни энергии, что в свою очередь приводит к активизации тех или иных психических зажимов.

Дыхание можно менять по следующим параметрам: увеличивать или уменьшать объем вдоха, варьировать скорость вдоха, вдыхать воздух в нижнюю, среднюю или верхнюю часть легких, дышать носом или ртом (но это малоэффективно из-за недостаточного усвоения энергии).

Практический совет. Если вы почувствуете выход «раковины» из области головы или верхней части тела, то дыхание верхушками легких облегчит процесс; если выход начинается в ногах или нижней части тела, то дышите животом.

Для того, чтобы процесс очищения дыханием проходил эффективно, необходимо соблюдать некоторые правила. Об этом и поговорим.

Необходима концентрация внимания

Во время сеанса очищения концентрируйте внимание на своих ощущениях. Исследуйте каждую деталь, заостряйте внимание на ней до тех пор, пока она не исчезнет.

Любой неприятный аспект ощущения воспринимайте как очень приятный

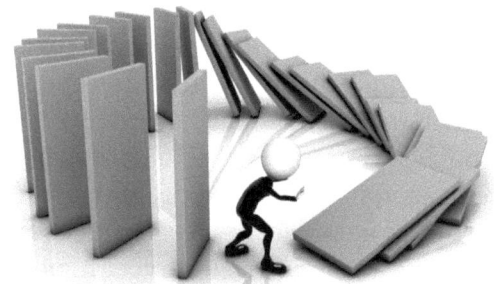

Гипнотическое состояние, возникающее из-за утомления центра, поддерживающего циркуляторное дыхание, позволяет лучше «схватывать» все детали активизированных подавлений в вашем подсознании. Но в то же время циркуляторное дыхание позволяет постоянно сохранять высокую концентрацию внимания для полного расслабления мышц и сосредоточения на возникающих эмоциях, ощущениях и избавляться от них.

Подавленные эмоции располагаются слоями

Каждый слой подавлений формируется в определенное время вашей жизни. Поэтому, когда подавленный слой энергии вышел, он обычно активизирует следующий, лежащий под ним. В результате этого вы можете переходить от одних ощущений к другим, ведь слои подавления образованы из различных зажатых эмоций и ощущений.

Практический совет. Поймите, главное — каждый раз, когда во время сеанса очищения что-то начинает отвлекать ваше внимание, это значит, что появляется подавленная энергия, которая требует концентрации на ней и ощущения ее во всех деталях именно в данный момент.

Теперь вам предстоит преобразовать все отрицательное, что будет «вымываться» циркуляторным дыханием из глубин полевой формы жизни (по-другому — подсознания), в положительное. Другими словами, вы будете вновь переживать страх, гнев и т. п., не пугаясь и гневаясь, а восторгаясь их силой и яркостью. Вы должны пережить их позитивно, радуясь и прославляя. Для того чтобы осуществить это на практике, имеется несколько способов.

Любите и доверяйте

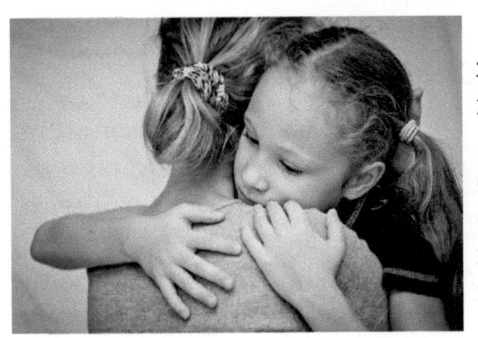

Любите каждый момент своей жизни. Проводя сеанс очищения, полностью доверьтесь процессу.

Если вы любите все, что существует, просто потому, что оно есть, тогда вы будете обладать кристально чистой полевой формой жизни.

Выходящие из вас страхи, ужасы и многое другое так сильно воздействуют, что хочется все остановить, не переживать заново, а значит — оставить в себе. В основном вы будете переживать два процесса выхода «раковин».

Первый имеет форму отреагирования, которое заключается в подергивании, дрожании, покашливании, перехвате дыхания, рвотных позывах, вскрикивании, что означает усиление деятельности симпатического отдела вегетативной нервной системы.

Второй заключается в том, что глубокие напряжения проявляются в виде длительных сокращений и затянувшихся спазмов. На поддержание такого мышечного напряжения организм затрачивает огромное количество собственной энергии и, освобождаясь от него, гораздо лучше функционирует.

У вас могут возникнуть сомнения — это тот же психологический зажим, приводящий к образованию «раковины». В этом случае у вас ничего не получится.

Вся предыдущая теоретическая часть предназначена для того, чтобы рассеять ваши сомнения, вселить веру в успех, в мощное и безоговорочное оздоровление.

Будьте благодарны

У каждого человека имеется чувство благодарности за существование, за возможность все ощущать. Но большинство людей ограничены в ощущении благодарности и признают благодарность только за некоторые вещи.

Но на самом деле все, что вы имеете, — это настоящий момент. Так будьте благодарны за каждую его деталь!

Адекватно сравнивайте

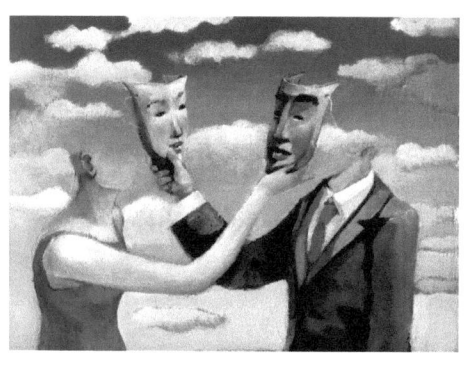 Если сравнивать бумажный стаканчик с прекрасным хрустальным бокалом, он покажется вам мусором. Но если его сравнить с собой, то он окажется предметом, в который можно налить воду. Если ваши руки свела судорога и вы сравниваете ее с обычным ощущением в руках, то судорога окажется болезненной и неприятной.

Но если судорогу сравнить с собой, то она будет казаться сладостным ощущением энергии в руках. То же самое можно сказать и о боли — наслаждайтесь ощущением интенсивного проявления энергии.

• Осознавайте то, что происходит с вами во время сеанса очищения, вызывайте ощущение благодарности. Иначе и быть не может, ведь вы избавляетесь от многолетних мучений.

• Ощущения, возникающие в вашем теле, должны вызывать в вас интерес и изумление проявлениями энергии. В некоторых случаях этого вполне достаточно для очищения.

Целительный потенциал музыки

Различные формы звукового воздействия использовались веками как мощное средство изменения сознания. Например, монотонная барабанная дробь и песнопения были основным инструментом шаманов в различных частях мира (утомление слухового анализатора и последующееза этим торможение в коре головного мозга, что вызывает гипнотическое состояние).

Практический совет. Чтобы музыка ускоряла активацию психических зажимов, научитесь по-новому слушать ее и относиться к ней. Во время сеанса важно полностью подчиниться музыкальному потоку.

Слушая музыку, позвольте ей просто действовать на психику и тело: не угадывайте композитора, не оценивайте исполнение. Комбинация музыки с дыханием усиливает эффект очищения.

Что касается подбора музыки, то выбор очень широк — от классической до естественных звуков природы (шум ветра, голоса волков, пение птиц). Отдавайте предпочтение музыке высокохудожественной, малоизвестной, не имеющей конкретного содержания. Если в ней имеются слова, то они должны быть на не знакомом вам языке.

Можете на первых сеансах очищения применять «Время — ветер» и фрагменты из «Альбома X» немецкого композитора Клауса Шульца, «Шакти» Джона Маклафлина, «Остров мертвых» Рахманинова и суфийские записи «Исламское мистическое братство». Весьма эффективными для дальнейших сеансов очищения оказались произведения американского композитора Элана Ованиесса: «Все люди — братья», «Таинственная гора», «И создал Бог больших китов»; «Поэмы экстаза» Скрябина, «Весны священной» Стравинского; балета «Ромео и Джульетта» Прокофьева. Среди этнических образцов — «Балийский гимн обезьян» и записи африканских тамтамов.

Я использую альбом «Zoolook» французского композитора Жан-Мишеля Жарра. Это великолепная музыка для активации психологических зажимов.

Один сеанс очищения может продолжаться от 15 минут до 2-3 часов.

Обычно между 15-45 минутами происходит «прорыв» зажатостей, что означает успешность сеанса и его завершение. Более старые и мощные психологические зажимы требуют нескольких часов, ибо для их активации необходимо гораздо больше энергии, которое дает циркуляторное дыхание.

В начале сеанса музыка должна спровоцировать и активизировать зажатый «эмоциональный мусор», в середине довести его до кульминации — выхода, а затем успокоить.

Как провести очищение полевой формы жизни

• Настраиваете себя на восхищение всего, что вы чувствуете.
• Все ощущения предполагается воспринимать как прекрасные, внутренне прославляя их.
• Включаете музыку и принимаете расслабленное удобное положение, лучше всего лежа.
• Начинаете выполнять циркуляторное дыхание. В результате нескольких быстрых вдохов заполняете легкие до предела, и дальше происходит вынужденный длинный выдох.
• Все, что всплывает в сознании (страхи, переживания и т. д.), ощущения в физическом теле (сильная локализованная боль), является для вас блаженством.
• Все, что вы делаете (произвольные движения, крики и т. д.), ведет к очищению.
• Заканчиваете сеанс только после того, как достаточное количество психических зажимов было активировано, «вышло» на поверхность и было удалено вон.
• В среднем на один сеанс требуется около 45-60 минут.

Практические советы

• Чтобы освоить методику очищения полевой формы жизни без лишних хлопот, начните практиковать ее в течение 5 минут и постепенно доведите до получаса. И только после того, как вы почувствуете, что у вас все получается, затратьте больше времени.
• Процесс очищения полевой формы жизни растягивается на несколько лет (если регулярно практиковать сеансы очищения — через день по 1-2 часа, то достаточно года, а то и меньше). Зато благотворное влияние вышеуказанных механизмов оздоровления на физическом теле сказывается значительно быстрее. Вы убедитесь сами, что каждый правильно проведенный сеанс очищения делает вас здоровее, а жизнь лучше.

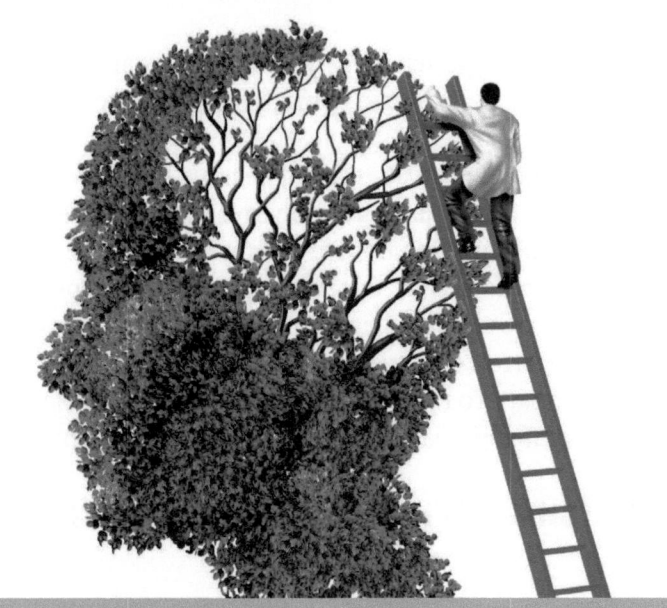

Психическое очищение

Речь пойдет об избавлении от психической грязи.

Каждое эмоциональное состояние изо дня в день «оставляет» свой энергетический слой на физическом теле и на полевой форме жизни. Это приводит к накоплению лишней энергии с устаревшей информацией, т.е. психической грязи, которая скапливается не только в человеке, но и в одежде, предметах и помещениях. Подобно статическому электричеству при радиосвязи, она мешает ясному психическому восприятию и может иметь также физические и психические последствия. Поэтому так важно уметь очищаться.

Психологическая самоочистка «Водопад»

Наденьте одежду из натуральной ткани и мысленно представьте себя стоящим под водопадом. Представьте, как струи воды смывают все старые эмоции и отвлекающие мысли, что собрались вокруг вас за день. Ощущайте головой, плечами, грудью, спиной и другими частями тела водяные струи и брызги. Они ударяются о вашу кожу и скатываются вниз, смывая психическую грязь, усталость, проблемы. Вода под ногами уносит их прочь.

Выполняйте упражнение медленно, несколько раз, уделяя внимание каждой части тела, пока не почувствуете, что ваше тело кристально чистое. В первое время выполняйте очищение во время приема душа.

Встает вопрос: куда девать смытую психическую грязь? Проводите смытую психическую грязь мыслеформой (далее она будет повторяться): «Потенциал смытой с меня ненужной психической энергии используется на благо всем, кто в ней нуждается». На нашей планете имеются энергетические санитары, которые с радостью поживятся этой энергией.

Психологическая самоочистка «Скребница»

После «Водопада», который счищает беспорядочную и сравнительно новую психическую грязь, которая лежит на вас наружным слоем, «Скребница» удалит тяжелую, зачерствевшую психическую грязь более старых отложений. Для качественного очищения важны обе техники. Вам понадобится блюдо с поваренной солью. На него вы будете сбрасывать грязь. Соскребание выполняется стоя — ступни вместе.

Очень важен умственный настрой и яркость воображения, чтобы помочь вашему энерготелу (полевой формежизни) удалять психическую грязь.

Представляйте, что ваши руки удаляют толстый слой старой психической энергии, которая скапливается на руках. Как только это произошло — сбросьте грязную энергию в блюдо с солью. После сброса снова начинайте чистить себя. Помните, грязь надо соскребать с тела, а не втирать в него!

Порядок выполнения следующий.

Сначала очищаете руки — от плеча к кисти ладонью правой руки очищаете левую руку. Делаете скребущее движение сверху, снизу, сбоку — от плеча к кисти. Сбросьте грязь в блюдо с солью. Теперь очищайте правую руку.

После того как руки очищены, скребущими движениями очищается лицо — сверху вниз, плохую энергию — в блюдо с солью. Затем скребущее движение обеими руками начинается от корней волос на лбу искользит вниз.

Теперь чистится туловище — грудь, бока, спина вниз и ноги. Далее очищаются ноги поочередно — к коленям, к стопе. Мужчинам следует поскрести половые органы.

После выполнения упражнения выкиньте соль в унитаз, сопроводив это тем же мысленным посылом. Отдохните.

Способы психологического очищения помещения

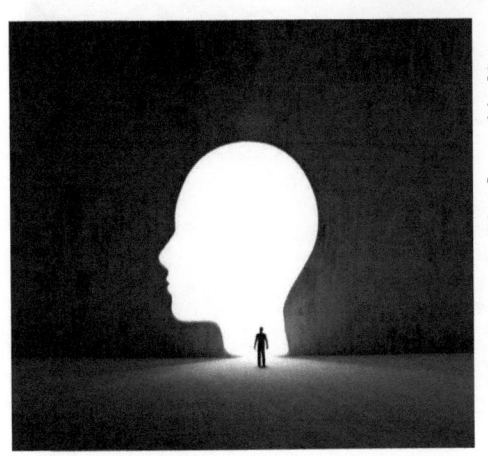

Очень много психической грязи накапливается там, где бывает много людей.

1. Вообразите сильнейший ветер, этим вы настроите свое энергетическое тело на то, чтобы оно очищало помещение.

2. Вообразите сильнейший поток воды, который смывает всю грязь.

3. В том месте, где скапливается особенно много психической грязи — местах сидения, лежания, примените соскребание — как будто скатываете снежный ком и выбрасываете его в дверь или окно. Откройте окна и двери в очищаемом помещении.

Станьте в центр комнаты — ноги вместе, руки опущены, кисти вместе (одна на другой). В варианте 1 и 2 представляете сильнейший вихрь или поток воды, которые всю психическую грязь из комнаты выбрасывают в окна. Во время выбрасывания психической грязи из комнаты создаете тот же мысленный посыл.

Подобным образом можно очищать одежду, вещи, украшения. Кстати, не рекомендую приобретать ношеные вещи, украшения и прочее. Заряд может быть настолько силен и негативен, что испортит вам не только здоровье, но и всю жизнь. Через вещь могут передаться и дурные черты характера хозяина, информация ссоры и многое другое.

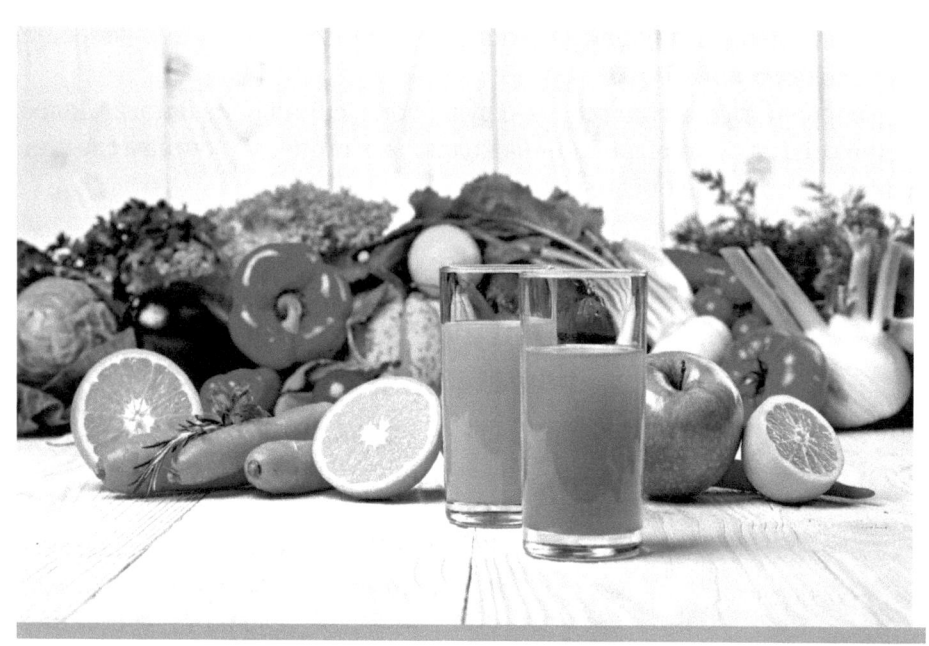

Подготовка организма к очищению

Я хочу обратить ваше внимание на ряд важных особенностей, которые надо знать, чтобы умело очищать свой организм — и полевую форму жизни, и физическое тело.

С чем можно столкнуться при очистительных процедурах?

Обычно люди, решившие очищать свой организм, не имеют ни малейшего понятия, что с ними будет происходить во время самой очистительной процедуры и в ближайшее время после. Знайте, что любая очистительная процедура вызывает сильнейшие ответные реакции в организме: отторгается патогенное начало, и это наиболее тяжелый период, т.к. тратится большое количество энергии на изгнание болезни, человек слабеет и худеет. Это общебиологический закон, который академик Б. В. Болотов выразил в следующих словах: «Положительные результаты лечения не могут быть получены без стрессовых состояний организма». Это надо знать, понимать и по различным признакам, как по вехам, ориентироваться в очистительном процессе. Как правило, через некоторое время наступает восстановительный период, и организм, избавившись от болезнетворной обузы, быстро набирается сил. У человека поднимается настроение, появляется аппетит, он ощущает прилив энергии, восстанавливает нормальный вес.

Особенности очищения в зависимости от индивидуальной конституции, возраста и состояния здоровья

Все мы разные. Древние мудрецы определяют это различие различной комбинацией жизненных принципов — дош. При преобладании у человека жизненного принципа «Слизи» организм хорошо удерживает воду. Внешнее проявление — полнота. Если преобладает жизненный принцип «Желчи», то организм этих людей обладает способностью к повышенной выработке тепла. Это люди среднего сложения с желтоватой кожей. Организм тех, у кого преобладает жизненный принцип «Ветра», плохо удерживает воду и тепло. У этих людей хрупкое телосложение, они худы и постоянно мерзнут.

• Обычно у обладателей «слизистой» конституции в организме скапливаются и удерживаются шлаки слизистой природы, и располагаются они в основном в легких и полостях мозга. Поэтому им необходимо обратить особое внимание на свое питание с целью изъятия слизеобразующих продуктов и очищать вышеуказанные места с помощью парной и голодания.

• Что касается представителей «желчной» конституции, то у них от повышенной теплопродукции в печени образуется повышенное количество желчных шлаков, которые отравляют кровь и образуют высыпания на коже. Исключение острых, разогревающих блюд, употребление противой воды, свежевыжатых соков в сочетании с очищением печени даст хорошие результаты. Таким людям следует избегать перегревания.

• И наконец, лица с выраженной «ветреной» конституцией, у которых от обезвоживания и охлаждения образуются твердые шлаки в виде камней, солей, песка, должны изменить пищевой рацион и образ жизни

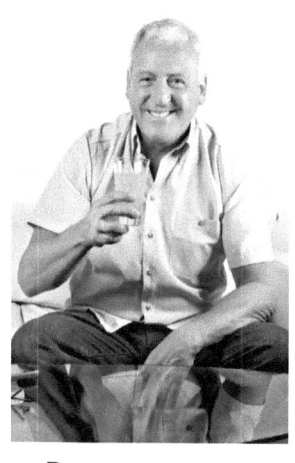

с целью насыщения тела водой и теплом. Рекомендую как можно шире использовать теплые гидропроцедуры, пить в горячем виде отвары и без надобности не переохлаждаться.

Все эти жизненные принципы перемешаны в человеке в разных пропорциях, соответственно, зашлаковка у каждого выражена по-разному. Поэтому прислушивайтесь к своему организму и индивидуально определяйте характер очистительных процедур.

Как рассчитать количество очистительного средства?

Возраст, масса тела и количество здоровья — все это тоже накладывает свои особенности на очистительный процесс.

Обычно всюду даются дозы, рассчитанные на среднего человека (25-40 лет, вес 60-80 кг). Чем меньше вес, тем меньше должен быть объем воды, вводимой с клизмой, доза приема очистительного средства (например, оливкового масла, лимонного сока — при очищении печени), травяного сбора и т. п. И наоборот, чем больше вес, тем больше указанные дозы и объемы.

Еще более осторожно необходимо подходить к очищению детей и ослабленных болезнью людей. Детям доза снижается пропорционально их массе. Например, ребенок весит 20 кг. Значит, рекомендуемый объем воды в клизме будет в 3 раза меньше (рекомендуется на 1 очистительную клизму —2 л, значит, 1/3 составляет около 700 мл воды). Примерно так же вычисляем объем оливкового масла и лимонного сока при очищении печени (200 мл оливкового масла и столько же лимонного сока для взрослого человека; для ребенка, весящего 30 кг,— 100 мл масла и столько же лимонного сока). Примерно так же надо поступить и при приеме травяных сборов.

Избавляться от шлаков надо постепенно!

Я рассказывал о степенях зашлаковки, поэтому нетрудно догадаться, что у больного человека шлаки очень спрессованы, утрамбованы и прочно «держатся» за ткани организма. В этом случае важно предварительно их «расшевелить», насытить организм водой (у многих он «высушен»), теплом и энергией.

Итак, избавляться от шлаков надо постепенно! Иначе может быть кровотечение, резкий упадок сил и пр.

Так следует поступать всегда — дали организму небольшую очистительную нагрузку (клизму, чистку печени и т. п.), посмотрели на реакцию, отдохнули, полностью восстановились. Следующую очистительную нагрузку делаете на фоне полного восстановления жизненных сил. Все нормально — нагрузку увеличиваем, усложняем. Тогда очищение доставит вам удовольствие и принесет здоровье. Если организм реагирует вяло, плохо восстанавливается — уменьшите дозу, растяните предварительную подготовку, больше активно отдыхайте. Копите энергию для очищения. Можете изменить форму очищения, например, вместо «грубых» клизм, чистки печени с оливковым маслом и лимонным соком выполнить идеомоторное очищение (умственно вызывать соответствующие вибрации в толстом кишечнике или печени), полезно почитать образно-волевые настрои; поголодать в течение 2-3 месяцев по 24-36 часов в неделю, перейти на раздельное питание с использованием свежих соков, овощей и фруктов, цельных каш; регулярно посещать парную. После этой подготовки и укрепления организма можно приступить к программе более сильных чисток.

Советы ослабленным, истощенным или пожилым

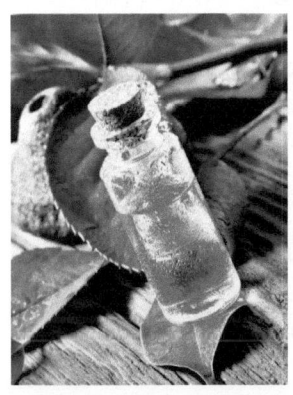

Подробнее остановлюсь на очищении организма истощенных, ослабленных болезнью, сильно зашлакованных и пожилых людей. Вы уже знаете, что любая очистительная процедура требует от организма напряжения и траты жизненной энергии, сил. Как правило, у ослабленного болезнью человека их и так мало, и болезненное состояние может усугубиться.

Рекомендация: ослабленному человеку надо начинать с «мягких», небольших очистительных средств и доз, набираться сил, накапливать резервы и постепенно наращивать очистительную нагрузку на организм.

Очищение окружающего пространства

Прежде чем перейти к разным методикам очищения, хочу сказать пару слов о внешнем очищении. Ведь если вы решили стать здоровым, очистив себя от разного рода загрязнений изнутри, то не стоит забывать, что необходимо сделать то же самое и с окружающим вас пространством, иначе все ваши усилия будут тщетны. Загрязнять вашу среду обитания могут геопатогенные и техногенные зоны (особенно вредны источники радиационного и электромагнитного излучения — телевизоры, компьютеры, принтеры, мобильные телефоны и прочая электротехника), биопатогенная энергия, хранящаяся в комнате, на постели, одежде умершего от тяжелой болезни человека; в частях умерших животных — рогах, костях, шкурах (многие любят такие сувениры), а также в книгах с иллюстрациями, где изображены трупы животных и людей (анатомические атласы и даже книги по кулинарии), разного рода вещества (стиральные порошки, оставшиеся в ткани, технический спирт в парфюмерии), я уже не говорю о воде, которая в наше время далеко не чистая.

Как определить локальную геопатогенную зону в жилом помещении?

Эта зона своей отрицательной энергетикой подавляет любую жизнедеятельность. Поэтому нам нужен биологический объект, по которому мы, как по индикатору, сможем ориентироваться, — берем прорастающие семена пшеницы.

Итак, замачиваем семена пшеницы, раскладываем их в несколько блюдечек и расставляем их там, где проводим большую часть времени: на рабочем столе, кровати и т. п.

Если помещение пустое, то поступим еще проще — расставляем блюдечки рядами с расстоянием между ними в полметра. Через 2-3 суток там, где имеется сильное геопатогенное излучение, пшеница не прорастет. Там, где оно благоприятно (и такое бывает), — прорастет быстрее, и ростки будут крупнее. При нормальных показателях прорастание будет обычным.

Делаем выводы и... перестановку в комнате.

• Рабочее место располагаем в зоне с наиболее сильным и благоприятным излучением.

• Кровать лучше оставить в нейтральной зоне, чтобы не страдать от бессонницы.

• Отрицательное место выхода энергии, наоборот, закрываем шкафом или сундуком.

• Бытовую технику, радио- и телеаппаратуру лучше ставить в местах с обычным фоном излучения.

Доброго всем здоровьица!

Ваш Геннадий Малахов.

Материалы предоставлены Г.П. Малаховым, публикуются по материалам журнала «Народный Лекарь». Все права защищены, копирование преследуется по закону. www.genesha.ru

Глава 8.

Лучшие материалы по очищению

из журнала «Энциклопедия здоровья»

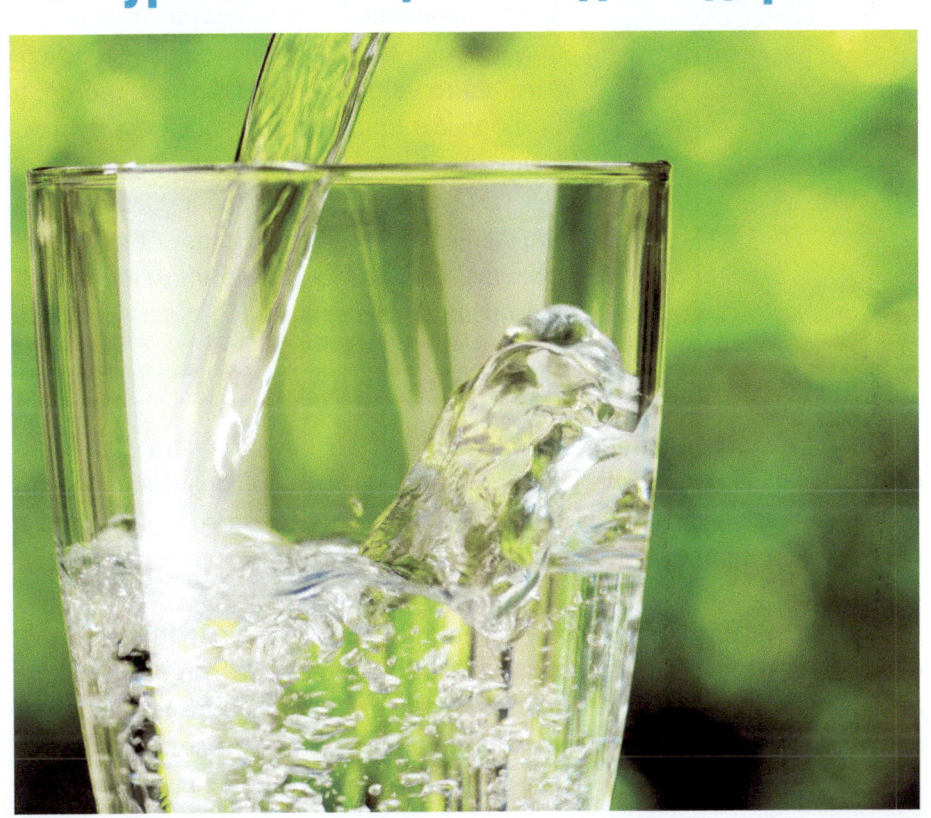

«Живая» и «Мертвая» вода

Все с детства читают сказки о «живой» и «мертвой» воде, и разве не хочется после этого так же легко и просто, словно по волшебству, решать все свои проблемы со здоровьем? Умылся или выпил глоток воды — и никаких болезней! Сказка ложь, да в ней намек. Хотя и не намек вовсе, ведь такая вода есть, и вы ее можете сами приготовить! Об уникальных свойствах так называемой «живой» и «мертвой» воды говорили еще много лет назад, во многих печатных изданиях обсуждалась

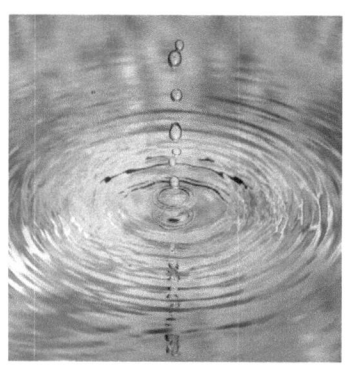

эта тема. Еще тогда проблемами лечения «адаптированной водой» негласно озаботились ведущие научные институты и лечебные клиники Советского Союза. И тогда, и тем более в наше время людей подкупила доступность получения, а также широкий спектр болезней, на которые воздействуют эти две «волшебные жидкости». Сегодня мне хотелось бы напомнить об этом несколько подзабытом средстве.

По законам природы

Говорят, все гениальное — просто. И это изречение в полной мере относится к целебным свойствам так называемой «модифицированной воды». В чем же суть метода? При помощи несложного устройства в простой водопроводной воде проходят процессы, которые превращают ее в лекарство.

«Живой водой» (католит) называют жидкость с щелочными свойствами. Название связано с тем, что она оказывает благоприятное воздействие на организм, повышает иммунитет, усиливает обмен веществ, способствует заживлению ран. «Живая вода» напоминает щелочную, мягкую, дождевую воду с легким привкусом пищевой соды.

«Мертвая вода» (анолит) обладает кислыми свойствами. Ее употребление позволяет замедлить обменные процессы. Такая вода обладает дезинфицирующим эффектом, губительно действует на микрофлору и микроорганизмы. Цвет слегка коричневатый, на вкус «мертвая вода» кислая, слегка вяжущая.

Как изготовить прибор

Давайте теперь посмотрим, как же дома изготовить простейший компактный диафрагменный электролизер.

1. Для электродов потребуется: 2 пластины из нержавеющей стали 11 x 2 см (я знаю людей, которые использовали столовые ложки из обычной пищевой нержавейки).

2. Далее необходим диодный мостик на обратное напряжение не менее 500 вольт (к примеру, подойдет BR310 1000V 3A). Диод нужен для того, чтобы не превратить прибор в обычный кипятильник.

3. Брезентовый мешочек высотой 9-10 см и диаметром основания 3 см (подойдет джинсовая ткань). Мешочек служит перегородкой для двух жидкостей.

4. Кусок электрического кабеля с вилкой для подключения к сети (можно отрезать от старого ненужного прибора).

Прорезаем в пластиковой крышке 2 отверстия под электроды на расстоянии 4 см, крепим к ней электроды (можно использовать для этой цели изоленту), зафиксировав электроды с обеих сторон крышки. К одному из них с внешней стороны крышки приспосабливаем «мостик». Остается только припаять кабель к электродам, предварительно разрезав его на 2 части. Но так как нержавейку очень сложно паять, кабель можно прикрепить к электродам по-другому. Надо просверлить на концах электродов

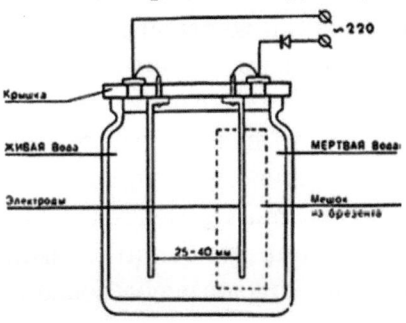

по отверстию, затем загнуть кончики под 90° в разные стороны и при помощи 2 винтов и 2 гаек прикрепить и концы проводов, и электроды к пластмассовой крышке. Главное, в конце не забудьте все контакты заизолировать изолентой. Сшить брезентовый мешочек может каждый. Вот и все. Прибор готов.

Из истории изобретения.

О свойствах активированной (щелочной и кислотной) воды известно давно, но толчком для ее популяризации в нашей стране стало изобретение Л.И. Кротова под названием «Диафрагменный электролизер» (иногда называют «Гидролизер»). Простое приспособление, предложенное автором, служило для получения анолита и католита в домашних условиях. Кротов опробовал эффект «живой и «мертвой» воды на себе и в весьма короткие сроки поборол аденому простаты и болезнь почек.

В литровую банку наливаем 700 мл водопроводной воды. Брезентовую капсулу заполняем водой на 2/3 объема. В мешочек помещаем электрод с диодом. Надеваем крышку с электродами на банку с водой. Только после этого можно включить электролизер в сеть 220 В.

Время приготовления «живой» и«мертвой» воды зависит от жесткости исходной жидкости. Чем большая концентрация солей и минералов в водопроводной воде, тем меньшее время понадобится для приготовления раствора. Временная вилка может составлять от 5 до 30 минут.

Я рекомендую ориентироваться на температурный показатель. Банка должна нагреться приблизительно до 35°C. При проверке температурыс помощью градусника следует соблюдать технику безопасности: ни в коем случае не касаться воды в емкостях, электродов и деталей самого прибора!

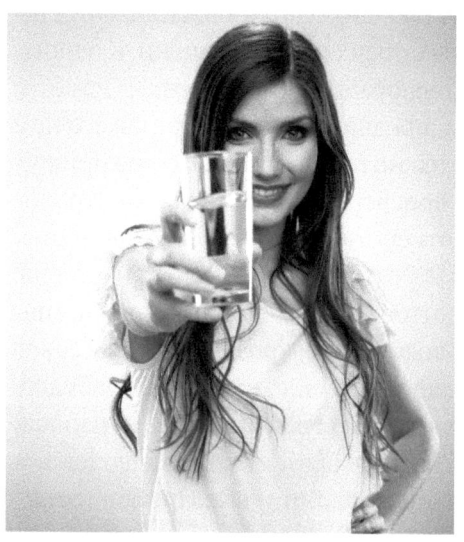

Итак, у нас получилось две жидкости. Та, что в брезентовом мешочке — кислотная, или «мертвая» вода». В банке —щелочная, или «живая». Если осадок отсутствует (а он появляется при использовании жесткой воды), то просто извлеките мешочек с анолитом. Если на дне банки появился осадок, то щелочную воду надо вытянуть припомощи спринцовки так, чтобы она несмешивалась с осевшими на дне банки солями. После двух циклов использования мешочек следует промывать, а электроды протирать уксусным раствором. Срок хранения «живой» и «мертвой»воды не более 2 суток.

Кстати, дезинфекционные свойства «мертвой»воды усиливаются, если в ней растворить 5 г поваренной соли перед включением электролизера.

Незаменима в хозяйстве

«Волшебную воду» используют и в бытовых целях: «мертвая» вода прекрасно дезинфицирует жилые помещения, одежду, удаляет накипь с посуды. Это мощный антисептик и консервант, применяется для борьбы с микроорганизмами и грибками.

«Живая» вода ускоряет прорастание зерна и семян для посадки, стимулирует цветение домашних цветов, оживляет зеленые овощи и увядшие цветы, улучшает вкус выпечных изделий (при замешивании теста). Полив грядок стимулирует созревание урожая... Этот перечень можно продолжать еще долго.

В заключение остается добавить, что все вышеописанные преимущества применения «модифицированной воды» подтверждены лабораторными и клиническими исследованиями. Без преувеличения можно сказать, что это самое дешевое и доступное лекарство, которое точно никому не навредит.

Исследования японских и американских ученых доказали высокую активность «живой» воды в нейтрализации свободных радикалов. Несмотря на кажущуюся простоту метода, ее применение эффективно даже при лечении и профилактике таких серьезных заболеваний, как ДИАБЕТ, БОЛЕЗНИ СЕРДЕЧНО-СОСУДИСТОЙ СИСТЕМЫ, ОНКОЛОГИЯ...

ГОТОВИМ ВОДУ — и без всякого волшебства...

Что и как лечить?

Конечно, головы рубить, а затем оживлять добрых молодцев мы не будем. У нас задачи попроще. Но что жеможно лечить «живой», а что «мертвой» водой? Вот лишь некоторые наиболее распространенные исдуги, которые им поддаются.

• АНГИНА. В течение 3 суток, по 6-7 раз в сутки после еды полоскать рот, горло, нос подогретой «мертвой» водой. Через 10 минут после каждого полоскания пить по 1/4 стакана «живой» воды.

• При возникновении острой респираторной ВИРУСНОЙ ИНФЕКЦИИ, а также гриппа надо 8 раз в течение суток полоскать полости носа и рта «мертвой» водой. На ночь выпить 1/2 ст. «живой» воды.

• КАШЕЛЬ можно излечить, если 4 раза в день после еды пить «живую» воду по 1/2 стакана в течение 2 суток.

• От ГОЛОВНОЙ БОЛИ сосудистого происхождения можно избавиться, если выпить всего полстакана «мертвой» воды. Через 40-50 минут боль пройдет.

• АДЕНОМА ПРЕДСТАТЕЛЬНОЙ ЖЕЛЕЗЫ. Самая ненавистная мужская болезнь. О ней не любят говорить, а не простое лечение занимает немало времени (и денег). В течение 8 суток 4 раза в день принимать по 1/2 стакана «живой» воды до еды (четвертый раз на ночь). Через неделю обязательно должно наступить облегчение. Если повторять процедуру каждый месяц в течение полугода, болезнь отступит.

• ЖЕЛТУХА (гепатит). 3-4 дня по 4-5 раз в день за полчаса до еды выпивать по 1/2 стакана «живой» воды.

• ГАСТРИТ. В течение 3 дней 3 раза в день за полчаса до еды выпивать «живую» воду. В первый день 1/4 стакана, а остальные по 1/2 стакана.

• «Мертвая» вода обладает дезинфицирующими и антиаллергическими свойствами, поэтому имеет высокую эффективность при лечении КОЖНЫХ И АЛЛЕРГИЧЕСКИХ ЗАБОЛЕВАНИЙ, особенно экземы, нейродермитов, аллергодерматитов, псориаза…

• Если порез промыть «живой» водой, а затем перебинтовать, то ранка быстро заживет. Гнойные раны сначала промываются «мертвой» водой, через 5 минут — «живой». Далее, в течение суток 5-6 раз промывать рану только «живой» водой.

• «Мертвую» воду можно использовать при гигиене лица. После утреннего и вечернего умывания протрите лицо с начала «мертвой», а затем «живой» водой. После такой процедуры кожа лица разглаживается, исчезают прыщи.

В заключение этого краткого перечня болезней замечу, что лечение «живой» и «мертвой» водой нормализует деятельность всего организма.

Подготовил Олег Дорофеев

Что такое протиевая вода?

Протиевая вода готовится фактически так же, как и талая вода, но есть несколько важных отличий. Первый лед, образующийся при замораживании воды, содержит в основном тяжелые изомеры и его необходимо выбрасывать. При дальнейшем замораживании вода, превращаясь в лед, вытесняет всю растворенную в ней грязь в незамерзшую часть. Там же собираются и легкие изомеры, которые замерзают при более низких температурах.

Так как ни легкие изомеры воды, ни отжатая в нее грязь не нужны организму, их необходимо выбрасывать.

Ввиду того, что вода содержит несколько изомеров (тритий, дейтерий, протий), желательно избавиться от неблагоприятных (тритий и дейтерий) и отобрать только необходимый нашему организму протий.

Итак, процесс получения протиевой воды в домашних условиях выглядит так: прокипяченную и отстоянную водопроводную воду налить в кастрюлю и поставить в морозилку.

Как только образуется первый ледок, кастрюлю вынуть и перелить в другую, которую поставить обратно в морозилку. Далее подождать, пока вода замерзнет до 1/2-2/3 объема.

После этого снова вынуть кастрюлю и слить незамерзшую воду, оставшийся в кастрюле лед и есть протиевая вода, очищенная на 80%, с отобранными изомерами, наиболее благоприятными для протекания биологических процессов в организме. Ее нужно растопить и использовать для питья и приготовления пищи.

Важное достоинство протиевой воды в том, что в ней содержится 16 мг кальция на литр жидкости, это оптимальное для жизнедеятельности человека количество кальция. Кроме того, протиевая вода ограничивает попадание соли в кровь, а значит, соль не откладывается в суставах.

Польза цветной воды

О целительных свойствах цвета было известно еще с глубокой древности. Но и в настоящее время цветотерапия используется довольно широко. В том числе и такой вид лечения духа и тела, как применение цветной воды. Дело в том, что вода обладает свойством воспринимать и сохранять информацию. И для того, чтобы сделать воду цветной, нужно просто налить обычную питьевую воду в цветную емкость. С этой целью можно использовать бутылки, бокалы, чашки нужного вам цвета.

Либо изготовить под прозрачный стакан подставку из цветной бумаги или картона и, поставив на нее стакан с водой, «зарядить» воду силой цвета в течение 3 часов.

Использовать цветную воду нужно умеренно, пить небольшими глотками, по 2-3 глотка на один прием. Хранить цветную воду следует не более 3 дней в холодильнике или в другом прохладном месте, теплая вода теряет свой энергетический потенциал. Еще лучше готовить новую цветную воду каждый день, а остатки использовать для умывания.

• Голубая вода действует успокаивающе. Считается, что она может предотвратить любой конфликт.

• Зеленая вода быстро избавит от раздражения после ссоры или обиды и поможет легче переносить стрессы.

• Бирюзовая вода полезна тем, кто подолгу сидит у компьютера —

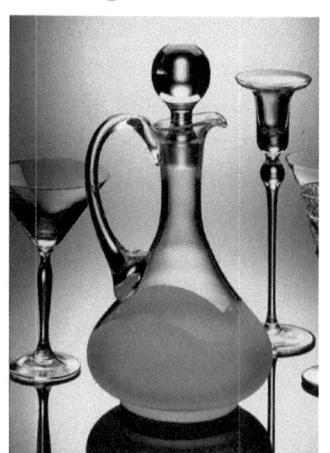

этот цвет защищает нас от компьютерного излучения.

• Красная вода повышает жизненный тонус, защищает от холода.

• Лимонная и желтая вода помогает снять усталость, поможет восстановить энергию, укрепить память, поднять настроение.

• Оранжевая вода полезна при переменах в жизни, она придает силы для свершений.

• Фиолетовая вода помогает решению жизненных проблем, а также выбираться из полосы невезения.

Выдохнем лишний вес

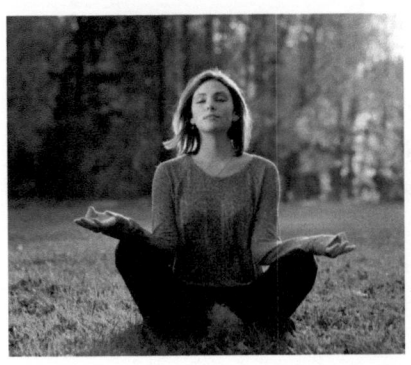

Многие люди никак не могут начать заниматься фитнесом, потому что тяжело переносят физические нагрузки. Но чтобы похудеть, совсем необязательно прыгать и бегать, иногда достаточно просто правильно дышать. Существует множество дыхательных комплексов для похудения, и один из них мы предлагаем вашему вниманию.

Учимся дышать

Обычно у женщин преобладает грудной тип дыхания, у мужчин — брюшной. Но для того, чтобы избавиться от лишнего веса, нужно освоить смешанный тип дыхания, при котором в процессе участвуют мышцы грудной клетки, диафрагмы и брюшного пресса.

Для освоения смешанного типа дыхания можно использовать вспомогательные упражнения для развития верхнего, среднего и нижнего дыхания:

• Упражнение для нижнего дыхания. Полностью выдохните, расслабьте живот и начинайте дышать: выпячивая живот, сделайте медленный вдох (диафрагма опускается), после вдоха, без паузы, втягивая живот, до конца выдохните. Повторите вдохи продолжайте дышать, подобрав для себя ритм, при котором выдох будет в два раза длиннее вдоха. Старайтесь не сбиться на обычное дыхание.

• Упражнение для среднего дыхания. Во время этого упражнения выучитесь расширять грудную клетку, раздвигая ребра. Выполняется оно так же, как и упражнение для нижнего дыхания, но во время дыхания нужно стараться не напрягать мышцы живота, а раздвигать ребра в стороны.

• Упражнение для верхнего дыхания. Во время этого упражнения вработу включаются ключицы: во время вдоха они слегка поднимаются, на выдохе — опускаются.

Каждое из этих упражнений нужно выполнить по 15 раз утром и вечером. Постепенно легкие равномерно расширятся и активнее включатся в снабжение крови кислородом, а значит, вы перейдете на полноценное смешанное дыхание. Затем можно будет переходить к дыхательной гимнастике для похудения.

Дыхательный комплекс для похудения

Этот комплекс состоит из упражнений, оказывающих укрепляющее, тренирующее и регулирующее воздействие на организм. Ритм дыхания для упражнений: выдох вдвое длиннее вдоха.

• Ритмичное дыхание с удлиненным выдохом: выполнить вдох на счет 2-3, затем выдох — на 4-6. Постепенно удлинить вдох до счета 4-5, а выдох до счета 7-10. Повторить упражнение 5 раз.

• Равномерное дыхание с активным выдохом: выполнить полный глубокий вдох через нос и удлиненный полный выдох через рот (как будто задуваете свечку). Повторить упражнение 5 раз.

• Очистительное дыхание: выполнить глубокий вдох через нос, затем выдох через полусжатые губы тремя-четырьмя короткими толчками.

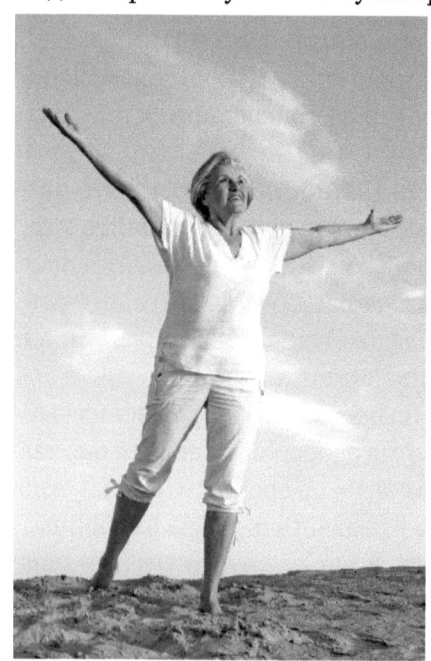

Повторить упражнение 4 раза.

• Успокаивающее дыхание: медленно на вдохе поднять руки вперед и развести в стороны, поворачивая ладони наверх. Медленно выдыхая, вернуться в исходное положение, выполнив обратное движение рук.

• Задержка дыхания: тренировать задержку дыхания на вдохе и выдохе. Продолжительность одной задержки 60-120 секунд.

• Дыхание для вентиляции легких: выполнять вдохи носом, небольшими порциями, как будто пытаясь почувствовать аромат цветка. Выдыхать через нос, медленно и до конца.

Освобождаемся от вчерашних токсинов

Советует Валентин ДУБИН, ведущий научный сотрудник Института натуропатии, профессор

Чистка организма натуральными средствами

Ухудшение экологического состояния окружающей среды — воздуха, воды, земли, наш малоподвижный образ жизни с самозаточением в закрытых помещениях ведут ко все большему загрязнению человеческого организма. Происходит постепенное зашлаковывание его внутренними токсинами и ядами. Проявлением этого является повышенная утомляемость, снижение общей работоспособности и устойчивости организма к инфекционным и другим болезням. А что же делать? Вы узнаете из наших советов.

Постарайтесь помочь своему желудку

Во время еды хорошо пережевывайте пищу. Желудку нужна пережеванная и смоченная слюной пища.

 Каждую порцию твердой пищи прожевываем уж если не по 30 раз, как советуют некоторые специалисты, то хотя бы по 20.

Есть надо чаще, но не переедать

Как можно больше — минимум 700 г в день потребляйте растительных продуктов. Особенно ценны морковь, капуста, яблоки, свекла. Для улучшения функции почек кушаем петрушку, сельдерей, шпинат, корни репейника, который, кстати, высоко ценится в Китае и Японии и выращивается там как огородная культура. Очень важен и тот момент, что корни репейника (лопуха) выводят из организма радионуклиды.

Для оздоровления печени

Старайтесь избегать эссенций, не увлекайтесь пряностями и жареными блюдами. Помимо моркови и шиповника печени показан одуванчик. В пищу идут и его цветы, и листья, и корни. Высоко ценят это растение французы, возделывая его на своих огородах.

Как потеть и что пить?

Полезны потения, особенно в финской «сухой» бане. А вот потеть на солнышке опасно из-за чрезмерного воздействия на организм ультрафиолетовых лучей. Вредно также потение при надетой слишком теплой одежде, т.к. оно ведет к обратному действию: всасыванию кожей выделяемых с потом токсинов.

Для выведения токсинов нужно пить больше воды, но старайтесь пить чистую, талую воду. Рекомендуем постоянно принимать отвары лекарственных трав слабительного, мочегонного, ветрогонного и потогонного действия.

Идеальное средство для очистки от шлаков

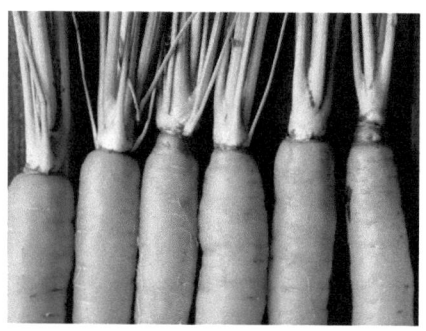

Для очищения организма рекомендуется более широкое применение ботвы свеклы, редьки, редиса, моркови и дикорастущих растений.

Съедобными считаются более 100 лекарственных растений, которые можно использовать в салатах, например, сныть, лебеда, мокрица, гравилат городской, манжетка.

Избавляемся от атонии и... токсинов

Многие люди воспринимают утренний подъем с постели как трудное дело. Они угнетены, медлительны, испытывают недомогания во всем теле, у них плохое настроение. Это следствие накопления в теле большого количества токсинов, лучшим средством избавления от которых является массаж брюшной полости.

> ⓘ **Положить ладони обеих рук на живот и массировать брюшную полость круговыми движениями вокруг пупка по часовой стрелке.**

Желательно массаж кишечника проводить в постели, но можно его перенести и в туалет, можно провести его также перед сном. Такой массаж используется и для борьбы с атонией желудка, кишечника (запоры) и других органов пищеварения, он способствует улучшению мочевыделения, желчеотделения. Эффективен массаж внутренних органов с помощью бега, подскоков, гимнастики и физического труда. Здесь идеально подходит даже бег на месте или «фигурный» бег (то вперед, то назад, то левым боком, то правым, то бег вокруг себя и т.д.). Такой бег можно проводить и в помещении.

Первые звоночки

Первым признаком зашлакованности организма является обложенный белым налетом язык. Он является не только зеркалом желудка, но и всего организма. А если еще желтоваты белки глаз, то интоксикация явно связана с неполноценной деятельностью нашей главной биохимической лаборатории — печени, т.е. с задержкой в организме желчи. У многих бывает нарушена деятельность и другой нашей очистительной станции — почек. Мало мы подключаем к очистке организма и наши потовые железы.

Используйте «Уксусомед»

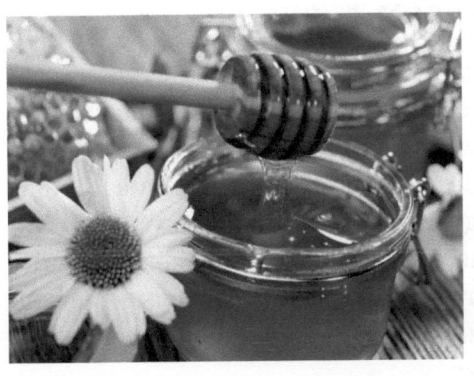

Мед заливают водой 3:1, кипятят, снимая пену до полного ее исчезновения. Разводят пополам с водой винный (яблочный, виноградный и т.д.) уксус и постепенно вливают в мед до тех пор, пока кислое и сладкое не уравновесят друг друга. Принимают по 1 ст. ложке 3-4 раза в день. Средство прекрасно очищает организм.

Старению противопоставим обновление

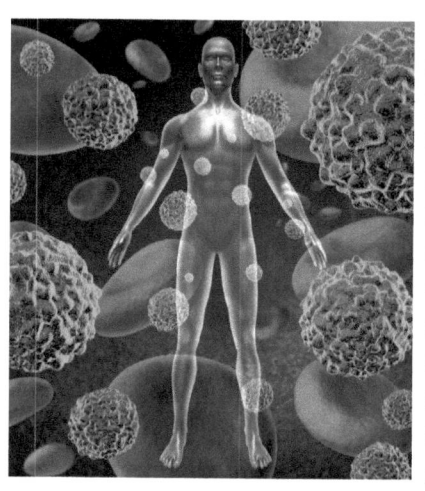

Неблагоприятным воздействиям мы подвергаемся всюду. Воздух в городах загрязнен выхлопными газами, а также озоном и бесчисленными вредными примесями. Вредное воздействие на организм оказывает потребление «грязных» продуктов питания, т.е. выращенных с применением пестицидов и удобрений, а также приготовленных с добавлением консервантов, различных стабилизаторов и т.д. К вышеперечисленным факторам можно добавить стрессы — непременный атрибут городских жителей, приводящие к нарушению сна, повышению кровяного давления, развитию склероза и других нервных заболеваний. Но самое главное, что вина за некоторые из них лежит на нас самих. Процессы старения ускоряют и табак, и употребление спиртного, и переедание, и наша малоподвижность.

Старение мы замечаем очень поздно

Стареет наша кожа, она истончается, обезвоживается, теряет эластичность, бархатистость, блеск, тускнеет, особенно на лице, поскольку кровообращение в ней замедляется. Это замечают обычно между 40 и 50 годами жизни. Несколько раньше появляются мимические морщины. Изменениям подвергаются и другие органы и системы. Но самое неприятное то, что наступает время, когда в организме происходят необратимые процессы. На это стоит обратить особое внимание. Очень опасны необратимые процессы, происходящие в почках, головном мозге и сердце, а также в их сосудах.

Даже у 80-летних людей в организме имеются резервы

Но чтобы избежать этих необратимых изменений в органах, вовсе нет особой нужды потреблять постоянно лекарства. Лечение соками, настойками и отварами лекарственных трав, проведение точечного массажа и самомассажа биологически активных точек — вот то, что дает отличный эффект в пожилом возрасте.

Верный путь увеличения продолжительности жизни — это победа над болезнями, и в первую очередь над сердечно-сосудистыми и нервными заболеваниями и злокачественными новообразованиями. Кстати, самое большое количество раковых больных — в Нью-Йорке, а самое малое — на Цейлоне. Специалисты объясняют это тем, что в Нью-Йорке много асфальта и большая загрязненность воздуха, а жители Цейлона почти не едят мяса.

Повернем процесс старения вспять

За счет совершенствования адаптационных функций организма, применения высокоэффективных стимулов и методов омоложения, отказа от вредных привычек, профилактики заболеваний, пока геронтологи не нашли эликсир молодости, повернем процесс старения вспять. И чем раньше мы за себя возьмемся, тем лучшего эффекта достигнем!

Причем продолжительность жизни должна быть достигнута за счет максимального продления активного периода жизни, когда человек здоров, полон сил, бодрости, когда его физические возможности должным образом востребованы и полностью сочетаются с высоким профессиональным мастерством.

В наше время долгожительство распространено на Северном Кавказе, в Закавказье, в некоторых районах Сибири, в горных районах Абхазии, Дагестана, Нагорного Карабаха, в Гималаях и Андах.

Берем пример с жителей Анд

В Эквадоре, в горных селениях Анд довольно много долгожителей. В течение 2 лет в деревне Вилья-бамба, изучая жизнь местных жителей, провел английский профессор медицины Дэвид. Вот какие выводы он сделал после возвращения (их и можно считать одним из вариантов вашей будущей программы долгожительства):

• люди даже самого преклонного возраста должны посильно трудиться; работать в саду, огороде;

• ходить как можно больше (даже в самом преклонном возрасте — не менее 2 км в день);

• не пить, не курить;

• не нервничать, решать конфликты мирно, избегать стрессов и преодолевать их;

• употреблять меньше обработанных продуктов — вареных, жареных, соленых, консервированных;

• увеличить потребление свежих овощей, фруктов, зелени;

• уменьшить количество мяса в рационе;

• не экономить на сне;

• не волноваться за своих детей — они могут жить не хуже, а лучше вас;

• иметь любимое занятие — хобби, это полезно для мозга;

• пейте как можно больше чистой воды, особенно талой.

Примеры жизни долгожителей говорят о том, что люди и их биологические клетки могут жить очень долго. Нужно лишь создать клеткам такие условия, при которых они длительное время не теряли бы полноценных качеств, присущих молодым клеткам.

Валентин Дубин, ведущий научный сотрудник
Института натуропатии, профессор

Как нейтрализовать нитраты?

Больше всего химических ядов бывает в апельсинах, салате-латуке, яблоках, грушах, сое, фасоли, кукурузе, винограде, столовой свекле, арбузе, турнепсе, дыне, сельдерее, черной редьке, а также свинине и курином мясе. С этими продуктами нужно быть предельно осторожными. Если они вызывают подозрение уже одним своим внешним ви-

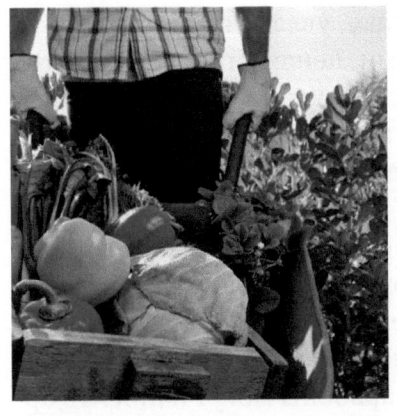

дом — лучше не рисковать и отказаться от них.

Меньше всего среди овощей накапливают вредные вещества баклажаны, перец сладкий, кабачки, тыква, лук, чеснок, томаты, огурцы, белокочанная и цветная капуста, морковь и картофель.

Практически чистые от нитратов будут, скорее всего, плоды фруктовых деревьев и ягоды.

Чтобы обезопасить себя, покупая овощи и фрукты, внимательно осмотрите их. У огурцов, картофеля и кабачков под кожурой иногда встречаются пятна желтого или зеленоватого цвета. Это значит, что в них много нитратов. Выбрасывайте без сожаления!

Потенциально опасными считаются овощи и фрукты, которые без причины начали слишком быстро портиться.

Очень внимательно следует относиться к бахчевым культурам (арбузы и дыни) — именно они чаще всего являются рекордсменами по нитратам и пестицидам.

Все овощи и фрукты нужно тщательно мыть, а подозрительные — выдерживать в воде 1 час и снимать кожуру. Если есть возможность, лучше потушить растительные продукты.

И учтите, что содержание нитратов в организме снижается более чем вдвое, если в рационе питания постоянно присутствуют молоко, творог и кисломолочные продукты. Кроме того, полезно употреблять растительное масло, выпечку из муки грубого помола, зеленый байховый чай.

Стоит ли опасаться парабенов?

Парабены часто используются в качестве консервантов при производстве косметики. Они призваны, чтобы обеспечить большой срок хранения и наилучшую защиту от микроорганизмов. Парабены могут содержаться в декоративной косметике, увлажняющих кремах и лосьонах, средствах для ухода за волосами, пенах и гелях для бритья и прочих. Информация о присутствии в составе косметического средства парабенов, как правило, указана на упаковке: слово «парабен» присутствует в названии одного из ингредиентов (бензилпарабен, пропилпарабен).

При этом на протяжении многих лет ведутся споры о том, не опасны ли парабены для здоровья человека. Доказано, что парабены могут проникать сквозь кожу, и через несколько минут после нанесения на кожу их следы обнаруживаются в крови. В связи с этим некоторые ученые предполагают, что парабены могут наносить организму вред, вплоть до участия в развитии онкологических заболеваний. Однако парабены не проникают в пищеварительную систему и остаются в тканях под кожей, не подвергаясь практически никаким изменениям, поэтому как они влияют на прилегающие ткани, если такое влияние вообще имеет место, пока неясно. Кроме того, группа химических веществ, к которой относятся парабены, известна своей способностью вызывать аллергические реакции, однако неясно, насколько велик риск таких реакций при использовании непосредственно парабенов.

Другое дело, что сейчас возник вопрос о целесообразности использования парабенов в производстве косметики. Согласно отчетам некоторых компаний, производящих органическую косметику, качественно приготовленные настойки из трав могут обеспечить срок хранения косметики от 2 до 3 лет. А натуральные увлажняющие масла могут храниться до 18 месяцев. Впрочем, это, как и опасность парабенов, требует более веских научных подтверждений.

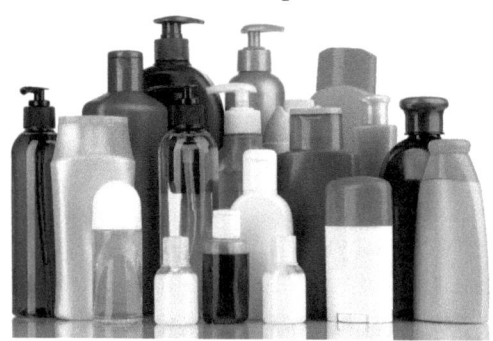

Как сделать кровь чистой

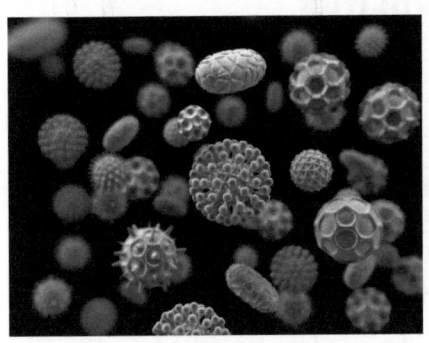

Не одну человеческую жизнь спасли специалисты, занимающиеся очисткой плазмы крови — плазмаферезом. К счастью, в этой отрасли медицины мы не только не отстаем от Запада, а идем на шаг впереди. И этот поистине уникальный метод лечения доступен сегодня в очень многих медицинских учреждениях России. В чем суть новой технологии и при каких заболеваниях плазмаферез наиболее эффективен?

Как это работает?

Плазмаферез — это очищение плазмы крови, при котором забранную у пациента кровь при помощи центрифуги разделяют на две части: плазму и кровяные тельца.

Плазма представляет собой жидкую часть крови — это раствор различных белков в воде, который не содержит никаких клеток.

И именно в плазме находятся токсины, которые не смогли переработать клетки крови (антитела, продукты распада клеток, токсины, остаточные продукты жизнедеятельности организма). После обработки в центрифуге плазма обратно в организм не вливается (в ней ведь токсины!), она подлежит уничтожению. А клетки крови, напротив, через вену (как обычно ставят капельницы) возвращаются назад в родную кровеносную систему. Затем с помощью специальных стерильных растворов проходит процедура восстановления объема жидкости в организме пациента.

Суть плазмафереза в том, что наряду с очищением крови происходит биокоррекция и других биологических жидкостей — лимфы, ликвора, что в результате благотворно сказывается на состоянии всего организма больного. Как следствие, сокращаются сроки лечения, уменьшается вероятность перехода болезни в хроническую стадию. А при хронических заболеваниях можно не только предупредить очередное обострение, но и увеличить сроки ремиссии, предупредить и отсрочить рецидивы.

История открытия

Первые опыты в этом направлении за рубежом были проведены более 100 лет назад — в 1902 году. Они ставились на животных (собаках и кроликах) и прошли успешно. Затем интерес к этому вопросу был утрачен, и только спустя 10 лет, в 1912-1914 гг., в фармакологической лаборатории им. Дж. Гопкинса в Балтиморе (США) группа энтузиастов под руководством профессора Д. Абеля произвела ряд экспериментов на собаках по гемодиализу и плазмаферезу.

Параллельно подобные работы под руководством профессора Военно-медицинской академии В.А. Юревича и ученого Н.К. Розенберга проводились и в России. Однако только в 1940-1950-е гг. ученые разных стран решились, наконец, опробовать перспективный метод плазмафереза при лечении людей. И были потрясены полученными результатами!

В 1960-е был создан первый автоматический сепаратор клеток крови, и плазмаферез стал активно использоваться в медицине. В начале 1990-х гг. использование процедуры плазмафереза рекомендовалось уже более чем для 200 заболеваний.

Кому показан плазмаферез?

В первую очередь он помогает справиться с кожными болезнями — аллергодерматозами, атопическим дерматитом и даже псориазом! Плазмаферез снимает абстинентный синдром у наркозависимых людей, значительно снижает тяжесть интоксикации при различного рода отравлениях, в том числе алкоголем. Показан при ожогах, значительно улучшает качество жизни и продлевает срок жизни пациентов, у которых диагностированы аутоиммунные заболевания, гепатит, сахарный диабет и пр. Список огромен!

Плазмаферез широко используется в хирургической, терапевтической практиках, при инфекционных патологиях (в том числе при инфекциях, передаваемых половым путем), в детской и акушерской практиках. Это, например, резус-конфликтная беременность, ранние и поздние токсикозы, герпетическая и цитомегаловирусная инфекции и т.д., при различных травмах, в кардиологии… Но, разумеется, плазмаферез при лечении никогда не применяется изолированно, а входит в комплекс лечебных мероприятий.

Лечение плазмаферезом практически не вызывает побочных действий.

Плазмаферез и качество жизни

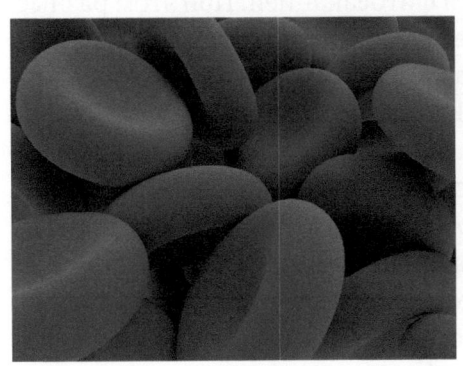

Как известно, в течение всей нашей жизни мы вынуждены сталкиваться с огромным количеством болезнетворных микробов. Вот почему в определенном возрасте в организме человека возникают различные нарушения: в щитовидной железе, сосудах, клетках печени, нервной ткани. Разумеется, не каждое заболевание можно увидеть, что называется, невооруженным глазом, многие протекают скрыто, под маской тех или иных недомоганий… Но старость приходит намного быстрее, если они действуют все сообща.

Вот почему регулярно проводимый курсами лечебный плазмаферез сможет обеспечить человеку более качественную и продолжительную жизнь, в особенности после 40 лет — этого своеобразного «экватора» жизни.

Фитосанация — зеленая защита дома

Комнатные растения не только украшают наш дом, но и заботятся о нашем здоровье, очищая воздух в помещениях, где мы прово-

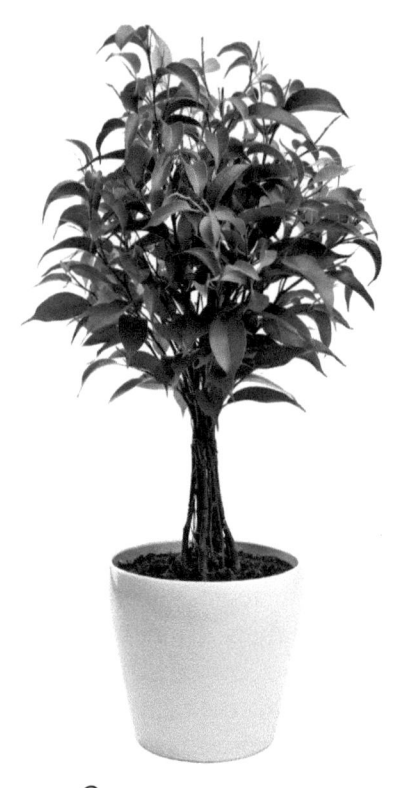

дим большую часть своей жизни. Они вырабатывают кислород из углекислого газа, увлажняют воздух, очищают его от различных бактерий, вирусов, грибков, токсичных веществ, насыщают отрицательными ионами. Использование полезных свойств комнатных растений для повышения качества воздуха и оздоровления помещений называется фитосанацией. При этом разные растения справляются с этой работой по-разному.

• Например, в отопительный сезон, когда многие люди страдают из-за слишком сухого воздуха в помещениях, нам на помощь приходят растения, хорошо увлажняющие воздух. Это различные пальмы, такие как драцена и юкка, тропические лианы, диффенбахия, сансевьера.

• Олеандр, лавр и самшит очищают воздух от вирусов. Выделяют эфирные масла, губительные для вирусов и болезнетворных бактерий, также мирт, можжевельник, эвкалипт.

• Лучше других справляются с токсичными веществами в воздухе, которые особенно часто встречаются в недавно построенных зданиях, спатифиллум, фикус Бенджамина и папоротник нефролепсис.

• Бороться с простудой помогают фиалки и розы.

• Кактус опунция и хлорофитум с успехом противостоят плесневым грибам. Хлорофитум к тому же нейтрализует токсичное воздействие продуктов сгорания газа, поэтому его полезно ставить на кухне.

Но чтобы получить от растений наибольший эффект очистки воздуха, необходимо обеспечить им комфортные условия роста, постоянно заботиться о них — поливать, пересаживать, подкармливать, опрыскивать, очищать листья от пыли. И в ответ на такую заботу комнатные растения будут заботиться о вас.

Правила безопасной дезинфекции

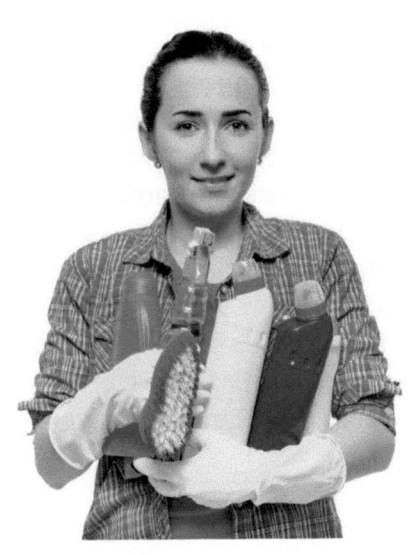

Пользуясь всевозможными дезинфицирующими средствами, мы находимся в полной уверенности, что ставим непреодолимый заслон для микробов и бактерий, совершенно забывая о том, что такая химия крайне негативно влияет и на наш организм.

Главный враг для здоровья человека среди всей бытовой химии — это хлор. Отбеливатели, дезинфицирующие жидкости, средства для чистки сантехники, моющие средства, используемые в посудомоечных машинах — все хлорсодержащие жидкости для бытового использования образуют летучие вещества, раздражающие слизистые оболочки и кожу. Риск существенно увеличивается, если моющие средства с хлором используются в маленьких, плохо проветриваемых помещениях, прежде всего, в небольших ванных комнатах, которые так характерны для наших городских квартир. Особую опасность представляют хлорсодержащие препараты с парфюмерной отдушкой, так как человек не чувствует запах хлора и может без опасения вдохнуть его.

Не всегда спасает и изучение этикеток, поскольку предприимчивые производители чистящих средств нередко лукавят, указывая, что в состав продукта входит не хлор, а гипохлорит натрия (sodiumhypochlorite) или просто гипохлорит (hypochlorite).

Мало того, чтобы избежать контактов с хлорсодержащими веществами, недостаточно ограничить или вовсе исключить контакт с отбеливателями и дезинфекторами, содержащими хлор. Следует также стараться не покупать салфетки, туалетную бумагу, кухонные полотенца и бумажные фильтры для кофеварок из отбеленной бумаги. Она может содержать органохлорины и диоксин, которые легко проникают в человеческий организм. Разумней покупать аналогичные средства из неотбеленной бумаги. Они безопасны, хоть менее привлекательны на вид. Для отбеливания ткани и сантехники можно использовать специальные щелочные моющие средства.

Хорошо справляется с чисткой всевозможных поверхностей смесь из соды с уксусом или перекисью водорода. А для дезинфекции сантехнических труб и унитазов достаточно раз в неделю вылить туда стакан обычного уксуса, который уничтожает 80-99% бактерий и вирусов.

К слову, более ярко выраженными антисептическими свойствами, чем большинство искусственных антибактериальных средств, обладает лаванда. Можно, например, приготовить такую смесь для распылителя: взять 1 стакан воды, 1 ч. ложку лавандового масла и 10-15 г спирта, смешать, влить в пульверизатор. Перед применением данное средство нужно слегка встряхивать. Им можно обрабатывать не только унитазы, дверные ручки, но и разделочные доски, детские игрушки и многое другое.

СОДЕРЖАНИЕ

НАШИ КОНСУЛЬТАНТЫ:

Галина Максимовна Васнецова
врач-апитерапевт

Ольга Сергеевна Веденеева
врач-гирудотерапевт

Владимир Николаевич Вишнев
врач-фитотерапевт, профессор

Василий Геннадьевич Волков
врач-инфекционист

Виктор Дмитриевич Гаврилов
врач-дерматолог

Олег Сергеевич Дорофеев
медицинский психолог

Лидия Николаевна Дьяконова
провизор, потомственная травница,
член Общества фитотерапевтов Санкт-Петербурга

Валентин Иванович Дубин
профессор, ведущий научный сотрудник
Института натуропатии (г. Москва)

Андрей Иванович Заломленков
провизор, фитолог

Валентина Ивановна Переверзева
акушергинекологэндокринолог

Ирина Евгеньевна Рябова
врач-трихолог

Ирина Константиновна Свитенкова
врач-диетолог, гастроэнтеролог,
натуропат, Су-Джок терапевт

© «Энциклопедия Здоровья. Очищение организма».
Издатель: Profit Medien GmbH, по материалам издательства
ООО «ИГ «Питер-Медиа».

© Profit Medien GmbH, 2016. – 448 стр., с илл.
© ISIA Media Verlag, 2023

Printed in Germany

ISBN 978-3-910741-08-9